# 肝胆膵脾の
# CT・MRI診断

著

近畿大学医学部放射線診断学 主任教授
**村上卓道**

琉球大学医学部附属病院放射線科 講師
**岡田真広**

金芳堂

# 序

　2年ほど前に，当科の岡田真広先生が「上腹部の画像診断の教科書を書きませんか」と相談してきた．今まで多くの教科書に編集や分担執筆としては携わってきたが，一冊を書き上げることに関しては，時間の問題もあり，本当のところ少し躊躇した．

　しかし岡田先生の熱意もあり，学生や研修医，専門医試験前の先生，消化器外科や内科の他科の先生方に役立つような本を作れれば，それはすばらしいことだと思い，岡田先生と私の2人の共著でやってみることにした．ちょうど金芳堂さんの放射線医学の教科書を編集・執筆していたところであったので，金芳堂さんにお願いしたところご快諾いただき，実現可能となった．前述したように，日常業務の合間をぬっての執筆であり，時間がかかってしまい，出版社の方々にもご迷惑をかけたが，その分，2人でがんばって書かせていただいた．

　内容的には，各種画像検査法をⅠ部で解説している．腹部画像診断の専門以外の放射線科医が適切な検査を行えるように，また若手の先生，他科の先生がどのようにして診断に有用な画像を作っているかを理解していただけるように記載するように心がけた．Ⅱ部の各論では，各疾患ごとに読影に必要な基本の知識から最新の知見までを記載した．そのため，特に研究が盛んな肝細胞癌の部分のボリュームがすこし大きくなってしまったが，その部分の専門家が2人で執筆したためとご容赦願いたい．画像診断には病変を見つめる力だけでなく，画像の持つ意味を理解していることや，病気の病態を知っていることが非常に重要である．本書は前述のように，それらをカバーするように執筆したつもりだが，日常臨床での有用性に重点を置いており，あまり特異な疾患は含んでいない．それらは他の放射線診断専門医用の良書がたくさんあるので，そちらで勉強していただきたいと思っている．

　この本が，肝胆膵診療の日常臨床において，お役に立てれば幸いである．

2013年8月

近畿大学医学部放射線医学教室
放射線診断学部門　主任教授　村上　卓道

# はじめに

　本書は，肝・胆・膵・脾の最新画像診断の理解を深めるために企画した．画像診断の進歩は急速で，CT は短時間に薄いスライス厚の画像が得られ，MRI はさまざまなソフトウエアが開発され，ハードウエア・ソフトウエアとも進化している．そのような進歩は北米放射線学会（RSNA）で知ることができる．この学会は参加者が約 6 万人を数え，教育的な側面を重視しつつ，画像診断をキーワードとして多くの臨床家，研究者，技術者が革新的な医学に触れている．このような日進月歩の放射線診断分野は，日常診療に追われる放射線科医師，消化器内科・外科を中心とした他科の医師にとって，知識を Up-to-date にすることが容易ではない．本書はそのような医療関係者はもちろんのこと，研修医や医学生も対象として記載している．多くの良質な教科書がすでに出版されているが，本書は可能なかぎり最新画像撮影技術にも言及し，日常診断で数年あるいは数十年に 1 度しか遭遇しないような疾患は他の成書に譲り，基本的な疾患の記載や日常よく施行されている検査方法に集中して記載した．著者二人で本書の全てを記載したが，ともに肝臓領域の研究を専門としているため，肝臓疾患に関する記載が多くなったことは明確にしておきたい．ただし胆・膵・脾の疾患の中で基本的なものは全て記載したつもりである．腎臓および骨盤臓器（泌尿生殖器関係）は上腹部臓器と関連があり，本来は腹部画像診断の教科書として記載した方がよいかもしれないが，著者の専門領域ではないため本書は含んでいないことをお詫びしたい．

　本書は I 部の画像検査法，II 部の疾患各論から構成されている．両者はともに重要で，画像検査法を熟知していなければ，正しい診断にたどり着けず，疾患の知識がなければ，最適な画像検査法の指示を出すことができない．まず，I 部の画像検査法を読んでいただき，現在の本邦における上腹部画像診断の重要事項を知っていただきたい．

2013 年 盛夏，大阪狭山より

近畿大学医学部放射線診断科

講師　岡田　真広

# 目　次

## I部　画像検査法

### 1. 各画像検査の長所と短所 ―――――――――――――――――――― 2
　　CT検査の長所と短所　　2
　　MRI検査の長所と短所　　4
　　超音波検査（US）の長所と短所　　6

### 2. 各検査の比較 ―――――――――――――――――――――――― 7
　　腹部画像診断の役割　　7
　　読影の際に常に気をつけること　　7
　　ダイナミックCTとダイナミックMRI（Gd-EOB-DTPAを含む）の比較　　7

### 3. 画像診断のコスト ―――――――――――――――――――――― 9
　　CTの場合　　9
　　MRIの場合　　9
　　超音波検査（US）の場合　　9

### 4. 最適な画像検査を行うために：CT撮像パラメータの決定 ―――――― 10
　　CT検査の条件設定　　10
　　肝細胞癌に対する造影MDCT検査　　10
　　肝ダイナミックCTのTime density curve　　11
　　撮影プロトコール　　12
　　肝腫瘍診断におけるダイナミックCTの10秒ルール　　17
　　患者の両手からの造影剤注入　　17
　　肝ダイナミックCTのためのヨード造影剤量　　17
　　ヨード造影剤の選択　　18
　　CTの高速化　　18
　　64列MDCT　肝の撮像パラメータ　　20
　　CT Perfusion（CTP）とは　　21
　　肝臓のCT perfusion（CTP）の実際　　21
　　CT Perfusion（CTP）の実例　　22

## 5. 腹部画像診断に必要な MRI の知識 —— 24

非造影 MRI　24
T2 強調画像　24
T1 強調画像　24
拡散強調画像　25
Sensitivity Encoding（SENSE）　28
腹部 MRI でよく見るアーチファクト　28
造影 MRI　30
- ガドリニウム製剤を用いた造影 MRI　30
- Gd-DTPA 造影ダイナミック　31
- Injector 使用の際の注意　31

## 6. 肝特異性 MR 造影剤（Gd-EOB-DTPA 造影 MRI と SPIO 造影 MRI）—— 32

肝実質と間質　32
肝特異性 MRI 造影剤　32
Gd-EOB-DTPA 造影 MRI の基本と実際　32
- Gd-EOB-DTPA 造影剤とはどのような造影剤か？　32
- Gd-EOB-DTPA 造影 MRI の撮像法　35
- Gd-EOB-DTPA 造影 MRI の撮像タイミング　38
- 造影剤注入法と撮影の Triggering ならびに Delay time　39
- Gd-EOB-DTPA 造影 MRI による肝細胞癌　41
- 早期肝細胞癌の定義と画像診断　42
- Gd-EOB-DTPA 造影 MRI を用いた肝細胞癌診断のポイント　42
- 肝細胞癌の画像診断のアルゴリズム　43
- Gd-EOB-DTPA 造影 MRI における Pitfall　45
- Gd-EOB-DTPA 造影 MRI のアーチファクト　46

Superparamagnetic iron oxide（SPIO）造影 MRI　48
MRI の磁場強度　52

## 7. 造影超音波検査 —— 53

画像再構成　53

## 8. MDCT を用いた再構成 —— 55

## 9. 被曝低減 —— 57

低管電圧 CT による被曝低減　57

## II 部　臓器別疾患各論

### 1. 肝　臓 ——————————————————————— 60

- **A** 肝臓の解剖：Couinaud 分類　　60
  - 画像診断における肝区域の分け方　　60

- **B** 慢性肝疾患に生じる肝腫瘍　　63
  - a｜異型結節　　63
  - b｜肝細胞癌　　65

- **C** 転移性肝癌　　94
  - a｜転移性肝癌に診断における各検査法の用い方　　94
  - b｜転移性肝癌の原発巣別に分けた治療戦略と画像診断　　102
  - c｜転移性肝癌の治療効果判定における画像診断　　102

- **D** その他の肝腫瘍（肝細胞癌・転移性肝癌以外）　　106
  - a｜胆管細胞癌　　106
  - b｜肝血管腫　　106
  - c｜肝嚢胞　　116
  - d｜肝細胞腺腫　　116
  - e｜肝血管筋脂肪腫　　116
  - f｜肝膿瘍　　122
  - g｜限局性結節性過形成　　122
  - h｜肝悪性リンパ腫　　122
  - i｜肝癌肉腫　　131
  - j｜肝嚢胞腺癌　　132

- **E** 肝実質性変化　　133
  - a｜肝炎　　133
  - b｜脂肪肝　　134
  - c｜肝硬変　　142
  - d｜鉄沈着症　　145
  - e｜銅沈着症　　146
  - f｜アミロイドーシス・肝アミロイドーシス　　147

- F 肝画像診断における偽病変：血管病変　149
  - a｜シャント　149
  - b｜層流　154
  - c｜肋骨　154
  - d｜門脈瘤　154
  - e｜門脈血栓　154

- G 肝外傷性変化　158

## 2. 胆　道 ——————————————————— 160

- A 胆道系の解剖　160

- B 胆嚢・胆道系腫瘍　162
  - a｜胆管癌　162
  - b｜胆嚢癌　168
  - c｜胆嚢ポリープ　169
  - d｜胆嚢腺筋腫症　173

- C 胆嚢・胆管炎症性疾患　174
  - a｜急性・慢性胆嚢炎　174
  - b｜黄色肉芽腫性胆嚢炎　176
  - c｜原発性硬化性胆管炎　177

- D 胆石・胆管結石　179

- E その他　183
  - a｜膵胆管合流異常　183
  - b｜総胆管嚢腫／先天性胆道拡張症　184

## 3. 膵　臓 ——————————————————— 185

- A 膵臓の解剖　185

- B 膵のダイナミックCT　186

## C 膵腫瘍　188
- a｜浸潤性膵管癌　188
- b｜膵内分泌腫瘍・膵島腫瘍　190
- c｜転移性膵腫瘍　191
- d｜膵嚢胞性病変　192

## D 膵臓炎症性疾患　202
- a｜急性膵炎　202
- b｜慢性膵炎　202
- c｜自己免疫性膵炎　204
- d｜術後性膵病変　204

# 4. 脾　臓　209

## A 脾臓の解剖　209

## B 脾疾患　210
- a｜悪性リンパ腫　210
- b｜転移性脾腫瘍　211
- c｜脾嚢胞　211
- d｜脾血管腫　211
- e｜脾過誤腫　212
- f｜脾リンパ管腫　212
- g｜脾臓の血管性疾患　212

参考文献　222
日本語索引　235
外国語索引，他　239

## 記 事

**CLIP**
- 被曝低減アルゴリズム　3
- ボーラストラッキング（Bolus tracking）法　17
- 肝ダイナミックCTにおける動脈相最適化のポイント　18
- SPIO製剤　48

**COLUMN**
- MRI対応心臓ペースメーカー　5
- T2 shine through　27
- Gd-EOB-DTPA造影MRIを用いた肝機能評価　49
- 画像再構成　55
- Adaptive Statistical iterative Reconstruction（ASiR）　57
- 早期肝細胞癌に関して　73
- 間質浸潤（Stromal invasion）　77
- 早期肝細胞癌の病理の考え方　84
- FNH like lesionとは　127

**POINT**
- 動脈相のタイミング　41
- 肝蓄積病（liver storage disease)における肝実質の低濃度　148
- 胆道系の画像診断（超音波ではどこまで見えるか？）　161
- IgG4関連疾患　205

# I部

# 画像検査法

# 1. 各画像検査の長所と短所

　非侵襲的な腹部画像診断法として，超音波，CT，MRIなどがある．電離放射線を用いる検査法がCT，電離放射線を用いない（被曝のない）検査法がMRI，超音波である．これらの画像診断の最新の動向を理解し，それらを組み合わせて，より簡便に，より高い精度で診断に至ることが重要である．そのためにまず念頭に置かなければならない各検査法における長所と短所，そしてコストについて以下に記す．

## CT検査の長所と短所

　Multidetector CT（MDCT）の急速な進歩は，高い時間分解能（早いスピードで画像を取得できる）・高い空間分解能（画像で細かいところまで描出できる）での撮像を可能とし，理想的なタイミングで高画質のダイナミックCT画像を得ることができるようになった．適切な造影剤の投与量・投与方法を用いて，撮像法を最適化することにより，情報量が多く，かつ再現性の高い検査を行うことが可能である．

　表1はMDCTの多列化による時間・空間分解能の変遷であり，肝臓を撮影する場合の時間やスライス厚を目安に示している．

　MDCTは4列の検出器の装置が登場して以来，体軸方向の空間分解能が向上し，診断に有用な冠状断や矢状断の多断面再構成画像（multiplanar reconstruction：MPR）がCT装置上でもワークステーション上でも容易に再構成可能となった．また通常の読影で用いられる2次元画像（横断像）から容易に3次元画像（3 dimensional画像：3D画像）を作成できるようになり，造影剤を静注した後の動脈相や門脈相の画像を再構成して得られる3D-CT angiographyは腹部領域での解剖学的評価に非常に有用であり，診断目的の血管造影検査は激減した（図1）．さらに2012年現在では，MDCTは検出器の数が64列以上の装置が主流となり，全肝を2秒程度で撮像可能となっている．

　近年ではさらに3次元画像に動態情報（時間軸）が加わった4次元画像が登場してきている[1,2]．これにより動画のように3D-CT画

**表1　MDCTの時間・空間分解能**

|  | 時間分解能 | 空間分解能（スライス厚） |
| --- | --- | --- |
| Single helical CT | 20 sec | 10 mm厚 |
| 4 ch MDCT | 8 sec | 2.5 mm厚 |
| 8 ch MDCT | 8 sec | 1〜1.25 mm厚 |
| 16 ch MDCT | 8 sec | 0.5〜0.63 mm厚 |
| 64 ch MDCT | 1.8 sec | 0.5〜0.63 mm厚 |

注）4 ch；4 channels，8 ch；8 channels，16 ch；16 channels，64 ch；64 channels，channelは検出器を示す．

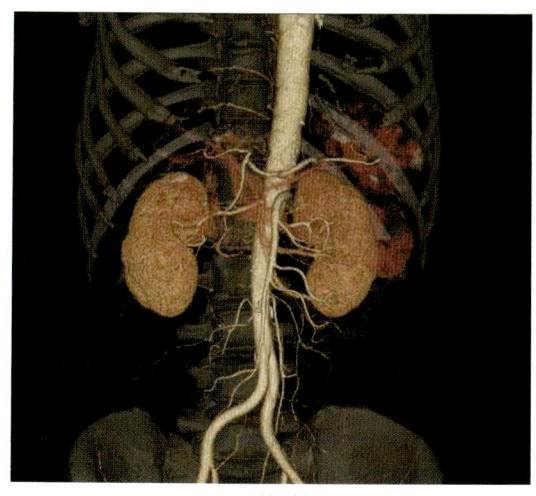

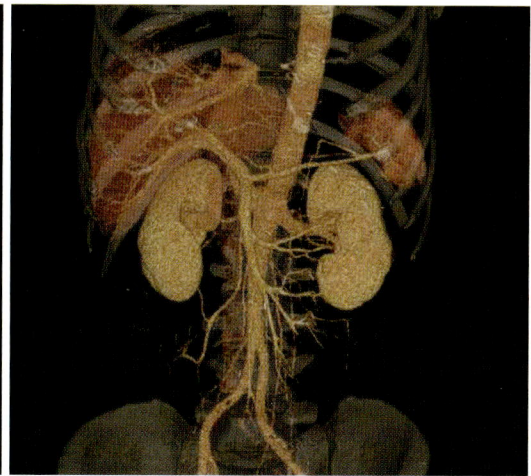

| a. 動脈相 | b. 門脈相 |

**図1　CT angiography（CTA）；正常例**

aでは腹部大動脈から分岐する腹腔動脈の枝の総肝動脈や脾動脈，固有肝動脈や胃十二指腸動脈，上腸間膜動脈が良好に描出されている．bでは上腸間膜静脈や脾静脈が合流後の門脈が良好に描出されているとともに，肝静脈も描出されている．

像を扱うことができるため血流動態の詳細な把握が可能となり，たとえば静脈注射された造影剤が血管内を走行する方向をリアルタイムに把握できるようになった．このようなCTの高速化，高分解能化は撮像枚数の増加ももたらすことがあり，被曝量が増加することもあるため[3]，近年開発が進んでいる最適な被曝低減アルゴリズム（CLIP）を使用すべきである．

次に Multidetector CT（MDCT）の問題点と解決方法を表2に記す．

短所としては他に，CTにはアーチファクト（画像上で読影の障害となるもの）が存在する．モーションアーチファクト（患者の動きによるアーチファクト），金属，骨によるアーチファクトなどがある．

> **CLIP**
> 
> **被曝低減アルゴリズム**
> 
> 　低管電圧CTは患者の被曝低減とともに造影効果を上昇させることが期待できる手法である．これは低電圧ではヨードのCT値が高くなるためである．ただし管電圧を下げ，他の設定を一定とした場合，線量不足となり画像のノイズが増加する欠点がある．しかし近年，ASiR（☞57頁）などの逐次計算画像再構成法の発達，普及によりノイズの低減が可能となり，画質を担保した状態で被曝低減を行えるようになった．低管電圧CT（電圧として80kVを使用することが多い）を用いた場合，前述のように肝や腫瘍の造影剤増強効果が上昇するため，仮に造影効果が従来のCT（電圧として120kVを使用することが多い）と同等でよいとした場合，造影剤量を減量することも可能である．ただし肝ダイナミックCTでは肝細胞癌の診断に重要な腫瘍の濃染，washoutが十分に検出できるように，腫瘍－肝臓コントラストを慎重に考慮し，過度な造影剤低減は慎むべきである．

表2 Multidetector CT（MDCT）の問題点と解決方法

| 問題点 | 解決方法 |
| --- | --- |
| 低コントラスト*（コントラスト分解能の低下） | 多量もしくは高濃度の造影剤が必要 |
| 広範囲撮影，多時相撮像による被曝増加 | 被曝低減ソフト使用 |
| 膨大なデータ量，画像量，読影量 | モニタ読影用システム |

注）＊：微妙な濃度差の表現をさす．腹部の臓器などは造影する前に解剖的構造を分離することが難しいが（コントラストが低いが），造影剤を投与すると（コントラストを増強させると）各組織の造影効果に応じてその差が明瞭になる．

### MRI検査の長所と短所

MRIの長所は組織のコントラスト分解能に優れていることである．すなわち，MRIはCTより組織性状の評価に有利で，出血，脂肪，液体の性状などを把握することも可能である．またガドリニウム（Gd）造影剤によるMRI信号変化（T1短縮効果が主体である）も組織コントラスト増強に役立ち，病変と非病変とのコントラストを上昇させる．その他にMRIの長所として，任意の断面の画像が得られる，電離放射線による被曝がないということが挙げられるが，短所としては石灰化，空気からの信号は得られないか乏しい，検査時間がCTのように短時間ではない（スループットが悪い），などが挙げられる．またMRIは下記のような検査不適応患者が存在する（検査が中断することになったり，MRI画像が劣化することがある）．

① 閉所恐怖症の患者
② 自発呼吸ができない患者
③ 妊娠12週以内の患者
④ 長時間一定の姿勢を保てない患者
⑤ 医療器具がMRI検査に支障がある（手術，事故などのために電子機器，金属部品，磁性体を装着もしくは体内に有している）患者

次に記載する絶対禁忌については，特に熟知しておく必要がある．

⑥ 絶対禁忌 心臓ペースメーカー・体内埋め込み型除細動器を装着している患者（☞次頁，コラム）
⑦ 絶対禁忌 人工内耳を装着している患者
⑧ 絶対禁忌 PTCA（経皮的冠動脈形成術）やPTA（経皮的血管形成術）の直後（1か月以内）

なお，上記の⑥であるが，最近臨床応用可能となったのMRI対応心臓ペースメーカーでは，1.5テスラ（Tesla）のMRIが施行可能となっているが，万が一心臓ペースメーカーがMRI非対応である場合には，患者が非常に危険な状態になるため，厳重な問診，循環器内科医との連携が必要である．また入れ墨やパーマネントアイラインは，酸化鉄を含むため火傷の危険があり，注意が必要である．

またMRIは，次のようなアーチファクトが存在することを認識しておく必要がある（28頁以降にも画像を示して詳しく解説している）．

**(1) モーションアーチファクト（Motion artifact）**

患者の動きによるアーチファクトであり，本来あるべき解剖学的位置と違う画像の位置

に組織が投影されることから，ゴーストアーチファクトと呼ばれる．

### (2) フローアーチファクト
（Flow artifact or Phase shift artifact）

周期的な拍動性の動きを示す血流や心拍によるモーションアーチファクトで血管のゴーストアーチファクトが肝左葉外側区に投影されて影響を受けるなどを指す．また流体の信号変化によるアーチファクトも含み，流入効果，位相分散による信号消失，RFパルスの時間差による信号変化を指す．血管内の血液や脳脊髄液の動きが信号に影響する．

### (3) 折り返しアーチファクト
（Wraparound artifact）

撮像範囲外の対象が，反対側の端に表示される現象を指す．たとえば，画像の右側の撮像範囲外の体の外側部が画像の左側に投影される．

### (4) ケミカルシフトアーチファクト
（Chemical shift artifact）

水と脂肪の境界において，白または黒の縁取り状に発生する．水と脂肪の共鳴周波数が異なるため，わずかではあるが，脂肪が位置ずれを起こして投影される．

### (5) 磁化率アーチファクト
（Susceptibility artifact）

金属歯，空気などのように極端に磁化率の異なる部位の境界に生じる信号の消失，歪みを指す．体内の金属片や空気は周囲の磁場を乱すため，その周辺の組織の共鳴周波数が変

---

### COLUMN

**MRI対応心臓ペースメーカー**

ペースメーカー装着患者のMRI検査は原則禁忌であるが，近年MRI対応植え込み型デバイスが開発されてきており，MRI対応植え込み型デバイス装着患者のMRI検査に関する施設基準を満たした医療機関であれば，制限はあるものMRI検査が可能となってきている．

MRI対応植え込み型デバイス装着患者のMRI検査の検査依頼時には，ペースメーカー管理者（循環器科の医師）が患者のペースメーカー手帳と確認カードの両方を確認し，MRI検査実施者（放射線科医師とMRI担当技師）も検査時にペースメーカー手帳と確認カードの両方を確認する．

MRI対応植え込み型デバイス装着患者のMRI検査方法の詳細は，MRI対応ペースメーカー各社のマニュアルに従う必要がある．2012年6月現在，MRI対応植え込み型デバイスは，日本メドトロニック社製（2012年10月発売），バイオトロニックジャパン社製（2013年4月発売）が薬事承認を受けており，セントジュードメディカルジャパン社は2013年7月発売となっている．

バイオトロニックジャパン社製デバイス装着患者のMRI検査マニュアルの一部を紹介すると，1.5テスラのMRI装置でのみ検査が可能で，1検査のRF照射時間は30分以内（累積スキャンは10時間以内で患者のペースメーカー手帳に撮像時間が記載されていく）とされている．また，局所送受信コイルの使用は不可で，検査体位は仰臥位のみ，検査中は$SpO_2$ないし心電図モニタで観察する必要がある．またアイソセンター（撮像中心）はペースメーカーおよびその近傍を含まないようにする必要があるデバイスもあるため，撮像範囲に制限がある場合がある（胸部，上腹部の撮像は不可）．

日本医学放射線学会，日本磁気共鳴医学会，日本不整脈学会からMRI対応植え込み型デバイス装着患者のMRI検査におけるガイドラインがでている．また，ペースメーカー管理者やMRI検査実施者は，上記のMRI対応ペースメーカー各社のホームページでWebトレーニングを行い，所定の研修を行う必要がある．

化して，信号に影響する．

### (6) トランケーションアーチファクト（Truncation artifact）

データ収集の打ち切りによるもので，肝表面などの脂肪織と臓器表面の境界のようなコントラスト急激に変化する部分に縞模様状に発生する．

## 超音波検査（US）の長所と短所

超音波検査（ultrasonography：US）は放射線被曝がなく，CT や MR に比べると装置が安価（一部のハイエンド超音波装置を除く）であり，本邦では肝細胞癌のスクリーニングには必要不可欠である．超音波はリアルタイム性に優れ，さまざまな断面での画像が得られ，必要に応じて体位変換も可能である．Radiofrequency ablation（RFA）のための穿刺ガイドにも広く用いられている．

超音波の欠点の一つに術者依存性があるが，超音波画像と同じ断面の CT や MR 画像をリアルタイムに再構成し表示する virtual sonography などの技術の発達により，特に治療穿刺における病変部同定が容易となり，多くの術者に高い精度で治療，生検などが可能となっている．ただし超音波には死角が存在すること，患者の体格で描出能が左右されるという欠点は避けることができない．

# 2. 各検査の比較

### 腹部画像診断の役割

腹部画像診断の役割は次の7つである．腹部画像の依頼内容がどれに該当するのか考え，また画像が依頼内容に応えるものであるかを前記のような各検査法の長所・短所を知った上で，まず評価するべきである．

① 病変検出（Lesion detection）
② 病変特性評価（鑑別診断，Characterization）
③ 悪性評価（良悪性鑑別，Malignancy evaluation）
④ 病期診断（Staging）
⑤ 治療評価（Therapeutic evaluation）
⑥ 再発評価（Recurrence evaluation）
⑦ 再発や新病変への治療支援（Navigation for recurrence and a new lesion）

### 読影の際に常に気をつけること

画像診断を行う場合，常に経時的変化を考慮に入れることが重要であり（以前に撮影された画像を比較できる時には必ず比較をする），今回の所見が以前の画像と変化があるか否かを丁寧に比較することが重要である．

悪性病変の進行の程度はさまざまであるが，術後の再発チェックや残存腫瘍の画像評価であれば，腫瘍の悪性度を病理所見や手術所見から知ることができる．病変のサイズ変化率が，その悪性度に応じたものであるかどうかから，病変の鑑別，進行度診断に役立てることも重要である．

### ダイナミックCTとダイナミックMRI（Gd-EOB-DTPAを含む）の比較

肝腫瘍の検出，特に肝細胞癌の検出がどの検査法で優れているのかという比較は重要である．しかしCTやMRI検査装置の優劣，検査プロトコールの優劣にも影響を受けるため，比較する時点で最新の検査方法間で比較をする必要がある．CTとMRIの比較については多くの論文があるが，Noguchiらは多血性肝細胞癌の検出の比較でダイナミックCTとダイナミックMRIに有意差はないと報告している[4]（図2）．Horiらは，多血性肝細胞癌の検出において，1cm以下の小病変ではSPIO造影MRIがダイナミックCTよりも優れているとしている[5]．また小型の多血性肝細胞癌の検出においては，CTAPがダイナミックCTやMRよりも検出感度が高かったとしている[6]．最近，使用頻度の高い肝特異性MR造影剤のGd-EOB-DTPAについての検討もされており，Di Martinoらは肝細胞癌の診断能に関して，Gd-EOB-DTPA造影MRIは64列のMDCTを用いたダイナミックCTよりも優れていると報告している[7]．

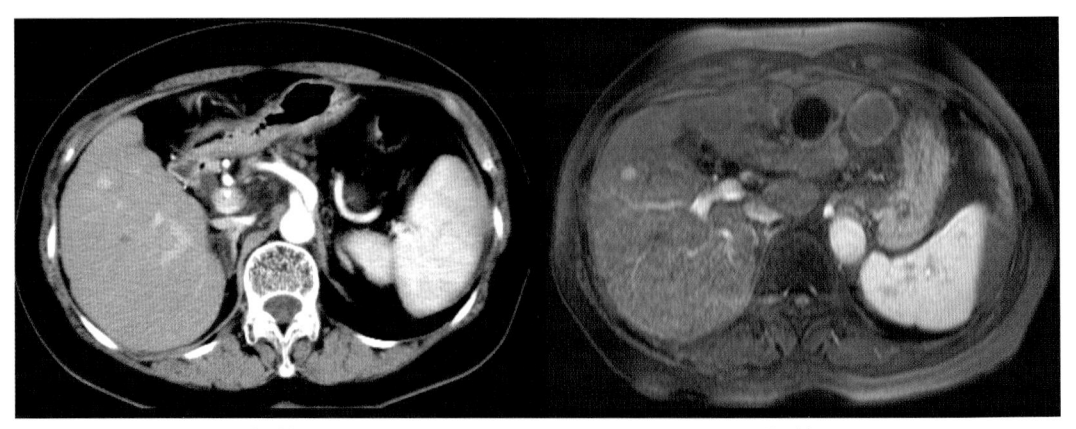

a. 動脈相 CT

b. 動脈相 MRI

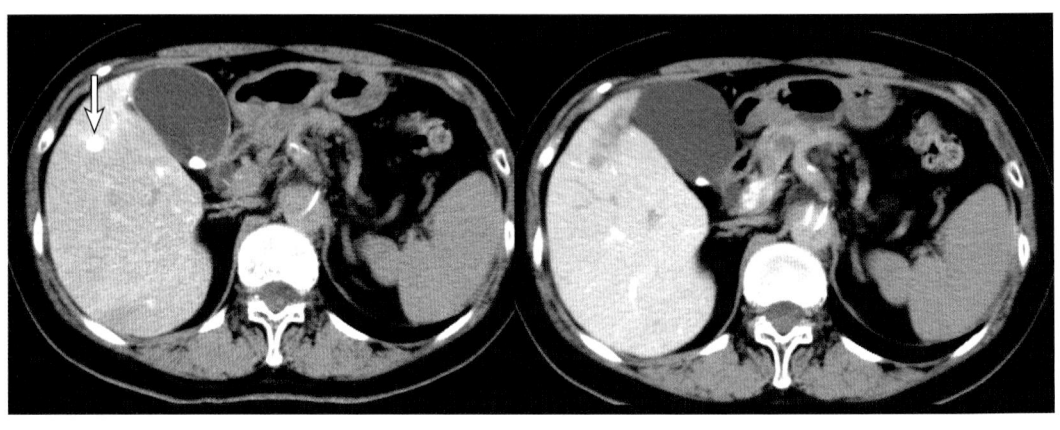

c. CTHA

d. CTAP

**図2** 肝細胞癌（Hepatocellular carcinoma：HCC）；肝ダイナミック CT, 肝ダイナミック MRI（Gd-DTPA 使用），肝動脈造影下 CT（CT during hepatic arteriography：CTHA）と動脈性門脈造影下 CT（CT during arterial portography：CTAP）による小型多血性肝細胞癌における動脈性濃染の比較

動脈相 CT や動脈相 MRI と比較すると，CTHA が最も高いコントラストで肝細胞癌(c の矢印)の多血性を描出している．CTAP では門脈血流低下ないし欠損を示している．

# 3. 画像診断のコスト

各疾患を診断するため，医学的に最適な画像検査法を選択することが大切である．ただし疾患の診断をしていく過程で，医療経済的な観点も重要であるため，2012年の時点における画像診断のコストについて次に記載する．

### CT の場合

16列以上の MDCT ならば 900 点（1 点 = 10 円），16 列未満であれば 820 点，造影剤使用加算が 500 点，これにコンピュータ断層診断料が 450 点，画像診断管理加算が 70 点か 180 点（条件を満たせば），電子画像管理加算が 120 点となり，造影剤を使用する場合にはその造影剤の料金が加算される．

たとえば，16 列 CT を用いて画像を撮像し，読影は画像診断管理加算の高い条件で行い，電子画像配信をしていれば，造影剤料金を差し引いても 900 + 500 + 450 + 180 + 120 = 2,150 点（21,500 円）となる．

### MRI の場合

1.5 テスラ（T）以上の MR 装置であれば 1,330 点，1.5T 未満であれば 1,000 点，造影剤使用加算が 250 点，これにコンピュータ断層診断料が 450 点，画像診断管理加算が 70 点か 180 点（条件を満たせば），電子画像管理加算が 120 点となり，造影剤を使用する場合にはその造影剤の料金が加算される．たとえば，1.5T の MR で画像診断管理加算の高いほうを得て，電子画像配信をしていれば，造影剤料金を差し引いても 1,330 + 250 + 450 + 180 + 120 = 2,330 点（23,300 円）となる．

### 超音波検査（US）の場合

腹部超音波（非造影）を施行した場合，530 点となる．本邦で使用できる超音波造影剤には 2 種類ある（Sonazoid と Levovist）．

- Sonazoid®の場合：腹部超音波 530 点 + 造影加算 150 点 = 680 点（6,800 円）
- Levovist®の場合：腹部超音波 530 点 + 造影加算 150 点 + パルスドプラ加算 200 点 = 880 点（8,800 円）．

（2012 年 1 月現在）

# 4. 最適な画像検査を行うために：CT撮像パラメータの決定

各疾患を診断するためには最適な撮像法を選択しなければならない．画像診断装置の進化は著しく，数年で新しい技術を搭載した装置が市販されているが，現在用いられている標準的な装置の機能や設定について熟知することは，画像診断を行う上で大切である．

### CT検査の条件設定

64列MDCTの設定の一例を表3に示す．この設定は標準的な設定を示しており，CT検査の依頼内容にしたがい適宜変更される．管電圧は120kVよりも低い値（たとえば80kVなど）で撮影することもある（低管電圧CTという）．また管電流は限定した値で設定する場合もあるが，Auto mAという可変電流（患者の体格に対応して自動で管電流が変化する）方式もある．

### 肝細胞癌に対する造影MDCT検査（MDCT examination for hepatocellular carcinoma）

#### ■ヨード造影剤の使用の際の注意

一般的に実際のCT検査では，ヨード造影剤の濃度として300〜370mgI/mLが使われることが多い．造影剤は肘の静脈から投与されるとまず血管内に分布し，その後細胞外液に分布する．身体の各臓器や組織はそれぞれ特有の造影効果を有するが，病変がそれらと異なる造影効果を持つ場合にコントラストが生じ，病変を検出することができる．一般に総投与ヨード量を増やすことによって肝臓などの臓器や静脈系の造影が向上し，単位時間あたりの投与ヨード量を増やすことによって動脈系や動脈性に造影される腫瘍などの造影能が向上する．しかしヨード量を増やせば腎臓への悪影響が起こる可能性がある上に造影剤コストが上がるため，検査目的に応じて造影剤の濃度や総量を決定するべきである．

表3 64列MDCTの撮像条件（一例）

| 撮影条件 | |
|---|---|
| 管電圧（kV） | 120 |
| 管電流（mA） | 250〜300 |
| スライス厚（mm） | 5 |
| スキャン速度（sec/回転） | 0.5 |
| ピッチ寝台移動距離（mm/rot） | 0.798 |
| FOV（cm）撮像方向 | 31 |

| 再構成 | |
|---|---|
| ルーチン | 5（mm） |
| 3D/MPR用 | 0.5〜1（mm） |
| 再構成関数 | Sharp（C） |

| 撮像タイミング | |
|---|---|
| 動脈相 | Triggerから18秒後 |
| 門脈相 | Triggerから55秒後 |
| 平衡相 | Triggerから160秒後 |

**表4　ヨード造影剤の禁忌と原則禁忌**

- ■ 禁　忌（次の患者には投与しないこと）
  (1) ヨードまたはヨード造影剤に過敏症の既往歴のある患者
  (2) 重篤な甲状腺疾患のある患者
  　［ヨード過剰に対する自己調節メカニズムが機能できず，症状が悪化するおそれがある．］

- ■ 原則禁忌（次の患者には原則として投与せず，特に必要とする場合に慎重投与）
  (1) 一般状態の極度に悪い患者
  (2) 気管支喘息の患者
  (3) 重篤な心障害のある患者
  (4) 重篤な肝障害のある患者
  (5) 重篤な腎障害（無尿等）のある患者
  (6) 急性膵炎の患者
  (7) マクログロブリン血症の患者
  (8) 多発性骨髄腫の患者
  (9) テタニーのある患者
  (10) 褐色細胞腫の患者およびその疑いのある患者

ヨード造影剤の禁忌および原則禁忌を表4に示す．ヨード造影剤アレルギー歴がある患者は造影剤を使用してはならない．またヨード造影剤には副作用が出現することがあるため，体調の悪い患者への使用にも最大限の注意を払う必要がある．特に造影剤腎症は入院中の急性腎不全に占める割合が増加しており，特に冠動脈造影後の造影剤腎症は予後に相関するとされる．

### 肝ダイナミックCTのTime density curve (TDC of the liver dynamic CT)

多血性肝細胞癌（Hepatocellular carcinoma：HCC）の最適な腫瘍肝コントラストをえるために肝ダイナミックCTのtime density curve（TDC）をよく知っておく必要がある（図3）．TDCは通常の患者では図3のようになるが，当然のことながらヨード造影剤の注入の速度や時間（injection rate and duration），撮像時間（scan time），造影剤濃度（concentration of contrast media），総造影剤量（total amount of contrast media），撮像タイミング（scan delay）の設定によっても変動する．ヨード造影剤量が一定の場合，造影剤の注入速度が速いほど単位時間あたりに投与されるヨード量が増えるため，多血性肝細胞癌はより強く増強されるが，肝細胞癌の濃染時間も短くなる．造影剤の濃度が濃ければ，同様に単位時間あたりに投与される造影剤濃度が多くなり，多血性肝細胞癌はより強く増強されうるが，副作用がより多くなる可能性も否定できず，造影剤のコストも高くなる．

造影剤の注入時間は造影剤が大動脈に到達してから大動脈の濃染が最大になるまでの時間と一致するとされており[8]，注入時間を一定にすることは，腫瘍の濃染タイミングを一定にする効果があり，撮像タイミングを最適化する上で有効である．肝ダイナミックCTプロトコールの規定因子には注入速度が固定か変動か，注入時間が固定か変動か，注入量

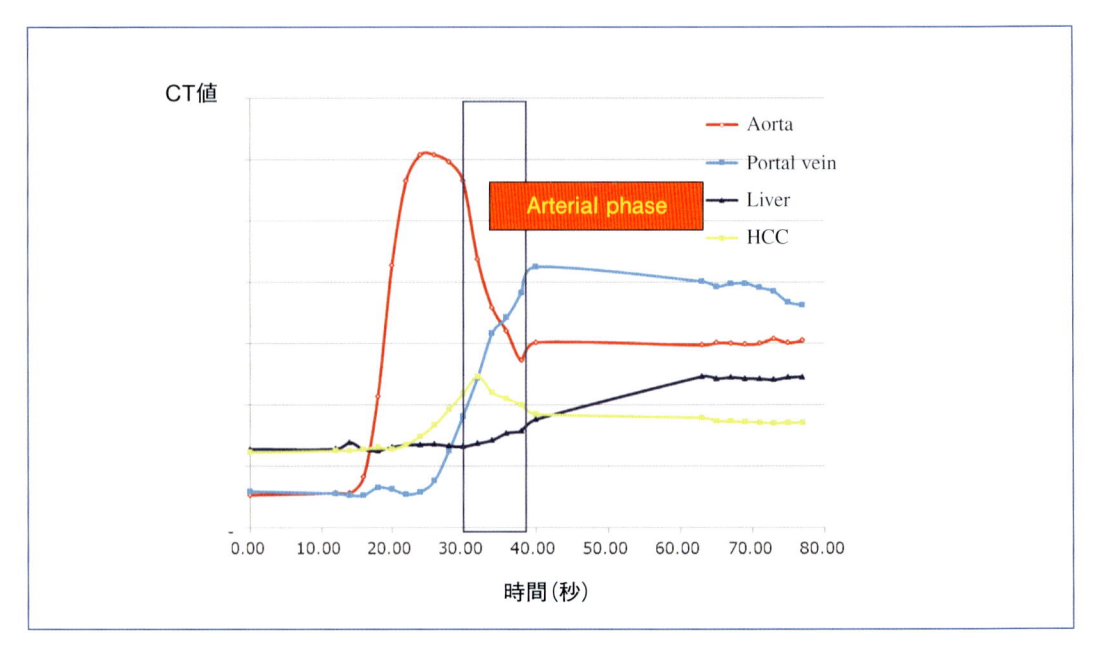

**図3 多血性肝細胞癌；肝ダイナミック CT の Time density curve（TDC）と Hepatocellular carcinoma（HCC）撮像タイミング**

図のように大動脈，門脈，肝実質，HCC の造影効果は経時的に変化する．多血性 HCC を検出するために重要なのは HCC と肝実質の間のコントラスト（tumor-liver contrast：TLC）が最も大きくなる時相を含む動脈相を撮影することである．TDC は患者ごとに異なり，特に心機能が悪い患者では，動脈相は予想以上に遅くなることがあるが，通常の患者ではおおよそ図のようになる．この図の症例の場合には動脈相は四角で囲った範囲で撮ると HCC の TLC が最適となる．

が固定か変動か，などがある．現状では各施設の判断でプロトコールが決められているが，以下に撮像タイミングや造影剤の注入方法などの撮影プロトコールの最適化について解説する．

### 撮影プロトコール（Protocol of CT scanning）

肝臓の造影ダイナミック CT では一般に，動脈相，門脈相，平衡相が撮影される（図4）．造影前の CT も造影効果の評価のために必須である．肝のダイナミック CT が施行されるようになったのは 1980 年頃で，この年には3つの論文が次々に発表された[9-11]．その後は高速撮像可能なヘリカル CT, MDCT の出現でさらに撮影の最適化が進んでいる．Murakami らは4列の MDCT を用いて動脈相を2回撮影する double arterial phase の検討を行い，主として動脈2相目である後期動脈相で肝細胞癌が濃染されると報告している[12]（図5）．肝細胞癌の検出を目的とする場合，後期動脈相のみを撮影することが一般的であるが，術前評価のために腹部動脈の解剖学的マッピングを行う必要がある場合には早期動脈相の撮影を行って 3D-CT angiography を作成することが有効である．後期動脈相のタイミング決定は重要であり，造影剤の注入時間を一定にする「注入時間一定法」は本邦で広く認知されている．造影剤の注入時間は，造

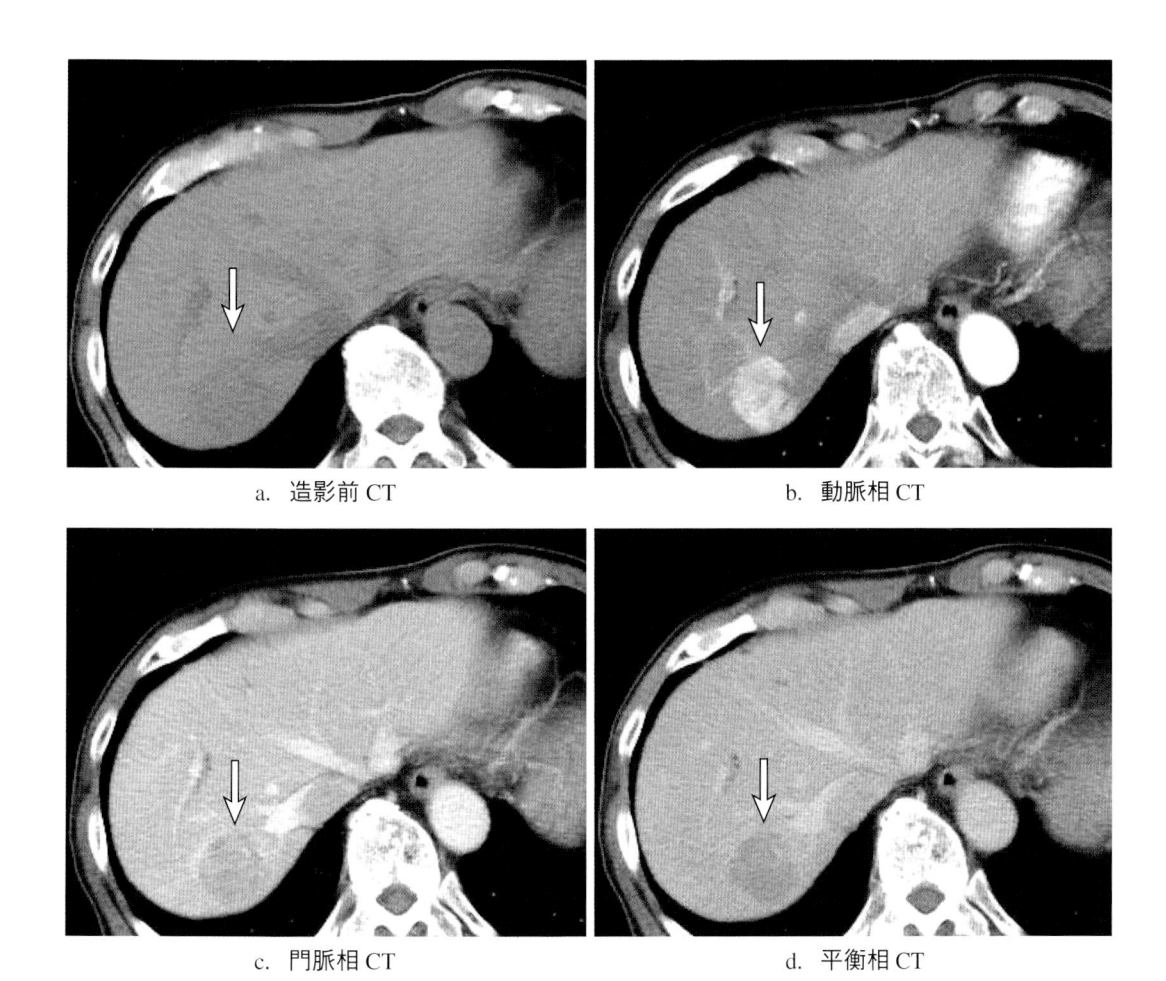

a. 造影前 CT
b. 動脈相 CT
c. 門脈相 CT
d. 平衡相 CT

**図4 肝ダイナミック CT における多血性肝細胞癌（Hypervascular hepatocellular carcinoma：HCC）の典型例**

肝 S7 の多血性 HCC（矢印）は b の動脈相で早期濃染が見られ，c の門脈相や d の平衡相では washout が見られる．この症例では washout の程度は d の平衡相のほうが明瞭である．

影剤が腹部大動脈に到達してから，腹部大動脈の濃染がピークに他する時間と一致することがわかっている．つまり注入時間を一定にすれば，造影剤の到達から何秒後に大動脈の濃染がピークに達するかが予測でき，最適なタイミングでの撮像が可能になる．以前は体重に合わせた造影剤量（mL/kg）を造影剤の注入速度（mL/sec）を変えずに造影剤投与を行っていたため，造影剤注入時間（sec）が患者ごとに変化し，大動脈造影のピーク時間にばらつきを生じていた．しかし注入時間を一定（多くの施設で30秒前後）にすることで，大動脈造影のピーク時間がほぼ平均化されるので，最適なタイミングを決定できる．一方，大動脈の濃染ピークは造影剤注入時間＋5〜10秒程度，肝細胞癌の濃染ピークはそれよりさらに5〜10秒程度遅れるとの報告もある[13]．つまり，多血性肝細胞癌の検出を目的とした場合，注入時間＋約10〜20秒程度で撮影すれば良好な動脈相を得られるこ

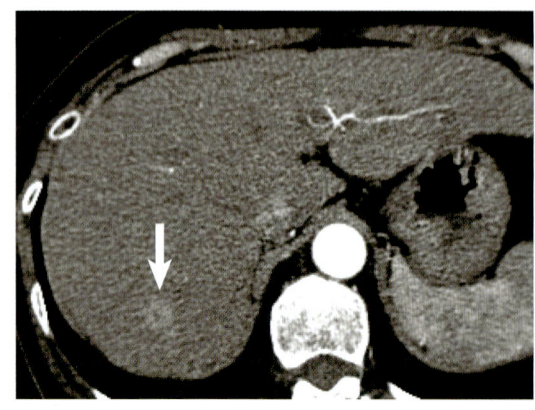

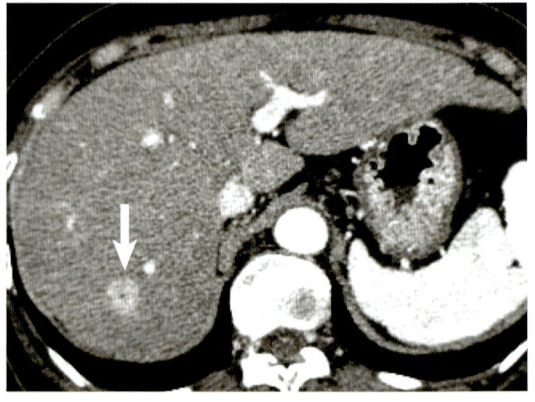

a. 早期動脈相 　　　　　　　　　　b. 後期動脈相

**図5　肝細胞癌（Hepatocellular carcinoma：HCC）のDouble arterial phase**

aでは肝S7の多血性HCCが淡く染まっている（矢印）．bでは多血性HCCの濃染がはっきりわかる．aの早期動脈相はCT angiographyで動脈の3D構築に役立つ（術前の動脈系マッピングなどに利用）．多くの症例では早期動脈相よりも後期動脈相で多血性肝細胞癌の染まりが強くなる．早期動脈相はCT angiographyで動脈の3D構築の元画像として有用である（術前の動脈系マッピングなどに利用）．

とになる．しかし，これは心機能が正常の患者群での平均的な値であり，心機能が悪い患者群では大動脈および肝臓への造影剤到達が遅れるため，動脈相の最適なタイミングを外す危険性がある．そのような症例でも正確な造影剤到達時間を知ることができる有効な方法として，大動脈に関心領域（ROI）を設定し，ある目的断面のCT値変化を経時的にモニタリングして閾値（設定は任意）を超えたところから一定時間後に撮影を開始するボーラストラッキング（bolus tracking）法（☞17頁）[14]や少量の造影剤を用いて，目的血管の造影剤到達を実測するテストインジェクション（test injection法）[15]などが行われている．つまり，注入時間一定法とbolus tracking法を併用すれば，造影剤が腹部大動脈へ到達を確認した上で，その何秒後に大動脈の最大濃染がくることを正確に予測できることになり，前期，後期動脈相の最適撮像タイミング

の決定が容易になる．我々の検討では，注入時間を30秒で一定にした場合，肝細胞癌の最大濃染は造影剤到達後約21秒後に得られるが，約13〜27秒後でも，肝細胞癌は肝実質よりも濃染しており，撮影タイミングには比較的余裕があることが判明した．

MDCTであれば全肝が約2秒で撮像できるので，撮像タイミングをきっちりと合わせることによって肝細胞癌が十分な腫瘍濃染を示すタイミングで撮像することが容易である．しかし撮像時間が短いため，たとえば動脈相が異常に早すぎる（目安としては門脈が全く造影されていない動脈相は早すぎる）場合のような不適切な撮像を行うと，腫瘍が濃染する前に全肝の撮像が終わってしまうといったことも起こるため，CT造影プロトコールが原因で多血性肝細胞癌を偽陰性にしている可能性もあり，注意が必要である（図6, 7）．

肝細胞癌の診断においては，門脈・平衡相

a. 動脈相 CT  b. 平衡相 CT

c. 動脈相 CT  d. 平衡相 CT

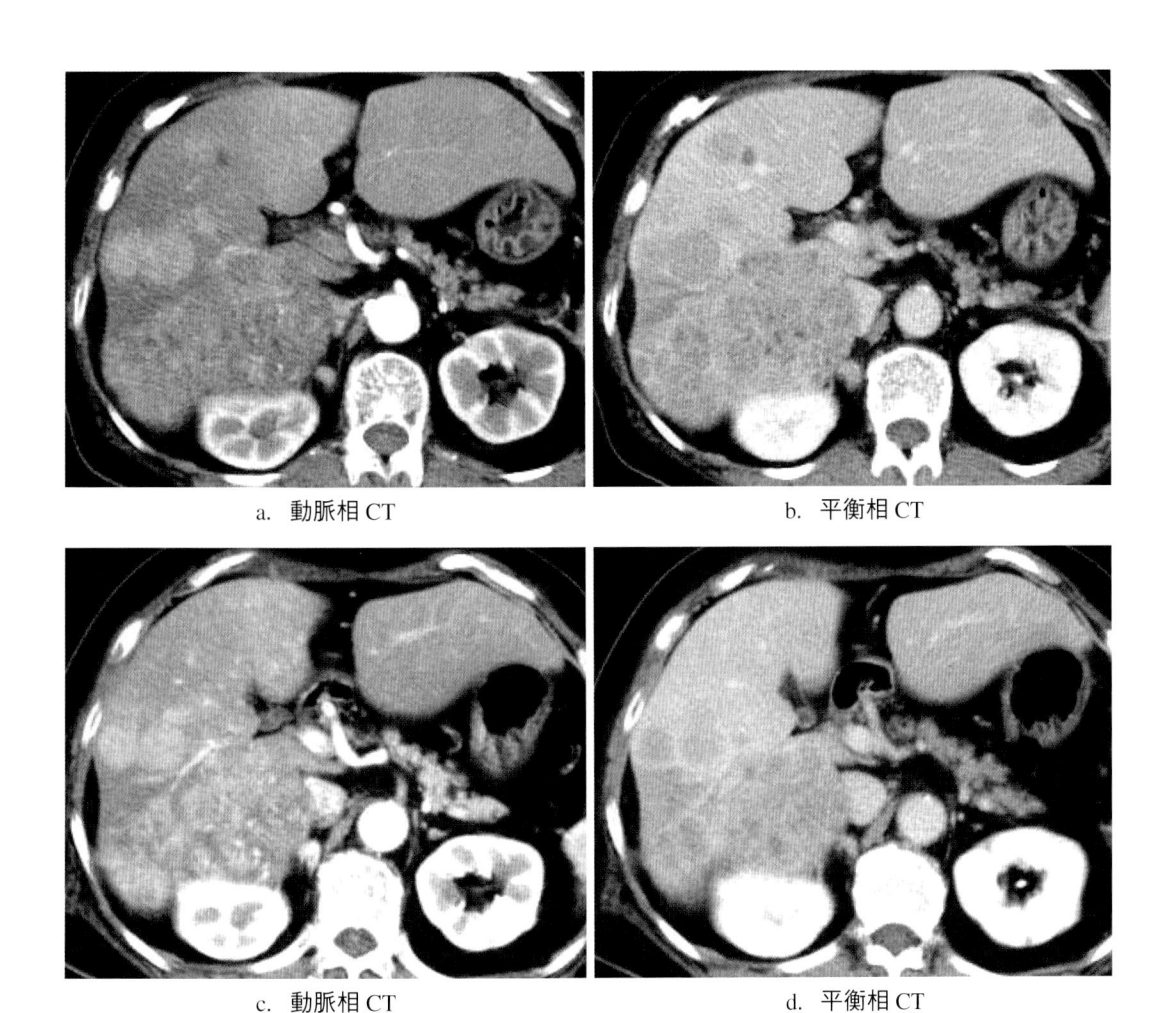

**図6 肝ダイナミック CT における肝細胞癌（Hepatocellular carcinoma：HCC）の撮像タイミング**

a の動脈相で，多血性 HCC に早期濃染が見られるが，同時期に撮影している c の動脈相と比べると濃染の程度が弱い．これは動脈相（撮像の delay time）が a では早すぎるためである．c のように門脈に造影剤が見られる時相でなければ最適な濃染が得られないため注意が必要である．b や d の平衡相では造影剤の腫瘍よりの washout が見られる．この症例では washout の程度は b の平衡相のほうが明瞭である．

での腫瘍の洗い出し（washout）も重要な所見であるため，門脈・平衡相が最適なタイミングで撮像されているか，そして最適な肝実質造影効果が得られているかは重要である[16]．門脈相は造影剤注入開始 70 秒後に撮像を行うことが多い．門脈相は多血性肝細胞癌の鑑別に重要な造影剤の洗い出しを評価するのに有用であるだけでなく，乏血性の転移性肝癌の描出にも重要である．また，肝内門脈や肝静脈が濃染されるタイミングでもあるため，静脈系の血管解剖の評価に有用で，病変の病期診断や術前の血管解剖評価に用いられる．平衡相は血管内と細胞外液中の造影剤濃度が平衡状態になる相を意味し，造影剤投与開始

a. 動脈相 CT

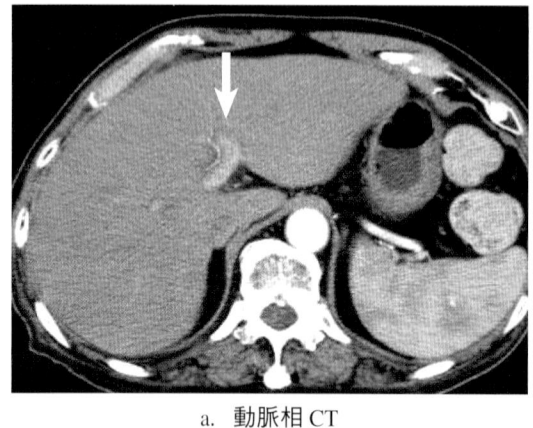

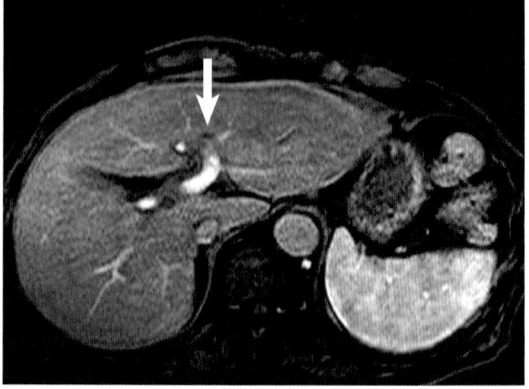

b. 動脈相 MR

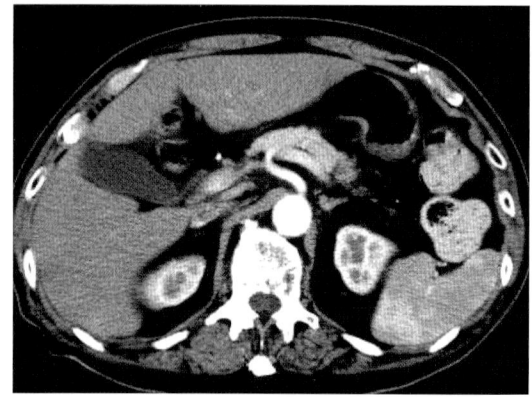

c. 動脈相 CT（aよりも尾側のスライス）

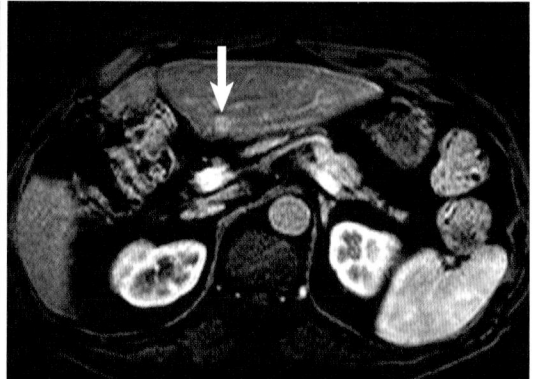

d. 動脈相 MR（bよりも尾側のスライス）

**図7　ダイナミック CT と Gd-EOB-DTPA ダイナミック MR における肝細胞癌（Hepatocellular carcinoma：HCC）の撮像タイミング**

門脈臍部（矢印）の造影効果を見ると，CT では門脈の染まりが大動脈の染まりと比べて弱く（a），肝内の細い門脈に造影効果が見られない．一方，Gd-EOB-DTPA 造影 MRI（b）では大動脈の造影効果は弱い（すでに大動脈を Gd-EOB-DTPA の大半が通り過ぎている）が，門脈臍部および肝内の細い門脈に造影効果が良好に見られる．最適な tumor-liver contrast を得るためには動脈相の撮像タイミングが重要であるが，遅めの動脈相（CT でもし double arterial phase の CT を施行しているのであれば，後期動脈相に相当）が多血性肝細胞癌の検出に重要である．この症例では肝 S2 辺縁の小さな多血性 HCC が CT では描出されていないが（c），MRI では描出されている（d の矢印）．これは Gd-EOB-DTPA の細胞外液分布時相での T1 短縮効果が強いことも考えられるが，CT の動脈相が少しだけ早めであった可能性もある．

から約3分後に撮影する．ただし厳密にいえば，3分後では肝内の血管が肝実質よりも高吸収に見えることが多く，それよりも時間が経った相のほうが平衡状態に近い．しかし CT 検査スループットの問題もあり，造影開始から約3分で平衡相を撮影することが多い．門脈相では造影剤の washout が不明瞭な多血性肝細胞癌も平衡相を撮影することで washout が明瞭になる結節が少なくなく，また平衡相でのみ低濃度の描出される乏血性肝

細胞癌もあり，平衡相は肝細胞癌の描出・鑑別診断に有用である．

### 肝腫瘍診断におけるダイナミックCTの10秒ルール（10 sec rule of liver dynamic CT）

'10秒ルール'は山梨大のIchikawaらが提唱しており，造影剤注入後10秒ごとに大動脈，門脈，肝臓の順に造影効果がピークを迎えるというものである．たとえば，30秒の注入時間一定法の場合，大動脈への造影剤の到達は約15～20秒となる．前述のプロトコールでは，造影剤到達後21秒（造影剤注入開始36～41秒）を最適な後期動脈相としたが，10秒ルールでは注入時間30秒＋10秒で動脈相の撮像タイミングは40秒となりおおよそ一致する．しかしこの'10秒ルール'は，心機能が正常な患者群におけるルールである．心機能が悪いと，造影剤の大動脈への到達時間が遅くなり，また大動脈や腫瘍の濃染の立ち上がりが悪くなるために，撮影タイミングが合わなくなってしまう．

### 患者の両手からの造影剤注入（Two route injection）

肝ダイナミックCTのみならず，膵ダイナミックCTや血管系のCT angiographyなどを施行する際に，20ゲージ針や22ゲージ針で静脈ラインを取れないと造影剤を高速注入できず，動脈相や門脈相，膵実質相の最適な造影効果が得られない（肝腫瘍や膵腫瘍の造影効果が不十分になったり，動脈のCT angiographyが不十分になる）ことがある．そのような場合に24ゲージの針2本を末梢静脈に挿入し，低い注入レートで造影を行うと，22ゲージ針の針1本を末梢静脈に挿入し，その倍の注入レートで造影を行った場合と同等の効果がある．我々の検討では造影剤を注入速度2mL/secで両側の肘静脈から注入した場合，片側の肘静脈から4mL/secの速度で注入した場合と同等の大動脈の造影効果が得られることがわかった．ただし，造影剤の注入（押し込み）効果は注入レートに依存するので，大動脈への到達時間は2mL/sec（両側）の場合，4mL/sec（片側）の場合よりも遅くなるため，撮像タイミングの設定に注意を要する[17]．

### 肝ダイナミックCTのためのヨード造影剤量（Iodine contrast volume for liver dynamic CT）

Heikenらは，患者の体重がわかれば望ましい肝臓の最大造影効果（ピークエンハンスメント）を得るために必要なヨード投与量が計算できると報告している[18]．必要かつ十分な肝臓の濃染強度を50HUとしており，これに必要な体重あたりのヨード量は521mgとしている．これを300mgI/100mLの造影剤に換算すると体重あたり1.73mLになる．よって肝臓を適切に造影するには約1.7mL/kgを投与すればよい．ただし肝の至適濃染強度の50HUという数字はあくまでも1つの

---

📎 CLIP

### ボーラストラッキング（Bolus tracking）法

経静脈性造影における撮像タイミングを適正に決定するためのCT（MRIでも搭載されているものがある）の撮像制御システムである（東芝：Real prep，GE：Smart prep，Siemens：CARE bolus）．あらかじめ設定した対象部位のCT値を経時的にモニタリングすることによって造影剤の流入タイミングを見つけるシステムであり，患者の血流動態の個人差を補正することができるため（心機能不良患者にも対応可能である），目的部位を最適な造影タイミングで撮像可能となる．

基準である．Heikenらの検討では，転移性肝癌の患者を対象としており，肝細胞癌の発生が問題になる慢性肝障害の患者は除外されている．一方Awaiらは，慢性肝障害患者に対して520mgヨードを投与して調べた結果，約半数で肝臓のピークエンハンスメントは50HUに達しなかったとしている[19]．また，Yamashitaらは300mgI/100mL製剤を用いて，投与量を1.5mL/kg，2.0mL/kg，2.5mL/kgの3群で比較検討しているが，肝の十分な造影効果を得るには2.0mL/kg（ヨード量600mgI）以上は必要と結論している[20]．したがって，慢性肝疾患において門脈相での肝の十分な造影効果を得るには，ヨード量としては体重あたり600mg投与するのが妥当と考えられる．しかし，これらの研究は肝実質の造影の程度を調べているものである．最近の論文では，動脈相における肝細胞癌の検出に関して，500mgIと600mgIでその診断能に差はなかったとする報告もあり，造影剤を減量できる可能性がある[21]．

### ヨード造影剤の選択（Selection of the contrast media）

我々はヨード造影剤量は患者体重を指標とし，慢性肝疾患を有する患者群には600mgI/kgに設定し注入時間は30秒に固定している．たとえば，体重50kgの患者で300mgI/mLの造影剤を使用した場合，造影剤量は100mL，注入速度は3.3mL/secとなる．投与ヨード量を増やす場合，造影剤投与量が増加するため，動脈相における撮影タイミングの最適化のために注入時間を一定にすると注入速度が早くなる．つまり，中濃度（300mgI/mL製剤）の造影剤を用いた場合，体重が75kgを超えるような患者では造影剤容量が150mL以上となり，5mL/secを超えるような注入速度になってしまう．この注入速度は肘静脈内投与としては早過ぎるため，血管外漏出の危険が増してしまう可能性がある．このような場合，高濃度（370mgI/mL製剤）の造影剤を用いる方が総造影剤容量を減らすことができるため，注入速度をある程度抑えて撮像することができ，有効である．後期動脈相における多血性肝細胞癌の描出において，370mgI/mL製剤は300mgI/mL製剤よりも効果があるというYagyuらの報告もある[22]．現在のところ，その簡便性から一般的に使用されているのは患者の体重に応じて造影剤の投与量を決定する方法であるが，より厳密に患者の体格に適した投与量を決定するためには，除脂肪体重[23, 24]や体表面積を指標とすることも考慮すべきである[25]．

### CTの高速化（Speed-up of the CT scanning）

CTの高速化を代表するシステムとしてVolume helical shuttle（VHS；GE社）がある．これはCT寝台がノンストップで連続往復運動し，経時的なボリュームデータを収集していく新しい技術である．時間分解能を向上させることで，3Dに時間軸を加えた4D撮影が可能であり，たとえば，200mmの範囲をVHSで撮影した場合，撮影領域の中央部分

---

📎 CLIP

**肝ダイナミックCTにおける動脈相最適化のポイント**

- **ボーラストラッキング（Bolus tracking）法**
  造影剤の目的部位（その付近）への到達を確認後，撮像を開始する方法

- **注入時間一定での固定法**
  造影剤投与量を決めたのち，注入速度を調節し，注入開始後の固定時間に撮像開始する方法

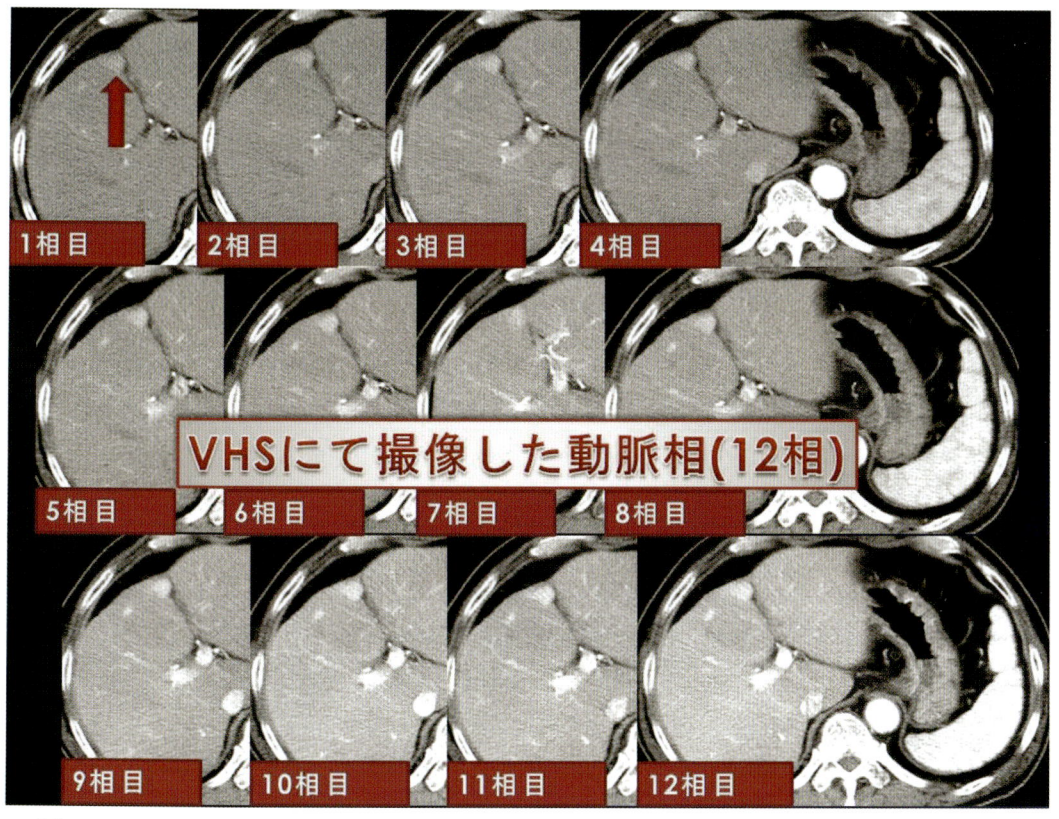

図8 Volume helical Shuttle（VHS）を用いた肝ダイナミックCT動脈相における小型多血性肝細胞癌（small hypervascular hepatocellular carcinoma）の濃染の経時的変化
1相約2秒の時間分解能で撮影されているが，この症例では1相目からしだいに濃染が明瞭になっていく様子が把握できる（矢印）．

で平均2.5秒間隔の時間分解能を得ることができる．超高精度なモータードライブを使用し，最大312.5mmの広範囲で4D撮影でき，加速・減速領域も絶え間なくデータを収集することによってさらなる時間分解能の向上を行いながら，被曝をできるだけ抑えることに成功している．VHSではより幅広い領域を撮影する場合でも40mmビームを使用するため，広範囲の面検出器システムと比べてコーン角，ヒール効果，および散乱線の影響が少ないなどの利点があり，CT値が安定し，ノイズを抑え，良好な画像を得られる．

肝臓CTではVHS技術を応用して，動脈相をたとえば12相撮影すれば，血管造影と同じような連続シネモード画像が得られ，血行動態の把握ができる．血管解剖だけでなく，血流の方向や肝細胞癌の栄養動脈の評価も可能であり（図8），肝切除術や血管塞栓術の術前シミュレーションにも役立つことが期待される．VHS技術を応用するにあたっての最大の問題は被曝の増大であるが，画像再構成法であるAdaptive Statistical iterative Reconstruction（ASiR；GE）が開発されたことで，従来のfiltered back projection（FBP）に比べて大幅な被曝低減が可能となった．このASiR技術によりVHSを用いた4D撮影と

従来の肝造影3相の被曝はほぼ同等になった[26]．

### 64列MDCT 肝の撮像パラメータ (Imaging parameter of the liver on MDCT)

64列MDCTでは，2秒足らずで全肝が撮影できる（GE社のLightSpeed VCT Visionの場合）．64列MDCTによる肝臓ダイナミック検査におけるプロトコールでは，前述のように造影剤注入時間一定法を用い（30秒注入），動脈相の撮影タイミング決定は心機能低下などによる撮影タイミングのずれをなくす目的でボーラストラッキング法を使用するべきである．肝臓ダイナミック検査は，動脈相を動脈系の濃染がよく描出される早期動脈相と肝細胞癌の早期濃染が最もよく描出される後期動脈相の2回撮影するプロトコール（double arterial phase）と，後期動脈相のみを1回撮影するプロトコール（single arterial phase）があり（表5），我々は術前検査では動脈のマッピング目的（早期動脈相からは動脈の3D-CT angiographyの作成が可能）で前者を施行し，経過観察症例などでは後者を選択している[12]．動脈相を2回撮影する場合，ボーラストラッキング法のトリガー（閾値を設定して，そこからスキャンをスタートさせる）を腹部大動脈のCT値が200HUまで上昇した時点と高めに設定し，それから6〜10秒後に早期動脈相，さらに10秒後に後期動脈相を撮影する．この方法であれば，心機

**表5 動脈相の意義（肝臓）**

- 早期動脈相
    - 動脈血管解剖の把握（MIP，VRなど）
    - 動脈門脈シャント（A-Pシャント）などの偽病変（pseudolesion）の除外
- 後期動脈相（動脈優位相）
    - 多血性腫瘍（HCCなど）の描出
    - 乏血性腫瘍（大腸癌転移など）のviabilityの評価
    - 門脈血管解剖の把握（MIP,VRなど）
    - 門脈腫瘍栓の描出

注）MIP : maximum intensity projection, VR : volume rendering, A-P shunt : arterio-portal shunt
HCC：hepatocellular carcinoma

**表6 門脈・遅延相の意義（肝臓）**

- 門脈相
    - 乏血性腫瘍（大腸癌転移など）の描出
    - 門脈腫瘍栓の描出（後期動脈相で不十分な場合）
    - 腫瘍と肝静脈の解剖学的位置関係の把握（MPRなど）
    - リンパ節腫大の有無の評価
    - 早期肝細胞癌の描出
- 遅延相（平衡相）
    - 肝細胞癌被膜，造影剤のwashoutの描出

腫瘍内部線維成分の同定（delayed enhancement）

注）MPR : multi-planar reconstruction

能が悪くて大動脈や腫瘍の濃染の立ち上がりが悪い症例であっても，すでに大動脈が十分に濃染されてから撮像を始めることができるので，腫瘍濃染を取り逃すことがない．ただ，トリガーから撮像までの時間が短いため，全肝を2秒ほどで取れる64列CTで初めて可能になる方法である．現在，我々は動脈相はボーラストラッキングの時間濃度曲線を診療放射線技師が見ながら，大動脈内のROIの濃度がほぼプラトーになって6秒後に早期動脈相を，12秒後に後期動脈相を撮影している．動脈相を1回撮影する場合には腹部大動脈のCT値がほぼプラトーになってから12秒後に撮影している．門脈相は動脈相終了後から30秒後に撮影を行い，平衡相は造影剤注入開始から約3分後に撮影している（表6）．膵のダイナミックCTに関しては，II部3．膵臓に詳しく記述した（☞186頁）．

### CT Perfusion（CTP）とは

Perfusionとは，組織内の毛細血管を通過する血流を意味する．CTPは組織灌流動態の定量的評価法として注目を浴びており，すでに脳画像診断の領域では多くの知見が得られているが，肝画像診断領域では未だにわずかな科学論文を見るにすぎない[26, 27]．肝臓は血流豊富な臓器で，血行支配が肝動脈と門脈の2系統あるため，肝臓専用のperfusion CT解析ソフトが必要である．実際のCTPではヨード造影剤を急速静注し，同一スライス面あるいは多スライス面で連続高速撮影するダイナミック撮影のtime density curveを逆積分（deconvolution法という）することで，主として4つのパラメータが算出可能である．Perfusion imagingは，このtime density curveを分解して画像表示したものである．組織に分布する血流量（肝血流量；hepatic blood volume：HBV）［mL/100mL組織］，組織内の単位体積，単位時間あたりの毛細血管を通過する肝血液量（hepatic blood flow：HBF）［mL/min/100mL組織］，造影剤の平均通過時間（mean transit time：MTT）［sec］，肝動脈分画（hepatic arterial fraction：HAF）［％］などがある．

従来のCTPでは放射線被曝の量が多かったが，最新のMDCT装置では前述のASiR法（☞57頁）のような画像再構成をうまく利用することで被曝低減も可能となっており，今後肝画像診断領域でも普及していくものと考えられる．

### 肝臓のCT perfusion（CTP）の実際

まず肝の造影前CTを撮影する．その後CTP検査に入るが，その撮影時間中は患者に酸素を吸入させ，40秒程度の息止めを指示する．CTP撮影が1スライスの場合には，画像解析の際に門脈のtime density curveを得るために関心領域（region of interest：ROI）を置くことができるような門脈が含まれることが必須で，肝門部付近のスライスを設定する必要がある．64列MDCTでは頭尾方向で4cmの範囲を設定することが多いが，近年開発されたVolume helical shuttle（VHS；GE社）を用いることで全肝のCTPも施行可能である．解析にはROIを大動脈，門脈，肝臓に選択し，解析時相（造影剤が大動脈に到達する少し前から息止め終了後までの範囲）を設定する．CTPに用いる造影剤は40mL程度であるため，CTP撮影が終了したら，10分程度おいて引き続き従来のダイナミックCTを施行している．現在，当院ではCTPの被曝についてはeffective radiation doseが10mSv程度で施行している．

a. 造影前 CT

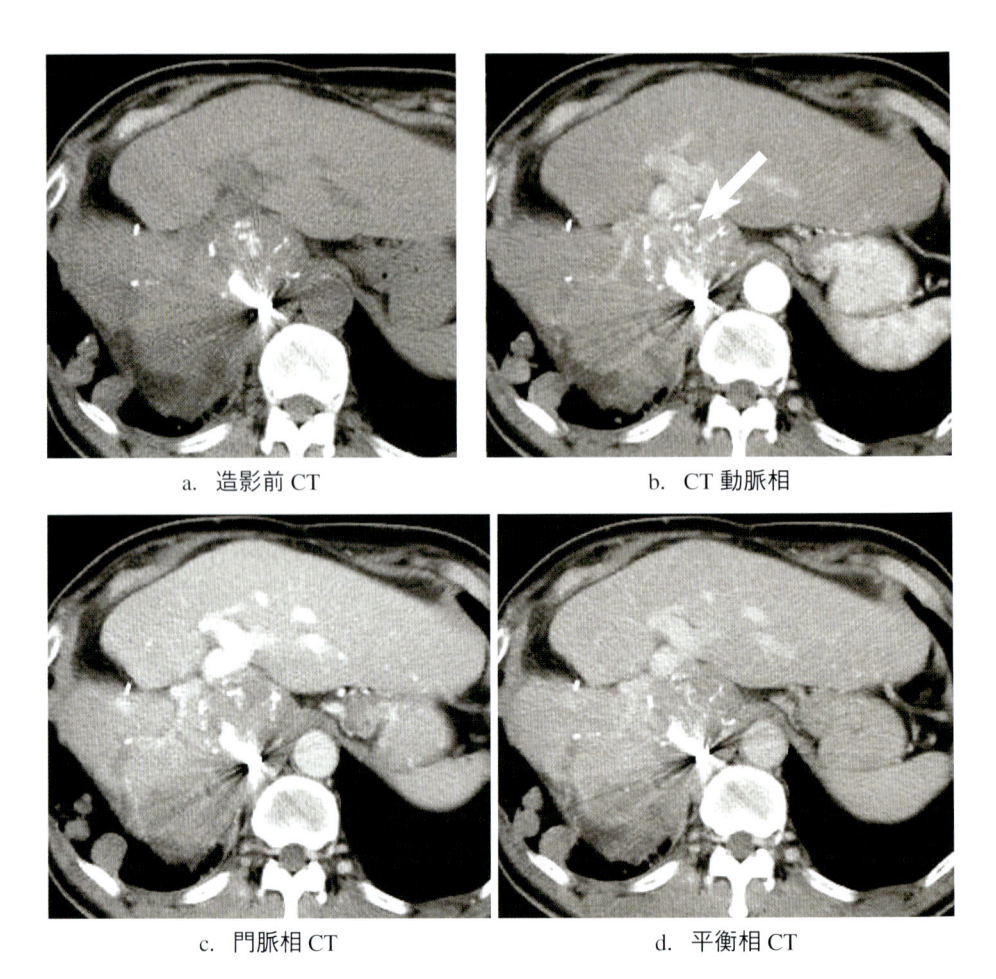

b. CT 動脈相

c. 門脈相 CT

d. 平衡相 CT

**図 9　肝細胞癌（Hepatocellular carcinoma：HCC）治療後（TACE 後）の CT perfusion**

肝 S1 の腫瘍（矢印）の HBV：13mL/100mL，HBF：123mL/min/100mL，MTT：8sec，HAF：81％，肝実質の HBV：18mL/100mL，HBF：127mL/min/100mL，MTT：13sec，HAF：10％であった．治療後の腫瘍の血流 perfusion HVF は周囲肝よりも少なくなっている．

### CT Perfusion（CTP）の実例

#### ①肝実質機能診断

　肝硬変ではHBFが低下しHAFが増加する．これは，肝硬変では門脈血流が低下するため代償性にHAFが増加するが，完全には代償しきれずにHBFが低下するためである．このようにCTPは術前の定量的な肝区域性機能診断に使用できる[27]．

#### ②肝腫瘍機能診断

肝細胞癌（HCC）診断における活用

　肝細胞癌の治療効果判定としてCTP解析を行うことは有用と考えられる（図9）．最近，肝細胞癌に対してさまざまな分子標的薬が開発され，より高い治療効果が期待されている．本邦ではソラフェニブ（Sorafenib：ネクサバール®）をはじめとした血管新生阻害薬が普及しており，その治療効果を知るためにCTPは適している．ソラフェニブが肝細胞

e. HBV  f. HBF

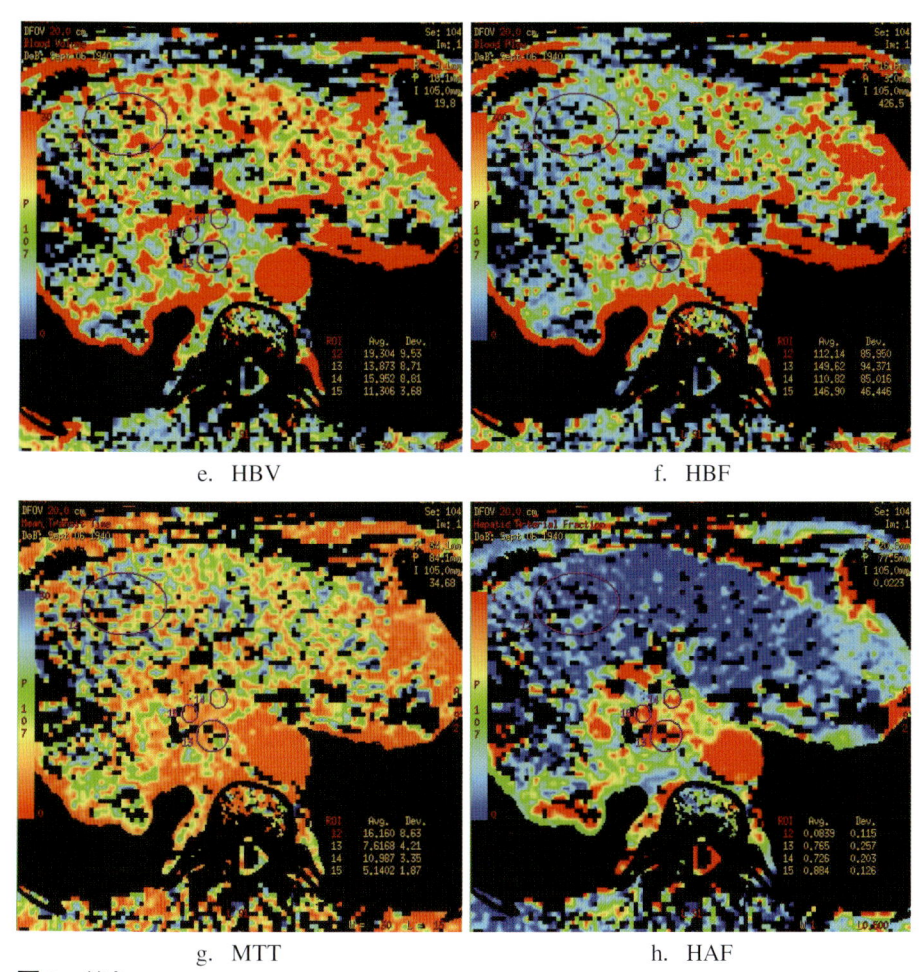

g. MTT  h. HAF

図9 続き

癌に効果を示す機序として，「腫瘍細胞の増殖抑制」と「血管新生阻害」の2つの作用がある．ソラフェニブ投与後の肝細胞癌の治療効果判定として，従来のダイナミックCTを施行すれば，腫瘍サイズの評価とともに動脈相での腫瘍血流の評価が可能である．しかし通常の動脈相のみでは視覚的な評価に限られる．また，腫瘍サイズの縮小は血流低下が起こった後に見られることが多く，治療の早い段階で定量的な血流評価を行うことで，治療効果の予測（およびそれに伴う治療方針の変更）も可能となることが期待される．

### ③膵臓のCT Perfusion（CTP）評価；壊死性膵炎における活用

CTPを膵臓の壊死性膵炎症例に用いる試みがなされている．肝臓と同様の手法を用いて，膵臓のCTPを施行可能である．通常のダイナミックCTでは重症急性膵炎において壊死部を正確に判定することは難しく，このような場合，膵臓のCTPが有効である．Tsujiらの報告では，CTPは膵壊死部を100％のsensitivity，95.3％のspecificityで描出するとしている[28]．今後は膵腫瘍の評価にCTPを利用していく方法が検討されていくであろう．

# 5. 腹部画像診断に必要なMRIの知識

### 非造影 MRI (Unenhanced MRI)

　肝・胆・膵の腫瘍の質的診断においては，MRIでもCTと同様にダイナミック検査は必須であるが，MRIの強みは基本的な非造影の画像シークエンスであるT1強調画像，T2強調画像の組み合わせで，ある程度，組織性状を推定できる点である．T1強調画像のコントラストは，水の多いところ＝黒い（低信号）であり，多くの腫瘍性疾患はT1強調画像低信号になる．T1強調画像高信号の場合には脂肪，タンパク濃度の高い液体（血腫も含む）などを考える．さらに，脂肪はMRI撮影時に脂肪抑制というシークエンスを付加することで信号が低下するため特異的な診断が可能となる．一方でT2強調画像の画像コントラストは，水の多いところ＝白い（高信号），脂肪＝白い（高信号）となり，多くの腫瘍性疾患はT2強調画像高信号になる．よってT2強調画像低信号の場合にはその組織を絞り込むことになり，ヘモジデリン（陳旧性の血腫内成分），線維化，石灰化（ただし沈着量によってMRIの信号強度は変化する）などが候補に挙がる．

### T2強調画像 (T2 weighted image)

　肝腫瘍の診断に用いるT2強調画像は呼吸同期を用いることで，アーチファクトが減少し，画質が向上するため，十分な信号雑音比（signal-to-noise ratio：SNR）を得ることができる．悪性腫瘍は一般にT2強調画像で高信号を示すが，良性腫瘍も炎症性病変もT2強調画像高信号を示すことが多いので鑑別は必ずしも容易ではない．しかし肝細胞癌と肝血管腫や嚢胞の判定においては，古典的肝細胞癌は淡いT2強調画像高信号（図10），肝血管腫や肝嚢胞は強いT2強調画像高信号を示すため，鑑別できることが多い[29]．また転移性肝癌（腺癌）は肝細胞癌よりも強いT2強調画像高信号を示すことが多く，T1強調画像に比べT2強調画像で腫瘍がやや大きく見える場合が多い．つまり非造影MRI検査でもT2強調画像はある程度鑑別に役立つが，小さい腫瘍になるとT2強調画像の信号強度のみでは判定困難となり，ダイナミック造影パターンでの判定が必要となる．ただし，Gd-EOB-DTPA造影MRI（肝特異性MR造影剤（Gd-EOB-DTPA造影MRIとSPIO造影MRI，☞32頁）では小さな肝血管腫が造影剤を投与した後でも悪性腫瘍と似たような造影パターンを示すことがあり，その場合にはむしろ造影パターンよりも，T2強調画像の信号強度が診断に大きな役割を果たす．T2強調画像で全体が低信号を示す場合には良性病変が多いが，悪性腫瘍内部の出血や線維化を示す場合にもT2強調画像低信号を示すことがあるため注意が必要である．

### T1強調画像 (T1 weighted image)

　悪性腫瘍は一般にT1強調画像低信号を示す．逆にT1強調画像高信号（前述のように脂肪，出血，高タンパク質など）は組織の推定が可能となり，診断に有用である．T1強調画

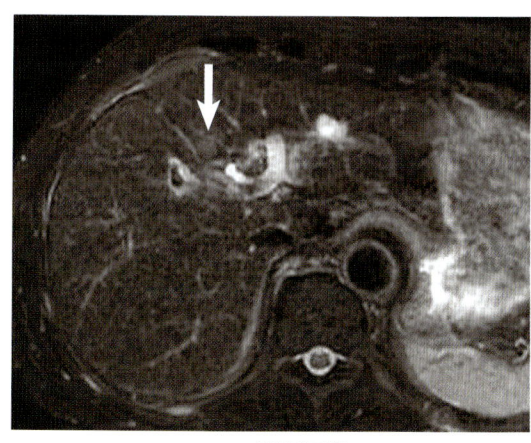

a. T2 強調画像 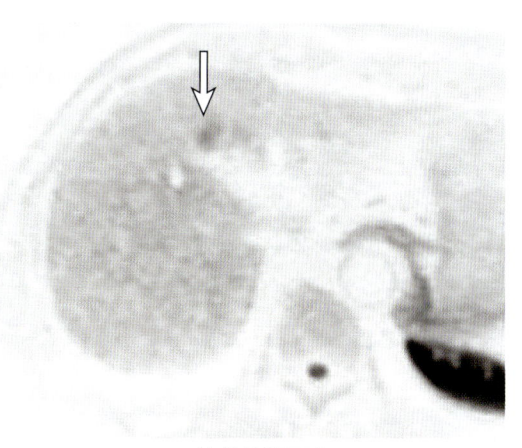　　　　　　　　　　　　b. 拡散強調画像

**図 10　肝細胞癌（Hepatocellular carcinoma：HCC）；T2 強調画像と拡散強調画像（DWI）**

肝 S4 に T2 強調画像では淡い高信号（a の矢印），拡散強調画像で拡散異常（b の矢印）を示す小結節が指摘される．T2 強調画像では十分な腫瘍肝コントラストが見られず他の画像を参照すると検出できる程度であるが，拡散強調画像ではその存在診断は容易である．この結節は多血性肝細胞癌であった．

像において，化学シフト画像（chemical shift imaging，☞ 29 頁）という in-phase, opposed-phase を撮像する方法は非造影の MRI シークエンスとして多用され，これを用いると微量な脂肪も検出可能である．化学シフト画像は水と脂肪の共鳴周波数がわずかに異なるため（3.5ppm），水と脂肪の水素原子のスピンが周期的に位相が揃ったり反転したりすることを利用している．励起後最初の反転を示す opposed-phase とその後の in-phase を dual echo としてデータ収集することで，位置ずれのない 2 つの画像を得ることができる．T1 強調画像の in-phase, opposed-phase を見比べて，信号が opposed-phase で低下している場合に脂肪が含まれていると判断できる（図 11, 12）．

出血が含まれる腫瘍では，まず多血性腫瘍の転移や肝細胞癌を疑う．また悪性黒色腫の肝転移はメラニンを含むため，T1 強調画像で高信号を示す．肝細胞癌の局所治療でよく用いられる RFA 後の焼灼部も T1 強調画像で高信号を示すため，治療歴が不明な患者においては注意が必要である[30]．Gd-EOB-DTPA 造影 MRI では，T1 強調画像は空間分解能の高い 3 次元 T1 強調画像（3D-T1 weighted image）で撮像されることが多い．

### 拡散強調画像（Diffusion weighted image：DWI）

生体内では水分子のブラウン運動による拡散現象が生じている．拡散強調画像は水分子のブラウン運動の程度を画像化しているものである．撮像時に大きな傾斜磁場が印加されると，拡散が活発な領域ほど低信号となり，拡散が制限されている領域は高信号になり病変周囲とコントラストが生じる結果として，病変の検出が可能となる．脳梗塞の診断（拡散強調画像で高信号となる）において多用されるシークエンスであるが，肝の悪性病変の検出にも有効で，Gd-EOB-DTPA 造影 MRI のプロトコールでも組み入れられることが多く，病変が本当にあるかどうかの判断や思い

a. In-phase　　　　　　　　　　　　b. Opposed-phase

c. In-phase　　　　　　　　　　　　d. Opposed-phase

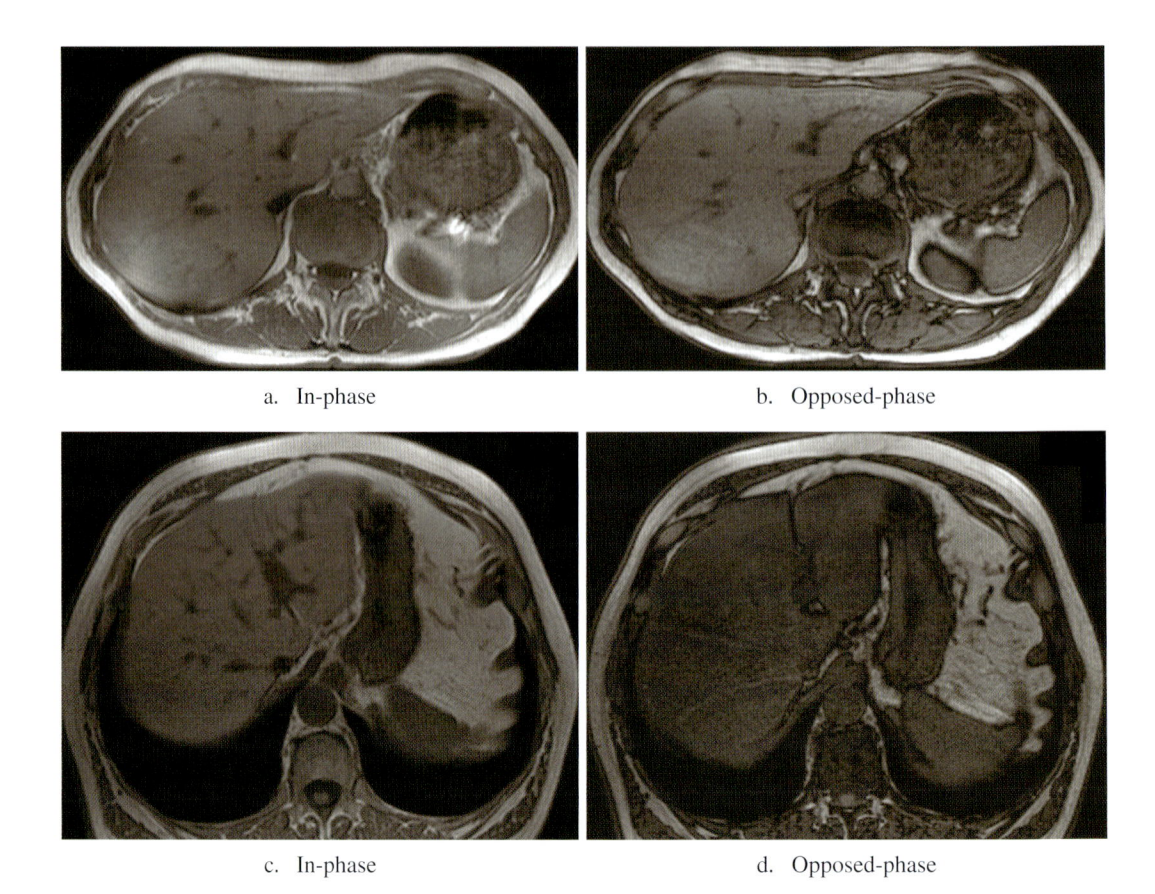

**図11　正常肝と脂肪肝（Normal liver and fatty liver）；T1強調画像（In-phase と Opposed-phase）による肝実質評価**

aとbで肝実質の信号程度は同等で，opposed-phase（b）での信号低下は見られず，正常肝（上段）と考えられる．cとdで肝実質の信号を比較するとopposed-phase（d）で信号低下が見られ，脂肪肝（下段）と考えられる．

がけない病変に気づくという点で役立つ（図10）．

拡散強調画像は拡散制限病変のみならず，T2 shine through 現象（☞次頁コラム）も利用し，背景信号を抑制することもできるため，病変検出能が向上する[31]．傾斜磁場の強さや印加時間を変えることにより位相のずれ（ディフェージング）の効果を付けて得られた複数の画像から，見かけ上の拡散係数（apparent diffusion coefficient：ADC）を求めて画像化することができ，これを拡散（係数）画像（ADC map）と呼ぶ．ADCは定量的な評価が可能であり有用であるが，その精度や正確度の評価は今後の課題である．拡散強調画像では傾斜磁場の強さに伴うb値が高い場合，腫瘍の検出に寄与することが知られている．高いb値を用いた場合，血管腫や囊胞は低信号を示すことが多いが，高信号を示すこともあるため，拡散強調画像のみで良性腫瘍を除外することは困難である．また拡散強調画像では肝細胞癌が高信号として描出されうるものの，ADCと肝細胞癌の分化度の間に

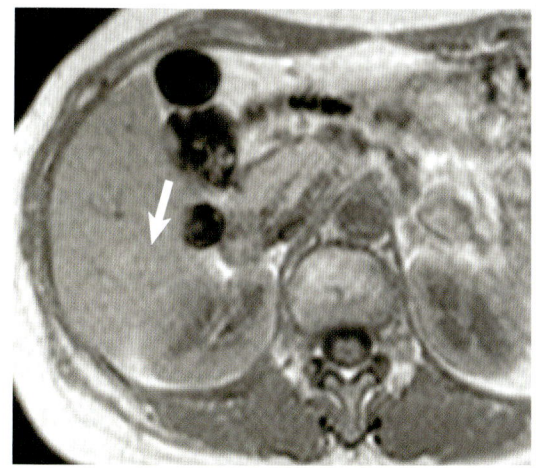

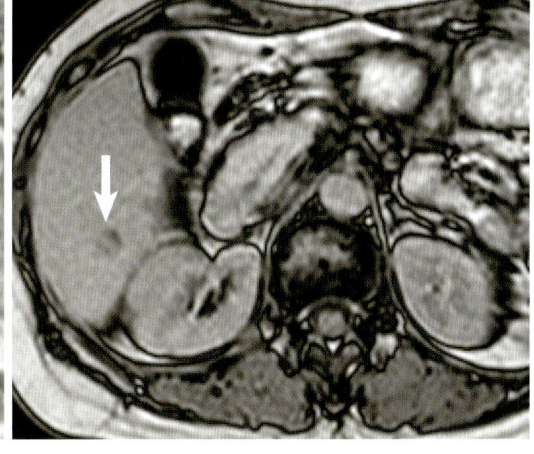

a. In-phase

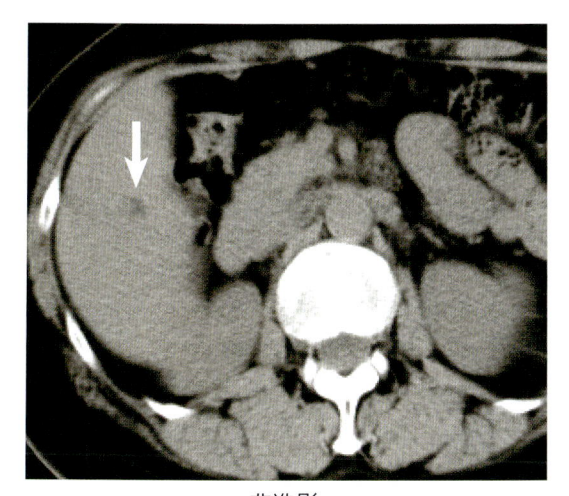

b. Opposed-phase

c. 非造影 CT

**図12 肝細胞癌（Hepatocellular carcinoma：HCC）；T1強調画像（In-phase と Opposed-phase）による肝結節評価**

a の in-phase では淡い高信号，b の opposed-phase で肝 S6 に 1cm 弱の低信号（矢印）を示す小結節が指摘される．In-phase から opposed-phase で結節の信号は低下しており，脂肪を含有する結節であることがわかる．c の非造影 CT でも脂肪含有が疑われる低吸収結節を認める（矢印）．脂肪が含まれると CT ではマイナスの CT 値を示すが，脂肪のみでなく他の細胞成分があればマイナスの CT 値は示さないため特異的な成分の推定は困難となる．この症例の結節は高分化型肝細胞癌であった．

---

### COLUMN

#### T2 shine through

　拡散強調画像の信号強度には「見かけの拡散」だけでなく T2 緩和やプロトン密度など他の因子の影響も含まれ，特に T2 緩和の影響は大きい．拡散の低下がほとんどなくても，また時には拡散が上昇していても，T2 延長効果が大きいために拡散強調画像で高信号を示すことがある．この現象は T2 shine through と呼ばれ，拡散強調画像を読影する場合に注意する必要がある．肝血管腫の拡散強調画像は高信号になることが多いが，これは T2 shine through が主たる原因のようである．肝嚢胞が拡散強調画像で高信号になりにくいのは，T2 値が長い自由水に近いプロトンで構成されるためとされる．

　拡散能を正しく評価するには ADC を計算する必要がある．T2 緩和の影響により拡散強調画像で高信号として描出される現象は，T2 強調画像（または b=0 の元画像）と ADC を比較することで区別可能である．

は相関はないとされている[31]．一方，大腸癌の肝転移については，拡散強調画像の描出能は高く，T1強調画像やT2強調画像とともに読影することの価値は高い[32]．

## Sensitivity Encoding（SENSE）

Parallel imaging（複数コイルを利用して「並列に処理をする」という意味）の開発によってMRIの高速化が進んだ．本法では空間分解能を維持しながら画像の位相エンコード数を減らし撮像時間を短縮できるため，撮像時間の比較的長いT2強調画像の撮像に有用であるだけでなく，高速撮像法が必要なダイナミック造影MRI検査の利用によって時間分解能を向上させることができる．

## 腹部MRIでよく見るアーチファクト

下記に腹部領域で頻度の高いアーチファクトを記す[33]．

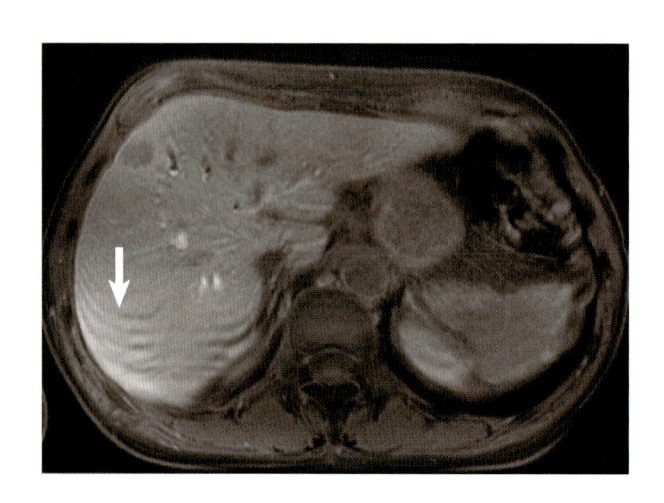

### (1) 体動のアーチファクト（Motion artifact）

突発な動きに伴うゴースト像（偽像）であり，呼吸による腹壁の動きのため位相エンコード方向に縞状のアーチファクトが生じる（図13）．その対策として，動きを抑制するためのベルトで固定する方法がある．また撮像的な対策として撮像するスライスの大きさ［幅または高さを通常cmで表したもので，収集マトリックスとピクセルサイズの積の関数になる；Field of view（FOV）という］を大きくして折り返しを少なくすること，呼吸同期法を使用するなどがある．

### (2) 誘電効果（Dielectric artifact）

3T（テスラ）のMRIでは，体の内部まで均一にRF（ラジオ波）が浸透せず感度ムラのような画像となることがある（図14）．その対策として，誘電率が変化しやすい体表に誘電パッドを置くことは有用である．またRFの送信にMultiTransmit（Philips）や4 point driveのような複数の送信源を用いると効果的である．このMultiTransmitは1つのRF送信源を2つに分けて，出力するRFの振幅や位相を独立して調整することで，被写体内深部に均一にRFが分布するようにパルス送信が可能となる．

### (3) 血流アーチファクト
### （Flow artifact あるいは Phase shift artifact）

エコー収集時の血流による流れによって生じる位相方向への偽像（ゴースト）で，信号増強，信号損失，位相分散などの影響がある（図15）．スライス面に直交して移動する血

**図13 体動のアーチファクト；Motion artifact**

肝Gd-EOB-DTPA造影MRIの造影T1強調画像肝細胞相（FLASH 2Dで撮像）．矢印の縞状低信号部分はモーションアーチファクト（偽像）である．

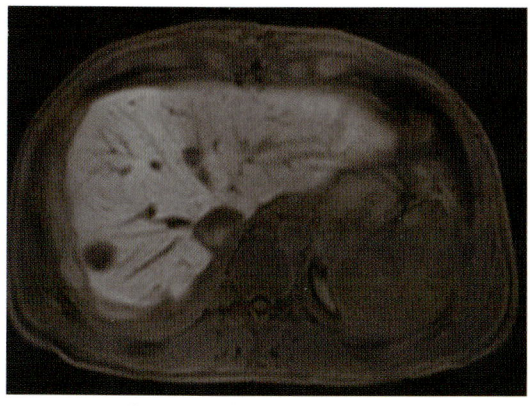

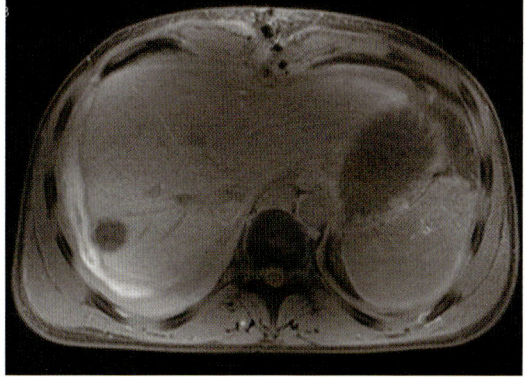

a T1強調画像（1.5テスラのMRI装置）　　b T2強調画像（3.0テスラのMRI装置）

図14　誘電効果；Dielectric artifact

a, bは同一患者のMRI装置でのT1強調画像である．bでは患者の内部まで均一にRFが浸透せず感度ムラが生じている．

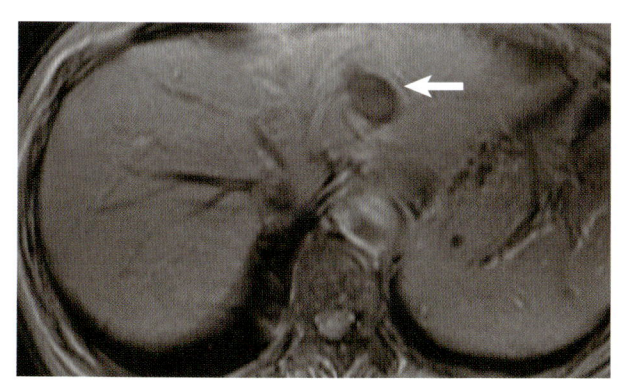

造影前T1強調画像

図15　大動脈の偽像アーチファクト；Flow artifact or Phase shift artifact

矢印の低信号部分は大動脈の位相方向へのゴーストアーチファクト（偽像）である．

液が位相エンコードごとに位置関係がずれ，スピンの周波数がずれることに起因する．このアーチファクトはpresaturation pulseを使用することである程度は抑制可能であるが，目的部位とアーチファクトが重なる場合（腫瘍などがそのあたりに存在する場合），位相エンコード方向と周波数エンコード方向を入れ替えることが有効なこともある．

(4) 磁化率アーチファクト
　（Susceptibility artifact）

腸管や肺の空気と軟部組織などの磁化率の異なる組織や金属がある部位では，磁場に歪みを生じ，核スピンの回転周波数が大きく変化し信号が低下する．これが磁化率アーチファクトであり，周波数方向に発現するか，もしくは共鳴周波数が大きく変わることにより励起されずに信号が出なくなる（図16）．特にgradient echo（GRE）法では，spin echo（SE）法のような180°パルスによる補正がなく，このアーチファクトは顕著になる．

(5) 化学シフトアーチファクト
　（Chemical shift artifact）

水と脂肪の境界に発生するアーチファクトである．水と脂肪の共鳴周波数には3.5ppm

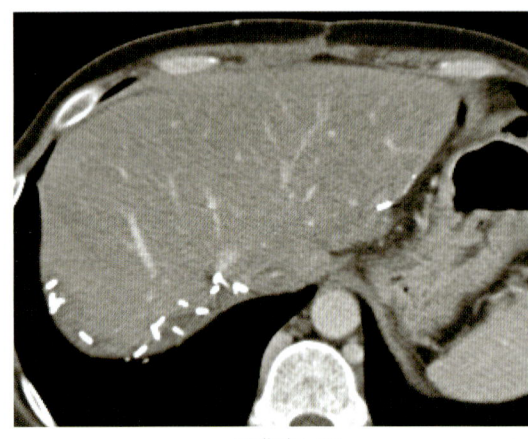

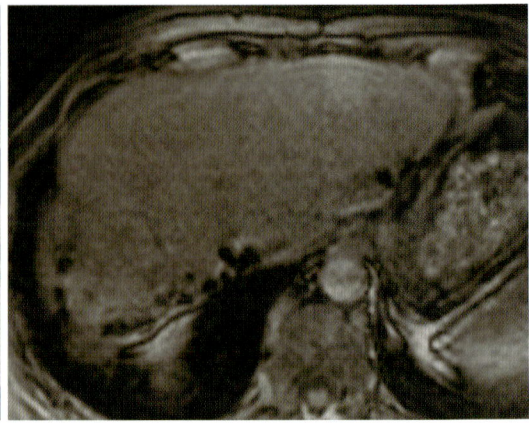

a. 平衡相 CT　　　　　　　　　　b. T1 強調 MR 画像

**図 16　磁化率アーチファクト；Susceptibility artifact**

a の CT では肝切除後の金属が肝辺縁に見られる．b の MRI（T1 強調画像）では金属に相当する部分に無信号のアーチファクトが見られる．

程度の差があるため，脂肪組織が周波数エンコード方向に位置ずれが起こり，ずれた部分が無信号となり，重なった部分が強信号を示す．

このアーチファクトは静磁場強度に比例，周波数エンコード方向の傾斜磁場強度に反比例して顕著となる．一方，このアーチファクトは脂肪の存在を証明する重要な所見でもあり，肝腫瘍内の脂肪の含有の有無にも利用できる（☞図 12）．このアーチファクトの対策であるが，位相軸と周波数軸を入れ替える，あるいは周波数エンコードの磁場勾配を逆方向にすることによって，アーチファクトの発生する方向を変えて重なる部分を変化させたり，傾斜磁場強度を強くして位置ずれの量を小さくすることが有効である．

**(6) 腸管内容物からのアーチファクト（Artifact from the intestine）**

貧血患者が経口鉄剤を内服している場合に，腸管にアーチファクトが生じることがある．腸管の周囲の臓器に影響を及ぼすことがあり，患者に鉄剤内服の有無を確かめることが必要になる（図 17）．

## 造影 MRI（Contrast enhanced MRI）
### ■ガドリニウム製剤を用いた造影 MRI

非特異性造影剤（Gadopentetate dimeglumine；Gd-DTPA など）は細胞外液性造影剤であり，主として血漿などの細胞外液と近い動態を示し，肝細胞内やクッパー（Kupffer）細胞内に分布する肝特異性 MRI 造影剤とは異なる（肝細胞内やクッパー細胞内には取り込まれない）．非特異性造影剤を用いた肝ダイナミック MRI 検査の有用性は以前より示されている[4]．Gd 系造影剤で T1 短縮効果が得られる（＝造影される）ところは T1 強調画像で高

**表 7　ガドリニウム製剤を用いた造影 MRI の禁忌**

- 気管支喘息
- 腎機能低下
- 過去にアレルギー

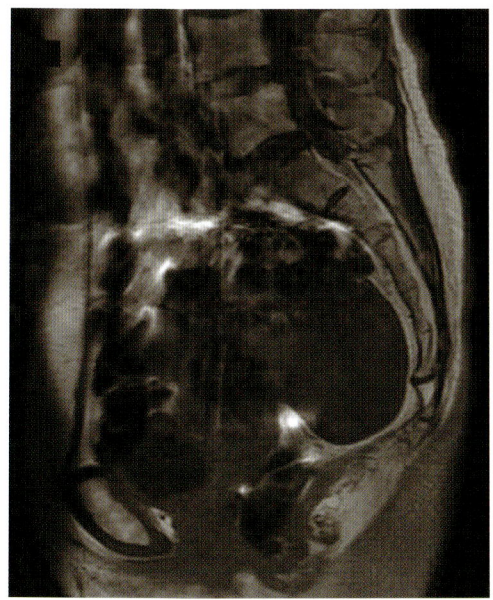

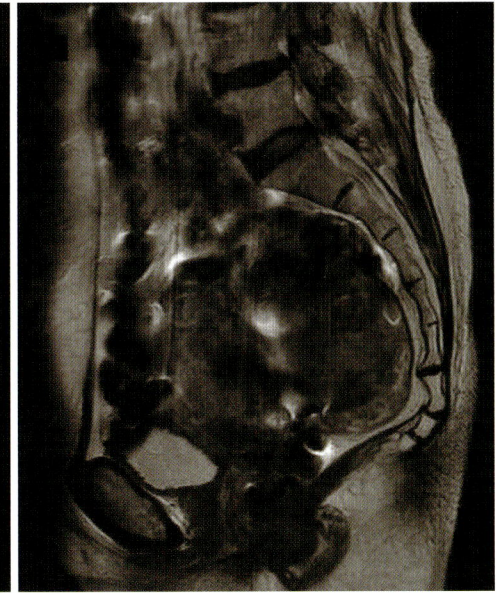

a. T1 強調 MR 画像　　　　　　　　b. T2 強調 MR 画像

**図17　腸管内容物からのアーチファクト；Artifact from the intestine**
骨盤腔の精査のために MRI を施行されたが，貧血で患者が経口鉄剤を内服していたので，消化管内の金属によるアーチファクトのため，子宮が観察できない．

信号となる（俗にいうと白くなる）．最近では，肝腫瘍の造影 MRI 画像診断としては肝特異性 MRI 造影剤（特に Gd-EOB-DTPA）が使用されることが多いが，全身の腫瘍診断のコントラスト上昇目的では非特異性造影剤が頻繁に使用される．ガドリニウム製剤を用いた造影 MRI の禁忌は表7 に示す通りである．

### ■ Gd-DTPA 造影ダイナミック（Dynamic study with Gd-DTPA）

静脈内に投与された造影剤は大動脈から肝動脈に入り，腫瘍内や組織内に分布していき，組織構築や間質，内圧などの影響を受け，最終的には導出静脈へと流れ出る．肝腫瘍の増強効果は栄養血管の量や透過性が反映される．ダイナミック CT 同様，動脈相，門脈相，平衡相が存在し，経時的に撮像していくことで肝腫瘍や膵腫瘍の質的診断が可能となる．

### ■ Injector 使用の際の注意

MRI 造影剤量は 0.2mL/kg と CT の 1/10 程度と少ないため，造影剤を強制的に大循環まで押し込むために，MRI で用いる造影剤注入器（injector）は造影剤シリンジと連結しチューブ内に残った造影剤を洗い流す（flush）ための生理食塩水シリンジの双方が挿入できる二筒式（dual type）が多い．造影剤を高速で注入した場合に生理食塩水方向への逆流がないように注意を払うべきである（逆流防止弁の利用など）．また造影剤が規定量で注入されているか否かも確認することが重要である．

# 6. 肝特異性MR造影剤（Gd-EOB-DTPA造影MRIとSPIO造影MRI）

肝特異性MR造影剤を理解するためには，その取り込み経路にある肝組織の実質と間質とは何かを知る必要がある．

### 肝実質と間質（Liver parenchyma and stroma）

■肝実質：肝細胞と胆管細胞が肝実質であり，胆汁の産生と分泌などの機能を持っている．Gadolinium ethoxybenzyl diethylenetriamine pentaacetic acid（Gd-EOB-DTPA）は肝細胞に取り込まれるため，肝実質に分布するMR造影剤である．

■間質：肝実質を支える組織で門脈域の血管，結合組織（線維芽細胞，膠原線維，弾性線維，神経線維）が主となる．小葉内には血流を保つ類洞（Sinusoid）の内皮細胞，クッパー（Kupffer）細胞，傍類洞腔（Disse腔）の伊東細胞などが存在する．Superparamagnetic iron oxide（SPIO）はクッパー細胞に取り込まれるため，間質に関係するMR造影剤である．

### 肝特異性MRI造影剤（Liver-specific MRI contrast media）

肝臓MRIでは，Gd-DTPAのような非特異性造影剤以外にクッパー細胞機能（SPIO造影剤）や肝細胞機能（Gd-EOB-DTPA造影剤）によって造影効果が発揮される肝組織特異性造影剤が使用可能であり，腫瘍の描出における有用性が報告されている．近年，肝腫瘍診断には，その診断能の高さからGd-EOB-DTPA造影剤を用いる頻度が高く，SPIO造影剤を用いる頻度は減少した[34-39]．

### Gd-EOB-DTPA造影MRIの基本と実際

■ Gd-EOB-DTPA造影剤とはどのような造影剤か？

Gd-EOB-DTPAは，2008年1月より本邦で臨床応用が可能となった肝細胞特異性MR造影剤である．Gd-EOB-DTPA造影剤は経時的に細胞外液から肝細胞へと分布し，さらに胆道や腎臓から排泄されるという特質を持つ．肝機能低下や腎機能低下がない症例では，胆道排泄と腎臓排泄の比はおよそ1：1とされる．Gd-EOB-DTPAは両親媒性有機アニオンに分類され，ヒトの肝臓の場合，このGd-EOB-DTPAは輸送タンパク（トランスポーター）である有機アニオントランスポーター（organic anion transporting polypeptides 1B3：OATP1B3）を介し肝細胞へと取り込まれると報告されている[40]．一方，胆道系への排泄はmultidrug resistance-associated protein（MRP）がその輸送に関与している．Gd-EOB-DTPAの取り込みに関与するトランスポーターであるOATP1と排泄に関与するMRP2に関する研究は進行しているものの全てが解明されているわけではない[41, 42]．

Gd-EOB-DTPAは静脈注入後の早期相では細胞外液性造影剤として作用するため，Gd-DTPAと同様にダイナミック撮像により肝や

肝腫瘍の血流動態の把握が可能である．Gd-EOB-DTPA造影剤は，高いT1緩和能を有しており，T1強調画像での撮像が中心となる．ただし，Gd-EOB-DTPAのT1緩和能は細胞外液性MR造影剤であるGd-DTPAと比較しておよそ2倍あるが，投与するGdモル量が1/4のため，トータルとして約1/2のT1短縮効果しかない．また，体重あたりの用量も0.1mL/kgとGd-DTPAの半分しかないので，動脈相における大動脈の濃染時間が短く，ダイナミック撮像の特に動脈相の撮像法を最適化することが多血性肝細胞癌の動脈濃染を評価する上で重要である．

一方，Gd-EOB-DTPAは静注後，時間経過

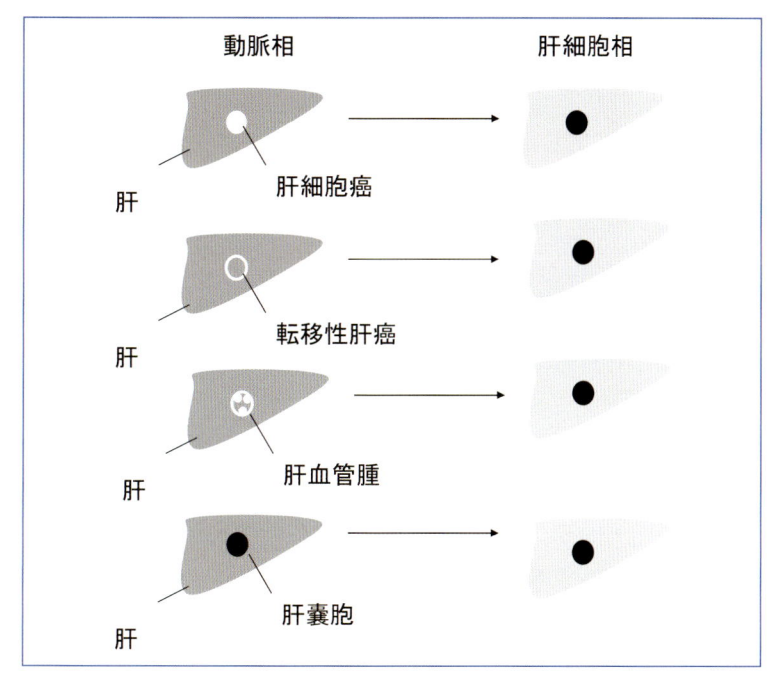

**図18 Gd-EOB-DTPA MRI の動脈相と肝細胞相の画像所見（肝腫瘍の鑑別；Differential diagnosis of liver tumors）**

図に示すように肝細胞癌，転移性肝癌，肝血管腫，肝嚢胞は全て肝細胞相で周辺肝よりT1強調画像で低信号（肝実質がT1強調画像で肝腫瘍に対して高信号）を示し，この相のみでは鑑別はできない．よって動脈相が肝腫瘍の鑑別に重要である．肝細胞癌は多血性であれば動脈相で濃染が見られ（T1強調画像では高信号），肝細胞相では周辺肝よりT1強調画像で低信号（肝実質がT1強調画像で肝細胞癌に対して高信号）を示すことが多い．Gd-EOB-DTPAのトランスポーター（肝細胞内にEOBを取り込むために働く）であるOATP1B3が肝細胞癌に過剰に発現している場合には，腫瘍は肝細胞相でT1強調画像高信号になることがある．また高分化型肝細胞癌の中で乏血性を示すものは，動脈相で腫瘍の染まりが見られない．転移性肝癌は腺癌系の転移（大腸癌など）であればリング状の染まりを動脈相で見ることが多い．原発巣が多血性腫瘍であれば，転移も多血性になることが多い．肝血管腫は典型的画像所見として，動脈相から門脈相，さらに後期相（Gd-EOB-DTPA造影MRIでは造影剤が肝実質と血管で平衡状態になるという概念がなく，CTの平衡相はGd-EOB-DTPA造影MRIの後期相に相当する）でfilling-inパターンを示す．ただし，動脈相や門脈相での染まりが乏しくリング状に見える血管腫では，肝転移と鑑別が困難になることがある．その場合にはT2強調画像やHASTE画像を参照しT2強調画像での高信号の度合いが強ければ血管腫を疑う．嚢胞は全く染まらない結節である．

とともに（おそらく投与1分後程度から）EOB基を利用し前述の有機アニオントランスポーター（OATP1B3）を介して肝細胞に取り込まれる[40-42]．Gd-EOB-DTPA造影MRIでは造影剤が肝実質と血管で平衡状態になるという概念がなく，ダイナミックCTやGd-DTPA造影MRIの平衡相はGd-EOB-DTPA造影MRIの後期相（late phase）に相当し，これは投与後3分程度を指す．肝細胞相（hepatobiliary phase）といわれる造影剤静注後約15〜20分の時相では肝実質がT1強調画像で高信号を示し，肝細胞機能がなく濃染されない肝腫瘍との間に十分な腫瘍/肝コントラストが得られる．このように肝細胞相での肝腫瘍検出能は非常に高い．

Gd-EOB-DTPA造影剤は肝細胞癌診断をはじめとした各種肝腫瘍のダイナミック撮像に用いられ，その質的診断に寄与する．図18に代表的な肝腫瘍のGd-EOB-DTPA造影パターンを示すが，肝細胞相では図に挙げる全ての肝腫瘍（すなわち肝細胞癌，転移性肝癌，肝血管腫，肝嚢胞）はOATP1B3を有さないため，Gd-EOB-DTPA造影剤の取り込み低下ないし欠損を示すが，一部の肝細胞癌は取り込みを示すことはある．すなわちOATP1B3が発現している場合には肝細胞相でT1強調画像で高信号になる場合がある．また，限局性結節性過形成（focal nodular hyperplasia : FNH）は肝細胞相でT1強調画像で高信号になる．このような例外を除けば，Gd-EOB-DTPA造影MRIの肝細胞相は腫瘍をT1強調画像で低信号として描出するため，この肝細胞相のみでは肝腫瘍の鑑別はできない．よって肝腫瘍の鑑別診断に動脈相，門脈相，後期相が重要となる．典型的な画像所見は図18に示す通りであるが，サイズの小さい肝血管腫は非典型的画像所見を示すことがあるため，時に転移性肝癌との鑑別が難しいことがある．その場合にはダイナミックCTの所見を参考にできるなら平衡相での遅延濃染を見ておくことが重要になる．また血管腫と肝細胞癌の鑑別では，動脈相での増強パターンとともにT2強調画像での信号強度も重要である（肝細胞癌のほうが血管腫よりもT2強調画像での高信

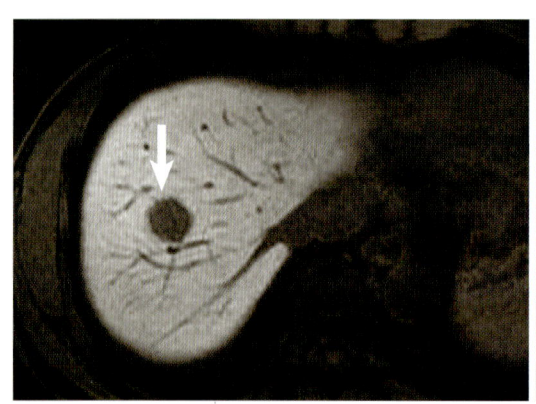

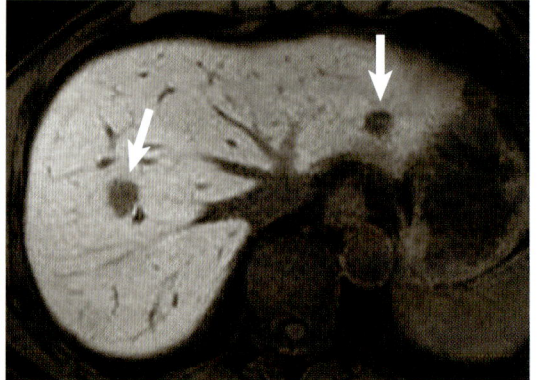

a．Gd-EOB-DTPA造影MRIの肝細胞相　　　b．Gd-EOB-DTPA造影MRIの肝細胞相

**図19　大腸癌からの転移性肝癌；Liver metastasis from colon cancer**

bは，aと異なる断面．多発する転移性肝癌が非常に高い腫瘍・肝コントラストで描出されている（矢印）．

号の程度が弱い場合が多い).

欧米からの報告で,慢性肝疾患のない肝実質に見られる転移性肝癌の検出にはGd-EOB-DTPA造影MRIの有用性が確立している(図19)[43, 44].

### ■ Gd-EOB-DTPA造影MRIの撮像法(Imaging method of Gd-EOB-DTPA enhanced MRI)

表8にGd-EOB-DTPA造影MRIの際に基本となるプロトコールを示し,図20に各シークエンスの撮像意義を示す.詳細はI部.5.腹部画像診断に必要なMRIの知識を参照(このセクションではGd-EOB-DTPA造影MRIに必要な撮像法に限定して述べる).

**(1) 造影前T1強調画像**(T1 weighted image at pre-enhancement)

T1強調画像としては,呼吸停止下でin-phaseとopposed-phaseのgradient echo(GRE)像を撮像する.これは脂肪腫,骨髄脂肪腫,血管筋脂肪腫,脂肪変性した高分化型肝細胞癌などの肝結節内の脂肪含有を評価でき,診断の補助となる.

**(2) 3D-T1強調画像**(3 dimensional T1 weighted image)(造影前)

造影前の3D-T1強調画像はGd-EOB-DTPA投与後の造影効果を見るために必須である.シークエンスの内容は造影後と同様になる.3D-T1強調画像は薄いスライス厚を高い信号雑音比(S/N比)で撮像可能な高速撮像法である.3D-T1強調画像としてはVIBE(Volumetric Interpolated Breath-hold Examination, Siemens社製),LAVA(Liver Acquisition with Volume Acquisition, GE社製),THRIVE(T1 High Resolution Isotropic Volume Examination, Philips社製)などがある[45, 46].

**(3) ダイナミック撮像**(Dynamic MRI)(動脈相,門脈相,後期相)

Gd-EOB-DTPAを用いたダイナミック撮像は多血性肝細胞癌などの肝腫瘍の診断に有用である.ダイナミック撮像には上述の3D-T1強調画像を用いる.息止め下に撮影可能で[47],脂肪抑制法により脂肪の信号を選択的に抑制しており,造影剤のコントラストを増強するとともに,脂肪組織からのアーチファクトが抑えられている.

2次元(2D),3次元(3D),4次元(4D)ダイナミック撮像について下記に述べておく.

- 2D法ダイナミックMRI
(2 dimensional dynamic MRI)

腹部MRIにおいては,長時間の撮像では呼吸によるアーチファクトは避けられないため,呼吸停止下の2Dマルチスライスの

**表8 Gd-EOB-DTPA造影MRIの撮像プロトコール**

- 造影前
  1) 2次元(2D)-T1強調画像(in-phase, opposed-phase)
  2) 3D-T1強調画像(造影前)
- 造影後
  3) ダイナミック撮像による動脈相,門脈相,後期相(造影開始後3分程度)
  4) T2強調画像
  5) Heavily T2強調画像(SSFSEやHASTEなど)
  6) 拡散強調画像
  7) 3D-T1強調画像の肝細胞相(造影開始後15～20分)

```
┌─────────────────────────────────────────────┐
│         EOB 造影 MRI における撮像法          │
│                                             │
│  ┌──────────────┐                           │
│  │ ルート確保/コイル固定                    │
│  │ 位置決め撮像など │                       │
│  └──────────────┘                           │
│  造影前                                     │
│  ┌──────────────┐ 肝結節内や肝実質の脂肪含有│
│  │ Double Echo  │ （in-phase と opposed-phase の信号差から判定）│
│  │ T1 強調画像  │                          │
│  └──────────────┘                           │
│  造影後                                     │
│  ┌──────────────┐ 肝結節の動脈血流評価・肝腫瘍鑑別診断│
│  │ Dynamic Study│                          │
│  └──────────────┘                           │
│  ┌──────────────┐ 肝結節の鑑別（T2 高信号度合いが強ければ血管腫や囊胞）│
│  │ T2 強調画像  │                          │
│  └──────────────┘                           │
│  ┌──────────────┐ 肝細胞癌治療後の再発検出や肝転移の描出│
│  │ 拡散強調画像 │                          │
│  └──────────────┘                           │
│  ┌──────────────┐ 肝結節の検出（重要）     │
│  │ 肝細胞相     │                          │
│  └──────────────┘                           │
└─────────────────────────────────────────────┘
```

**図 20　Gd-EOB-DTPA 造影 MRI における各シークエンスの撮像目的；**
**Purposes of the scan sequence on Gd-EOB-DTPA enhanced MRI**

gradient echo（GRE）法が用いられてきた．2D-GRE 法は SNR が高く，従来は多くのダイナミック MRI がこの撮像法で行われていた．TR を 150msec ほどの設定することによって，マルチスライス法を用いると 1 回の撮像で 15 ～ 20 枚程度のスライスを得ることが可能であるが，スライス厚が約 8.0mm 程度になり，撮像時間は 16 ～ 20 秒程度である．2D 法におけるダイナミック検査の撮像は，動脈相，門脈相，後期相で行うことが多い．

• 3D 法ダイナミック MRI
　（3 dimensional dynamic MRI）

高速の 3D spoiled gradient echo 法はもともと MR angiography に用いられてきた撮像法である．最新の MRI では強力な傾斜地場を用いて，TR を 5 msec 以下，TE を 2 msec 以下に設定することも可能である．TR を 5 msec 以下にすると縦磁化が十分回復できないため，S/N を保つためにフリップ角は 15°程度に小さくせざるを得なくなり，T1 強調画像としてはコントラストが低下するが，造影剤を用いる Gd-EOB-DTPA 造影 MRI などでは，十分高いコントラストを得ることができる．高速 3D spoiled gradient echo 法には，前述のように VIBE，LAVA，THRIVE などがある．

3D 撮像では高分解能の画像を得られ，特に z 軸方向の高分解能化（実効スライス厚 2 ～ 3mm 程度の薄いスライス厚）が可能である．また最近では MRI 装置の脂肪抑制法の改善，TE の短縮，コイルの改良などにより 3D 撮像の信号雑音比（SNR）は大幅に改善されており，高性能の MRI 装置では，3D 法がよく用いられる．

• 多動脈相ダイナミック撮像
　（4D ダイナミック撮像）

画像の空間分解能を若干犠牲にすることで時間分解能を上げ（4 ～ 7 秒スキャン），動脈

相を3～7相撮像する試みがなされている[48]. この方法は，3D撮像法にkeyhole技術やparallel imaging技術（Philips社製MRIでは4D THRIVEという）を併用することで超高速撮像を可能にしている．この方法を用いた3D画像によるダイナミック撮像は，3D画像に時間軸の分解能が加わったという意味で4D撮像ともいわれる．ただし現在のところでは画質がやや低下するという欠点もあり，臨床的にはあまり使用されていないようである．

### (4) T2強調画像 (T2 weighted image)

T2強調画像は造影前に撮像するT1強調画像（in-phaseとopposed-phase）と同様にMRI撮像シークエンスの基本をなすものである．多くの病変はT2強調画像で高信号を示すものの，その信号強度の強弱は各腫瘍の特徴を示すため，鑑別に有用である．具体的には肝血管腫や囊胞はT2強調画像で高信号の度合いが強く，肝細胞癌はT2強調画像で高信号の度合いがさほど強くない．T2強調画像には呼吸停止撮像や呼吸同期撮像がある．時間に余裕があれば呼吸同期撮像が推奨されるが，parallel imaging技術の進歩により呼吸停止下でも良好なT2強調画像が得られるようになっている．T2強調画像に脂肪抑制を付加する場合としない場合があるが，脂肪抑制をしたほうが腹壁の脂肪からのアーチファクトが低下する，脂肪肝での腫瘍肝コントラストを上げるなどのメリットがある．ただし腫瘍が脂肪を含んでいる場合には腫瘍肝コントラストを下げることもある．

### (5) Heavily T2強調画像 (SSFSE, HASTEなど)

この撮像はT2強調画像の要素を持ちながら，短時間（非常に短い息止め）で撮像でき，主としてMRCPに利用されている撮像法である．Magnetization transfer contrast (MTC)効果で肝実質がT2強調画像と比べると黒くなるが，胆管やT2値の長い病変を強調するのに役立つ．

Gd-EOB-DTPAはT1値短縮効果ほどではないが，T2値短縮（T2*短縮）効果も有している．Gd-EOB-DTPA投与後，肝実質や胆汁中に造影剤が移行し，そのT2*短縮効果の影響でT2強調画像における肝実質の信号低下が起こるが，これは腫瘍・肝コントラストを上昇させるため，造影後の撮像は問題ないとされている．ただしMRCPなどに用いるheavily T2強調画像は，造影前もしくは投与後1.5分以内に撮像する必要がある．それ以降になると，胆汁中に造影剤が移行し胆汁のT2値が短縮し，胆管の信号低下のためMRCPの画質低下につながる（図21）[49].

### (6) 拡散強調画像 (Diffusion weighted image : DWI)

拡散強調画像では，基本的に多血性肝細胞癌は高信号として描出されるが，肝細胞癌の分化度によりその信号強度はさまざまである．我々の施設ではGd-EOB-DTPA造影MRIのプロトコールとして拡散強調画像をルーチンで撮像しているが，特に肝細胞癌治療後の再発チェックに拡散強調画像は有効であると考えている．たとえばRFA治療後の肝実質は治療によるデバイス挿入や複数回のRFAにより一部肝障害が生じ，Gd-EOB-DTPAでの肝実質の造影効果が不均一になるが，それによってわかりにくくなった再発病変の検出（高信号として描出される）に拡散強調画像が有効と考えている．また大腸癌の肝転移については，拡散強調画像の描出能は高く，T1強調画像やT2強調画像とともに読影することの価値は高いとされている[32].

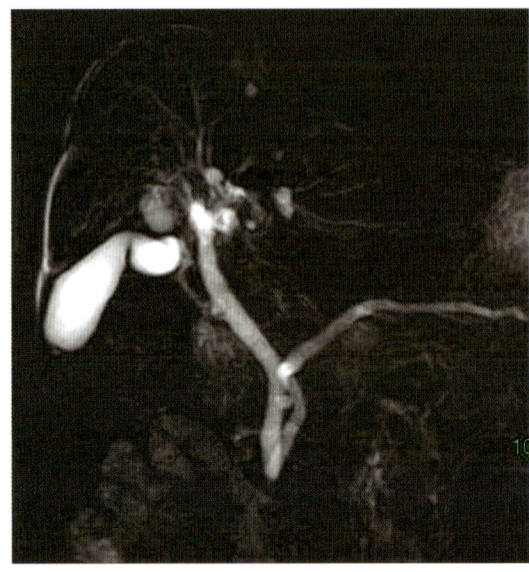

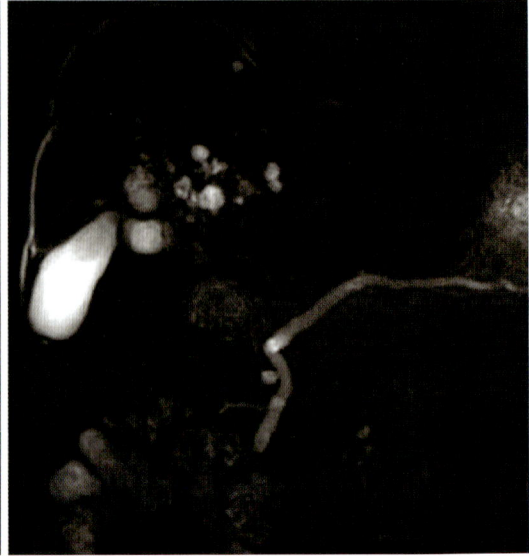

a. 造影前のMRCP　　　　b. Gd-EOB-DTPA 投与後25分後のMRCP

**図21　Gd-EOB-DTPA における MRCP の撮像タイミングについて；Scan timing of MRCP after Gd-EOB-DTPA injection**

SSFSE による MRCP 像である．造影前には肝内胆管から総胆管の描出が見られるが，Gd-EOB-DTPA 造影後は胆管内に排泄された Gd-EOB-DTPA が T2 短縮効果を示し，肝内胆管から総胆管の信号が消えている．一方，主膵管は造影前，造影後とも描出されている（Gd-EOB-DTPA は胆管から十二指腸へ排出されるため主膵管の信号には影響は与えない）．

### （7）3D-T1 強調画像（肝細胞相）

　肝細胞性病変の特徴的な造影効果は，Gd-EOB-DTPA 投与後 10 〜 20 分間，安定して持続する（造影効果は漸増している）とされている[43,50]．現在，MRI の検査のスループットも考慮して，肝細胞造影相の撮像タイミングは造影剤投与後 20 分が推奨されている．しかし，肝硬変など肝機能が低下している症例では，肝細胞への造影剤取り込みが悪くなる[51]．

　肝細胞相において良好な腫瘍肝コントラストを得たり，肝細胞相で造影剤を取り込む腫瘍と取り込まない腫瘍の鑑別診断を行うことは重要である．肝細胞機能を有する肝実質は濃染される（T1 強調画像で高信号になる；造影剤を取り込む）のに対して，肝細胞機能を有さない腫瘍は T1 強調画像で低信号（造影剤を取り込まない）を示すため腫瘍/肝コントラストがつき，描出能が向上する[43,52]．肝細胞相では 3D-T1 強調画像で横断像を得た上で，冠状断像や矢状断像などの任意の断面を再構成することが多い（通常は横断像と冠状断の肝細胞相画像を得ることが多い）．これは，頭尾方向の腫瘍計測に冠状断像は有用であること，肝ドーム下などの病変は横断像よりも冠状断像の方が見つけやすいこと，頭尾方向に走行する総胆管など胆管系の描出に有利であることなどの理由による．

### ■ Gd-EOB-DTPA 造影 MRI の撮像タイミング (Scan timing of Gd-EOB-DTPA enhanced MRI)

●K-space のデータ充填方法：K-space のデー

タ充填の方法として，信号強度やコントラストに影響する低周波成分から順次行うことをcentric view orderingといい，短い時間の間に低周波成分を充填することができる．一方，ある周波成分から直線的に充填を行う方法をsequential orderingという．

目標とする病変への造影剤の到達時間を正確に予知できるのであれば，造影剤の信号強度をしっかりと反映するためにcentric-centric充填法を使用するのがよいが，病変への造影剤の到達時間が正確に予測できない場合には，imaging windowの狭い（撮像の最適な時間の幅に制約がある）centric view orderingは失敗のリスクが高くなる．この場合はsequential orderingを含めるほうが病変の最適な撮像タイミングを逃すリスクが低く安全である．

## ■造影剤注入法と撮影のTriggeringならびにDelay time（Triggering and delay time on the injection method of contrast media）

### ●造影剤注入

Gd-EOB-DTPA造影剤は投与量が少なく（体重1kgあたりGd-EOB-DTPAは0.1mL，つまり60kgの患者はGd-EOB-DTPA投与量は6mLになる），適切なタイミングで動脈相を撮像することは時に難しい．Gd-DTPAはGd-EOB-DTPAよりも長い時間，濃染のピークを示す（プラトーになる）が，Gd-EOB-DTPAは一時的にピークを示すにすぎない（図22）．つまり大動脈をGd-EOB-DTPAが高濃度で通過する時間は短いことになる[48]．これはGd-EOB-DTPA造影剤の投与量がGd-DTPAの半分であることに起因する（体重1kgあたりGd-DTPAでは0.2mL，つまり60kgの患者はGd-DTPA投与量は12mLになる）．よって最適な増強効果を得るためにGd-EOB-DTPA造影剤の投与速度を遅くする（1mL/sec），動脈相の撮影時間を短くする，造影剤を薄めて造影剤量を多くするといった方法が考えられている[53]．

ブタの肝臓での検討ではGd-EOB-DTPA造影剤を2mL/secで注入するよりも1mL/secで注入するほうが動脈の造影に効果的であるとの報告がある[54]．これをヒトで検討すると造影剤を1mL/secで注入してボーラストラッキングでタイミングを合わせて動脈相を撮影したほうが，2mL/secで注入し動脈相を固定時間でするよりも良好な増強効果を得られる[55]．ほかにも造影剤を1mL/secで注入して撮像するほうが造影剤を希釈して投与速度3mL/secで注入する，あるいは希釈せず投与速度3mL/secで注入するよりも良好な増強効果を得られるという報告がある[56]．しかし多血性HCCを動脈相で検討した研究では2mL/secで注入するのと1mL/secで注入するのは同等の増強効果であるという報告もある[57]．このようにGd-EOB-DTPA造影剤の投与速度は最適な動脈相を得るために検討されてきたが，造影剤を1mL/secから2mL/secで投与するのが妥当と考えられる．

Gd-EOB-DTPA造影剤は0.025～0.06mmol/kgの濃度で撮像する範囲内では門脈相や肝細胞相での増強効果は変わらない[58]．

### ●撮影のTriggeringならびにDelay time

K-spaceのデータ充填方法の項で述べたように，画像のコントラストを支配するのは低周波成分であり，全肝の造影ダイナミックスタディでは，k-spaceの低周波成分のデータ収集時に病変の造影剤による染まりのタイミングを合わせる工夫が必要である．動脈相のタイミング決定のために，一定のdelay timeを

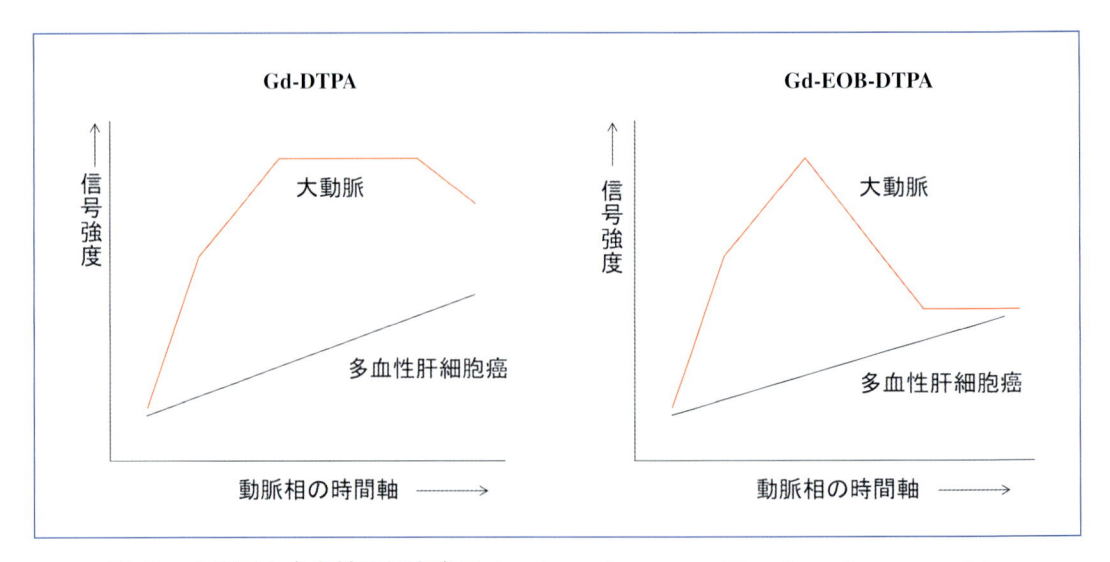

**図 22　大動脈と多血性肝細胞癌の time intensity curve；Time intensity curve of the aorta and hypervascular hepatocellular carcinoma**

Gd-DTPA では大動脈は比較的長い時間ピークを示す（プラトーになる）が，Gd-EOB-DTPA は一時的にピークを示すにすぎない．つまり大動脈を Gd-EOB-DTPA が高濃度で通過する時間は短いことになる．これは造影剤の投与量が Gd-DTPA の半分であることに起因する．造影剤の投与速度を遅くする（2mL/sec から 1mL/sec へ），動脈相の撮影時間を短くする，造影剤を薄めて造影剤量を多くするといった方法が最適な増強効果を得るために考えられている．

用いる時間固定法と，少量の造影剤を注入して到達時間を確かめるテストインジェクション（test injection）法と，MRI 装置で造影剤の到達を感知して動脈相をスタートさせるボーラストラッキング（bolus tracking）法がある．それらを詳しく述べると，時間固定法は文字通り，撮像時間を造影剤注入開始から固定している方法であり，たとえば動脈相を造影剤注入開始後 20 秒や 25 秒などとする方法であるが，心機能の悪い患者などでは大動脈に造影剤が到達する時間が極端に遅くなることがあり，肝細胞癌に最適な動脈相のタイミングを外す可能性がある．つまり循環動態には個人差があり至適時間は異なるが，Gd-EOB-DTPA のように造影剤量が少ない場合には，比較的造影剤量が多いダイナミック CT や Gd-DTPA を用いた MRI のように造影ピークを維持できる時間が長くはないため，至適時間が短く，動脈相の至適タイミングを外して臨床的に問題が生じることがある（図 22）．ただし Gd-EOB-DTPA は Gd-DTPA に比べて大動脈の濃染持続時間が短いものの，Gd-EOB-DTPA 造影 MRI における多血性肝細胞癌の濃染持続時間は Gd-DTPA 造影 MRI と比べて有意に短縮してはいないことがわかっている[48]．

テストインジェクション法は腹部大動脈の画像を連続的に撮影しながら，少量の造影剤注入を行い，大動脈への造影剤到達時間を計測して，本スキャンに利用する方法である．テストボーラスによる方法は少量でも，本造影に先立って肝細胞への集積や胆道系への排泄を生ずる欠点がある．

ボーラストラッキング（bolus tracking）法は，大動脈に tracking volume（信号を検知す

る部位）を設定し，この部位の信号が造影剤の到着とともに基線の振れの標準偏差の何倍かの上昇を遂げた時に本撮影の trigger とする方法であり，テスト造影剤を必要とせず，心機能が低下している患者でも最適な動脈相を撮像することができるため，可能であればこの方法を用いるべきである．我々の検討から，Gd-EOB-DTPA 造影剤を 2mL/sec で注入（生食による後押しも 2mL/sec で注入）する場合，造影剤が大動脈到達（fluoro trigger で視覚的に確認）から 14 秒後（これは造影剤注入から約 30 秒後）に k-space の中心（低周波成分）を撮像すると最適な多血性肝細胞癌の早期濃染がとらえられることがわかった[48]．

### ■ Gd-EOB-DTPA 造影 MRI による肝細胞癌（Hepatocellular carcinoma : HCC）の画像診断（Gd-EOB-DTPA MR Imaging of HCC）

この項では，Gd-EOB-DTPA 造影 MRI における肝細胞癌診断において重要な事項を述べる．これらの知識は肝細胞癌の診断，治療にとって欠かすことができない．

● 早期肝細胞癌から進行型肝細胞癌の病理組織学的背景

1985 年に中島らは 2cm 以下の肝細胞癌は境界明瞭と不明瞭に分かれるとした[59]．

早期肝細胞癌は細胞異型の少ない癌細胞からなり非癌肝組織との境界が肉眼的，組織学的に不明瞭である．高分化型の癌細胞結節内に低分化型の癌細胞の結節が生じ，その増大に伴い高分化型を圧迫し萎縮・脱落させ被膜を形成し，中・低分化癌細胞の境界明瞭な結節へと進展する．境界病変（borderline lesion）の鑑別，すなわち異型結節（dysplastic nodule : DN）と早期肝細胞癌の鑑別は，組織学的連続性・不均一性，さらには検体量の問題があり生検診断では困難なことも多い．しかし，遺伝子的診断が進化し heat-shock protein（HSP）70 が早期肝細胞癌と DN を区別する感度の高いマーカーとなる可能性が報告されている[60]．今後は遺伝子学的検討，そして従来の組織学的検討に最新の画像診断を組み合わせた研究の推進が重要であることは間違いない．また，中村らによると[61]，DN 内の門脈域周囲に HIF-1a 発現，VEGF とその受容体（Flk-1）の発現，類洞の毛細血管化（sinusoidal capillarization），unpaired artery の増加が DN から悪性化する際に重要であることが示されている．さらに日本の病理学者の長年の努力により，早期（高分化型が多い）肝細胞癌と前癌病変との鑑別で重要な病理所見は「間質浸潤（stromal invasion）」であるとのコンセンサスが国際的にも得られた[62]．

> **POINT**
>
> **動脈相のタイミングは診断に重要である．その最適な時相をとらえるために下記の方法があるが，ボーラストラッキング法が推奨される．**
>
> - ボーラストラッキング（bolus tracking）法：造影剤の流入を経時的に観察し，至適信号強度になった時点を trigger point として，その後適切なタイミングでスキャンを開始する方法．
> - テストインジェクション（test injection）法：少量の造影剤を用いて delay time を決定する．次に残りの造影剤と決定した delay time を用いてスキャンする方法．
> - 固定法：撮像開始時間を造影剤注入開始から固定している方法．

■ 早期肝細胞癌の定義と画像診断（Definition of early hepatocellular carcinoma）

早期肝細胞癌（early HCC）の定義は1995年にInternational Working Party（IWP）で決まった．肝細胞性腫瘍はregenerative nodule（RN），low grade dysplastic nodule（L-DN），high grade dysplastic nodule（H-DN），HCC（2cm以下はsmall HCCと定義）に分類できる．

International Conference on Gastroenterology, Hepatology and Nutrition（ICGHN）での早期肝細胞癌に関する討論結果はHepatologyに報告され[62]，ここでEarly HCCを定義しているが，特にstromal invasion[63]がEarly HCCの診断に重要であると記載している．Early HCCは画像的には乏血性肝細胞癌と認識されることが多く，nodule in noduleのタイプのHCCはearly HCCに含める．

非造影CTやT1WI（in-phase, opposed-phase）で脂肪変性を証明するか，CTAPで門脈血流が軽度低下していることを示すか，Gd-EOB-DTPA造影MRIの動脈相で乏血性，肝細胞相で低信号を示すか，などがearly HCCの重要な画像所見である．

■ Gd-EOB-DTPA造影MRIを用いた肝細胞癌診断のポイント

(1) 肝細胞癌の多段階発癌とGd-EOB-DTPA造影MRI所見（Multistep hepatocarcinogenesis on Gd-EOB-DTPA enhanced MRI）

Gd-EOB-DTPA造影MRIを用いた肝細胞癌の診断の際に大切な所見をを3つ挙げるとすれば，動脈相における血流の評価（多血性，乏血性），肝細胞相における造影剤取り込み（低信号，高信号）の有無の評価および腫瘍径となる．金沢大学より報告されている肝結節の境界病変（肝細胞癌との境界病変を指し，DNなどが含まれる）におけるCTHAやCTAPを用いた血流評価[64-67]は，Gd-EOB-DTPA造影MRIの動脈相，門脈相を読影する上で常に頭に入れておかなければならない重要な知識である．肝結節の動脈血流は再生結節と比較するとlow grade DN, high grade DNになるにつれ低下し，さらに高分化型肝細胞癌，中低分化型肝細胞癌へと脱分化していくにつれ異常な動脈血流の増加（unpaired arteryの増加）により増加して，結節は多血化していく．これは，Gd-EOB-DTPA造影MRIの動脈相で結節の濃染として評価できる．一方，肝結節の門脈血流は再生結節から，low grade DN, high grade DN，さらに高分化型肝細胞癌，中低分化型肝細胞癌へと段階的に低下していく[65]．この事実は，慢性肝障害患者における肝結節の血流動態評価をする上で欠かすことができない知識であり，The international consensus group for hepatocellular neoplasiaの報告としてHepatologyにも採用されている[62]．Gd-EOB-DTPA造影MRIの肝細胞相では，肝細胞癌はCTAP, CTHAと同時期，もしくはそれより早く低信号となる．

(2) Gd-EOB-DTPA造影MRIの肝細胞相による造影剤取り込み評価と腫瘍径（Uptake evaluation of contrast media and tumor size on Gd-EOB-DTPA enhanced MRI）

Gd-EOB-DTPA造影MRIを施行すると多血性肝細胞癌の検出のみならず乏血性肝細胞癌（早期肝細胞癌を含む）の検出に有用である．ほとんどの早期肝細胞癌はGd-EOB-DTPA造影MRIの肝細胞相で低信号を示すとされている[37, 38]．しかし肝細胞相で低信号のみを示す乏血性の結節の場合，その中にDNが含まれないかどうか多くの切除標本での検討が必要である．

このようにGd-EOB-DTPA造影MRIの肝細胞相でのみ検出される（取り込み低下を示す）結節の扱いは現時点では定まっていないが，肝結節のnatural historyを考えた場合，肝結節のサイズが1つの目安になると考えられる．Sakamotoらによる肝結節のnatural historyを検討した報告[68]では，進行型肝細胞癌，早期肝細胞癌，DNの順に早く増大していく傾向があり，腫瘍径のサイズが1.5cmを超えている肝細胞性結節は病理学的に肝細胞癌である可能性が高いことが示されている．したがって腫瘍径1.5cmは1つの目安になる．乏血性腫瘍で，肝細胞相において低信号を示す1.5cm以上の腫瘍径があれば肝生検を施行せずに治療をするという選択肢も考えられるが[69]，現時点ではまだ十分なエビデンスがあるとはいえないため，可能なかぎり生検を行う必要がある．一方，肝細胞相において淡い低信号を示す1.5cm未満の腫瘍径である肝結節がDNである可能性が残っている．そのため，厳重な経過観察あるいは肝生検が必要であろう．ただし1.5cm未満の腫瘍径であっても肝細胞相において明瞭な低信号を示す場合には肝細胞癌の可能性があり，増大速度を加味した治療方針決定が必要となる．また経過観察中に増大が明らかでなくても多血化が出現した場合（多血性肝細胞癌と診断された場合），治療対象となる（図23）．

American Association for the Study of Liver Diseases（AASLD）ガイドライン[70]は硬変肝に生じる肝細胞癌の診断において重要な提言をしている．肝細胞癌は腫瘍径により進行性の病変と早期の病変の2つに大別できるが，このガイドラインでは，径が1cm以上の肝結節において，動脈相での早期濃染と門脈・平衡相でのwashoutが2つのダイナミック画像で認められれば，肝細胞癌と診断される．一方，径が1cm未満の肝結節では3か月間隔で超音波検査を繰り返し，サイズが変わらなければそのまま経過観察を続け，大きくなってきたら精査を追加するとしている（増大していく肝結節を見た場合，肝細胞癌の可能性を強く疑う必要がある）．

### (3) 乏血性小結節のマネージメント（Management of hypovascular hepatic nodule）

肝細胞癌のハイリスクグループにおいて，Gd-EOB-DTPA造影MRIが行われることが多くなり，肝細胞相のみで淡い低信号に描出される小結節を認めることがある．そのような結節に対する臨床的な対応は難しい場合がある．現時点では肝生検が必要とされることも多く，今後肝切除症例での病理診断との対比が望まれるが，臨床的にはどの段階で肝生検を行うか，あるいは肝細胞癌治療を開始するかを示すことが重要であろう．この点に関しては径が1.5cm以上や[71]，容積倍加時間が500日程度を境に，乏血性結節が経過観察中に多血化するケースが多いことが報告されており，このような乏血性の小結節の症例に対しては，Gd-EOB-DTPA造影MRIによる経過観察による増大率を評価することが有用である．

### ■肝細胞癌の画像診断のアルゴリズム（Imaging algorithm of hepatocellular carcinoma）

本邦では肝細胞癌の高リスク群患者において，超音波のスクリーニングがなされる．その結果発見された肝結節に対しダイナミックCTを行い，多血性肝細胞癌と診断された場合にはステージ，肝障害度に応じて治療法が選択される．乏血性腫瘍あるいは濃染像は認めるが，平衡相におけるwashoutが明瞭でな

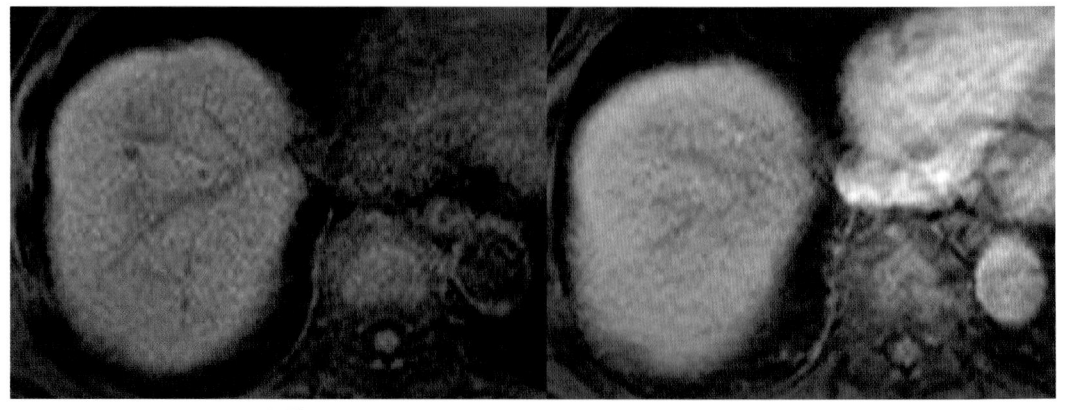

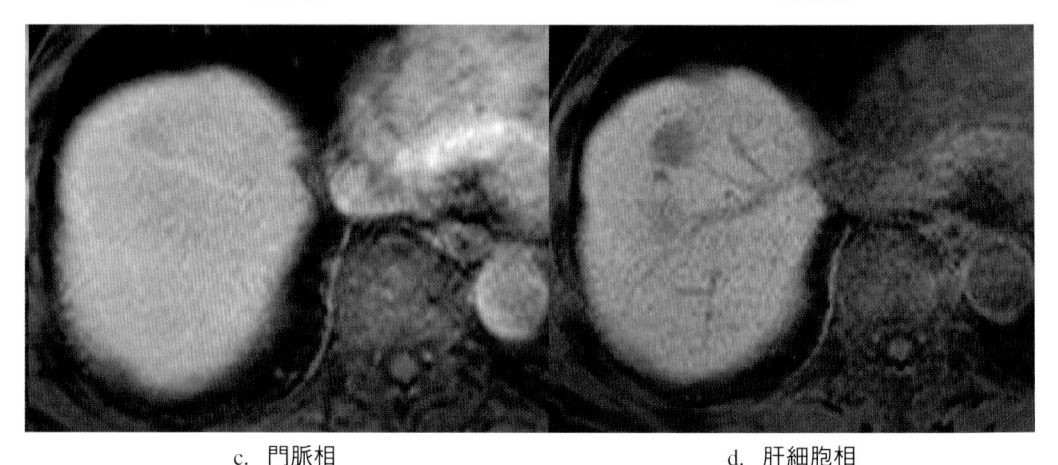

| a. 造影前 | b. 動脈相 |
| c. 門脈相 | d. 肝細胞相 |

**図23 慢性肝障害患者のGd-EOB-DTPA（EOB）造影MRIにおける低信号結節の転帰（多血化症例）；Outcome of hypointense nodule at the hepatobiliary phase**

e～h（次頁）はa～dの10か月後に撮像されている．結節は10か月でわずかに増大を示し，動脈相での濃染（多血化；fの矢印）が出現している．この時点で治療対象となる多血性肝細胞癌と診断できる．

い時，すなわち多血性肝細胞癌と診断が確実にできない場合には，積極的にGd-EOB-DTPA造影MRIを施行するべきである．Gd-EOB-DTPA造影MRIの肝細胞相で取り込み低下がみられると，肝細胞癌の可能性が高くなる．またSonazoid造影超音波が施行されることもあり，これは動脈相での血流評価とpost-vascular phaseでのクッパー細胞機能の両面からの検索ができ診断に有用である．

Sonazoid造影超音波では多血性が明らかに証明されない場合でも，post-vascular phase（Kupffer phase）で肝結節がdefect像を示した場合には肝細胞癌として治療対象と考えられることがあり，肝生検は必須ではない．SPIO造影剤とGd-EOB-DTPA造影剤の使いわけであるが，一般的にはSPIO造影剤は血流評価ができないため使用頻度が減っている．一方，Gd-EOB-DTPA造影剤は造影早期

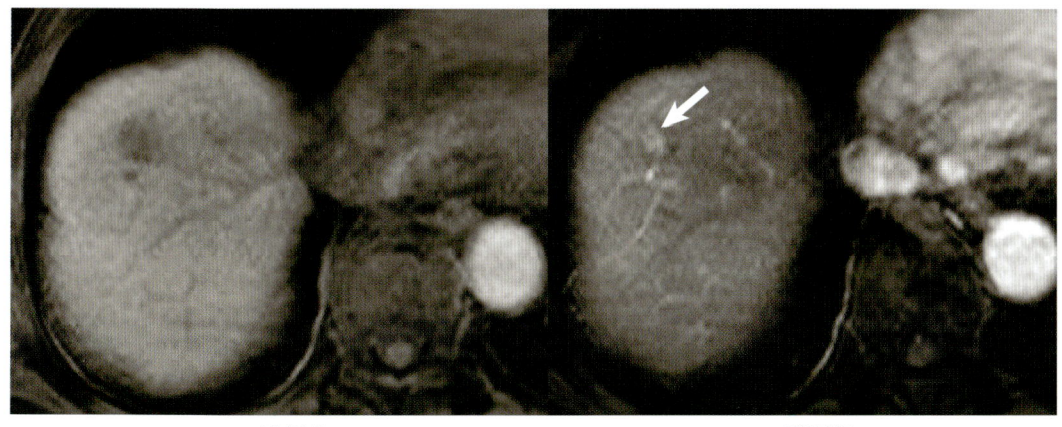

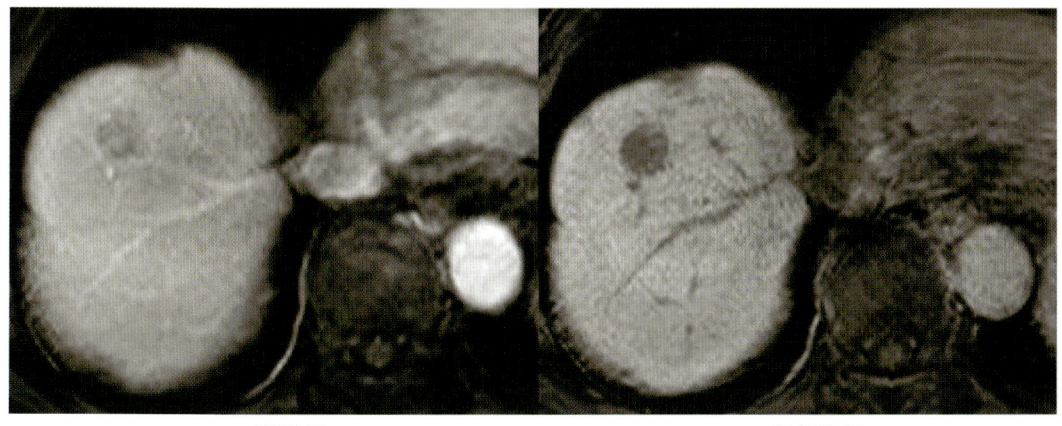

e. 造影前　　　　　　　　　　f. 動脈相

g. 門脈相　　　　　　　　　　h. 肝細胞相

**図23** 続き

は細胞外液性造影剤として働くため血流動態評価にも優れており（ダイナミックCTと同等以上の動脈濃染を得られる），現在では多くの施設で肝細胞癌診断のスタンダードとなっている[72]．

## ■ Gd-EOB-DTPA造影MRIにおけるPitfall

　Gd-EOB-DTPA造影MRIの肝細胞相で造影剤を周囲肝よりも強く取り込む腫瘍がある．肝細胞癌のリスクがある場合，OATP1B3の発現した肝細胞癌である場合がある．腫瘍に胆汁産生機能がある場合が多く，切除切片では切除された割面が胆汁のために緑に見え

る場合があり，これがいわゆるgreen hepatomaである（図24）．また，もし肝細胞癌のリスクがない，あるいは正常肝に生じたGd-EOB-DTPA取り込み亢進結節を見た場合，限局性結節性過形成（FNH）も考慮しなければならない．

　Gd-EOB-DTPA造影MRIの肝細胞相において肝結節の信号強度を見る前に，まず背景肝の信号を評価しておくことが大切である．Gd-EOB-DTPA造影MRIは肝細胞相における腫瘍/肝コントラストが高いとされるが，これはあくまで肝機能がある程度保たれている場合であり，肝障害が進むと，投与後20

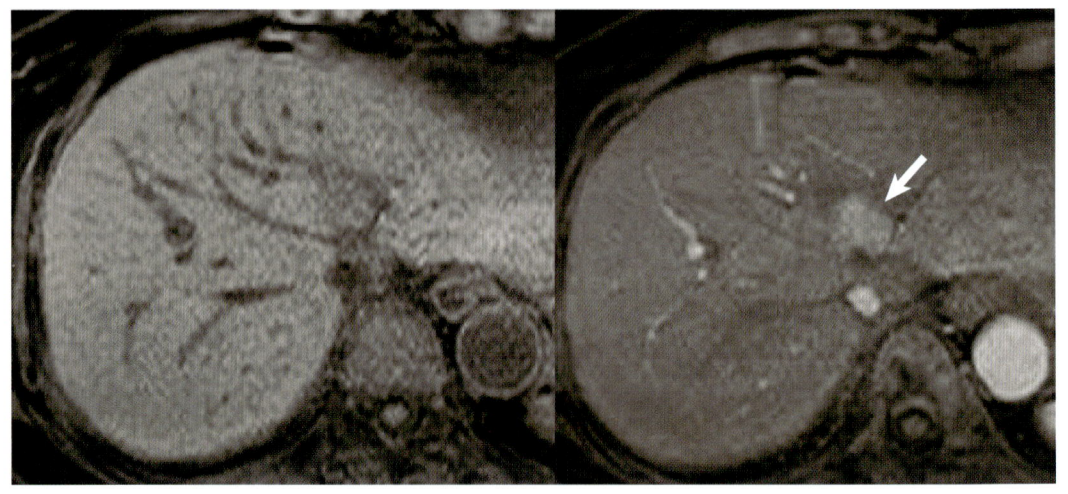

a. 造影前 T1 強調画像　　　　　　　　b. 動脈相

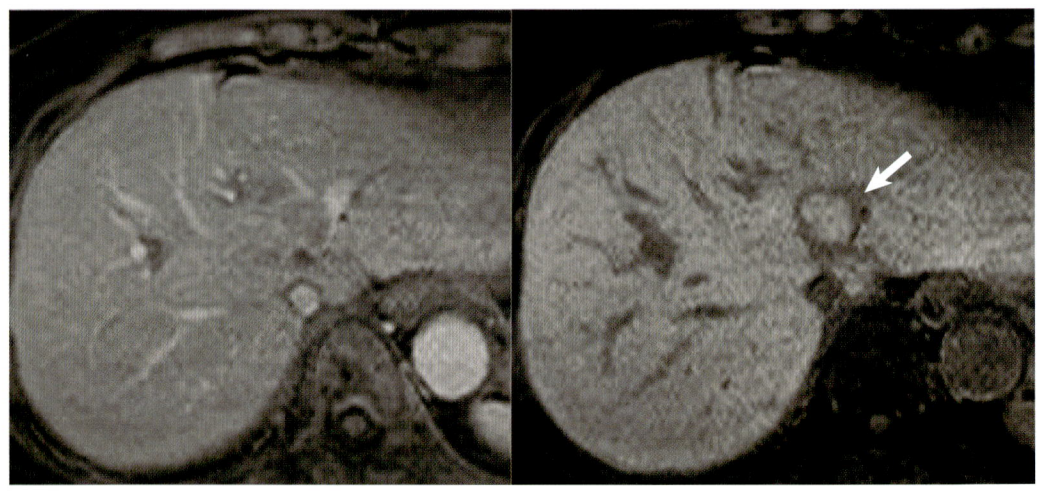

c. 後期相　　　　　　　　　　　　　d. 肝細胞相

**図 24　胆汁排泄能を持ち緑色を呈する肝細胞癌；Green hepatoma**

肝 S2/4 の腫瘤は Gd-EOB-DTPA 造影 MRI の動脈相で濃染し（b の矢印），後期相では washout しているが，肝細胞相では Gd-EOB-DTPA の取り込みが亢進して，高信号となっている（d の矢印）．CT の平衡相では washout が見られる（h の矢印）．

分以上たっても肝の信号上昇は得られにくく，肝結節の検出能が低下する．肝実質の濃染程度は総ビリルビン値（total bilirubin）やインドシアニングリーン（indocyanine green：ICG）の値と相関する[73]．ビリルビンが高値を示す場合，Gd-EOB-DTPA 造影 MRI で肝細胞相の造影効果が悪くなり，肝細胞癌の検出に影響を与えることがある．

■ **Gd-EOB-DTPA 造影 MRI のアーチファクト（Image artifact of Gd-EOB-DTPA enhanced MRI）**

Gd-EOB-DTPA 造影後のダイナミック MRI

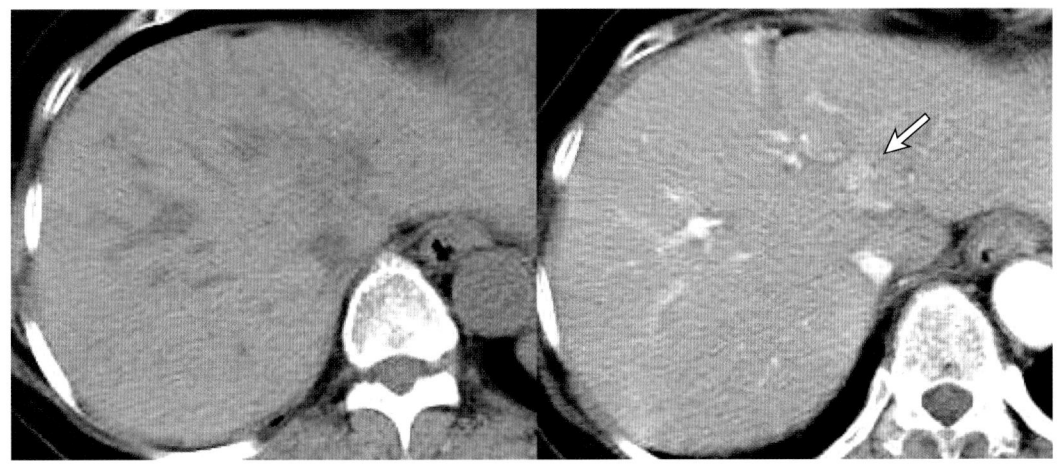

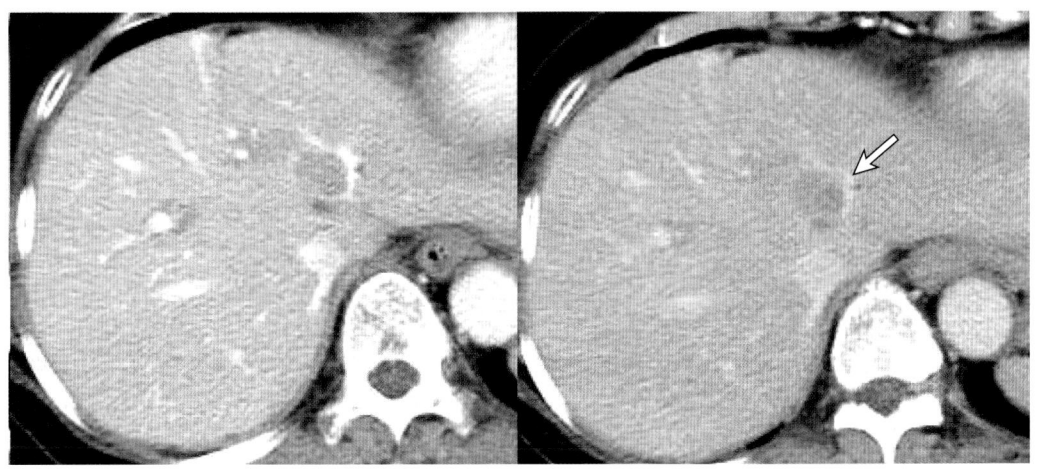

e. 造影前 CT　　　　　　　　　　f. 動脈相 CT

g. 門脈相 CT　　　　　　　　　　h. 平衡相 CT

**図 24** 続き

では，特に動脈相で truncation artifact, marginal high intensity, blurring, モーションアーチファクト（motion artifact）などのアーチファクトが生じる可能性がある．

　Truncation artifact は Gd-EOB-DTPA では動脈相における大動脈の濃染時間が短いために，k-space のデータを収集中に大きく信号が変化することにより生じる．このアーチファクトを低下させるために，大動脈の信号変化が少ない間，つまり短い時間で撮像する

か，位相方向の空間分解能を上げることが有効である．THRIVE（Philips 社），LAVA（GE 社）や VIBE（Siemens 社）は MRI における 3D-T1 強調系の高速撮像法であり，その空間分解能を上げても十分短い時間での撮像が可能となる．短い時間の撮像は，患者の呼吸停止（モーションアーチファクトの抑制）にも有利である．

　Marginal high intensity や blurring は，前述の k-space のデータ収集を最も signal-to-noise ratio（S/N比）の高いk-spaceの中心データから順番に収集していくcentric ordering撮像法でよく見られるアーチファクトである。Centric orderingでは，IRパルス印加後，脂肪の信号がnull pointを通過するあたりからk-spaceの中心よりのデータを収集していくために，k-spaceの辺縁の高周波成分のデータ収集が最後のほうになってしまう。その頃には，IRパルスで倒した脂肪信号がかなり回復している。高周波成分は辺縁のシャープさを強調する信号であるため，肝臓などの辺縁部分の信号が高くなり，これをmarginal high intensityと呼ぶ。またcentric orderingでは，spinに励起パルスをかけてまもなくk-space中心のデータ収集が始まるため，spinのsteady stateがまだ安定しておらず，blurringといわれる画像のブレが起こることがある。

モーションアーチファクトは体動により，異なった周波数エンコードを受けてしまったために起こるmisregistrationであり，truncation artifact，marginal high intensityやblurringを増幅する可能性もある。THRIVEやLAVAなどの高速撮像法で用いられているsequential orderingではtruncation artifact，marginal high intensityやblurringなどのアーチファクトは比較的軽度とされており，また前述のように呼吸停止容易な短時間撮像が可能なためモーションアーチファクトも少なく，THRIVEやLAVA，VIBEはGd-EOB-DTPA造影MRIに有効な撮像法といえる。

## Superparamagnetic iron oxide (SPIO) 造影 MRI（SPIO-enhanced MRI）

超常磁性酸化鉄（superparamagnetic iron oxide：SPIO）製剤には点滴静注用Feridex®とone shot静脈注射用Resovist®があるが，後者のone shot静脈注射用の製剤を用いることがほとんどである。ただし，本邦ではGd-EOB-DTPA造影剤の出現以降，Resovist®であっても使用される機会は減少している。

SPIO造影MRIは肝臓のクッパー細胞の分布，機能を画像化し，T2/T2*短縮効果を主体とする造影剤であり，2D撮像のT2およびlong TE（TEを長く設定）のT2*強調画像を基本撮像法としている。クッパー細胞を持たない（網内系細胞を持たない）腫瘍ではSPIOの取り込みがないため信号低下が見られず，腫瘍/肝コントラストが上昇し，腫瘍

> **CLIP**
>
> ### SPIO製剤（肝特異性造影剤：リゾビスト Resovist®）
>
> この造影剤はクッパー細胞に取り込まれ，クッパー細胞が存在する肝実質ではT2（T2*）短縮効果を示す。一方，クッパー細胞を有さない正常構造および肝病変はSPIO造影剤が取り込まれないためT2（T2*）短縮効果を示さず，肝実質に対して相対的に高信号になる。禁忌と適応疾患は下記に示す通りである。
>
> | 【禁　忌】 | 【適応疾患】 |
> | --- | --- |
> | ヘモクロマトーシス | 肝転移 |
> | 出血している患者 | 肝細胞癌 |
> | 過去にアレルギー | |
>
> 腎機能低下患者における造影CTやMRIでは，eGFR(estimated glomerular filtration rate)を参照して造影するか否か決定する。30〜60mL/min/1.73m² ではGd-EOB-DTPA造影MRI，30mL/min/1.73m² 未満ではSPIO造影MRIや造影超音波を使用すべきである（SPIO造影MRIや造影超音波は腎機能低下による副作用の可能性が低いと考えられるため）。

の高い存在診断（高い検出力）・広がり診断が可能となる（図25）．一方，限局性結節性過形成（FNH）や異型結節（DN）など網内系を保持している肝腫瘍は周辺肝実質と同等もしくはそれ以上に信号低下を示すため，質的診断にも有効である[74]．

SPIOはT1短縮効果も持っているが，その程度は弱く，T1強調画像をSPIO造影ダイナミックMRIに用いても多血性肝細胞癌の腫瘍濃染を検出できない．Echo planar imaging（EPI）を用いたSPIOでのT2*の変化を経時的に見るダイナミック撮像は可能であるが，画質の問題から実際には普及していない．そのため，他のダイナミック情報を得られる検査と併用する必要がある（図26）．一方，最近肝腫瘍の画像診断に多用されるGd-EOB-DTPA造影MRIは，3D脂肪抑制T1強調GRE法を中心として撮像するため空間分解能が高

---

**COLUMN**

### Gd-EOB-DTPA造影MRIを用いた肝機能評価；T1 mappingによる肝機能評価

Gd-EOB-DTPAの造影能が肝細胞機能を反映することは肝機能画像診断に応用可能ということになる．ラットでの実験であるが，肝細胞相における肝実質性疾患の造影効果を検討することで，非アルコール性脂肪性肝炎（NASH）のように臨床的に重要な疾患を識別できる可能性がある[36]．これは信号強度からの検討であったが，元来，MRI信号は相対的なものであるので，絶対的な数値での評価が望まれていた．

T1 mappingとはピクセルごとのT1値（これは絶対値になる）を画像上に表したもので，T1値の分布を視覚的に把握することができる．T1 mappingを得るためにはLook-locker sequenceで得られた画像データを専用のソフトで読み込む方法がある（我々はPhilipsの装置を使用して検討した）．このLook-locker sequenceはInversion recovery（IR）法を利用したもので，IRパルス後の縦緩和の間に連続してデータを収集し，T1値を計測する[75]．

我々は3テスラ-MRIを用いてGd-EOB-DTPA造影剤投与前後の肝実質のT1値の変化と肝機能との関係を検討したが，Child-Pugh分類に基づいて分類した群間において，肝実質のT1値はその肝障害度に応じた変化を示す（Gd-EOB-DTPA造影前後のT1値の変化率が群間で有意差を認める）ことが明らかになった．このことから従来より活用されている血液データなどから導き出される肝障害度と画像的肝機能評価であるT1値の変化率の関係を対比させていくことは有望な検討方法といえる．画像的に肝区域別に造影効果を検討することで，臨床的に重要な区域肝機能を評価できる可能性がある．

なお，肝機能の程度は一般的には次に示すChild-Pugh分類（表9）が用いられている．

**表9　Child-Pugh分類**

| ポイント | 1点 | 2点 | 3点 |
| --- | --- | --- | --- |
| 脳症 | なし | Grade Ⅰ・Ⅱ | Grade Ⅲ・Ⅳ |
| 腹水 | なし | 少量 | 中等量 |
| 血清ビリルビン値（mg/dL） | < 2.0 | 2.0 〜 3.0 | > 3.0 |
| 血清アルブミン値（g/dL） | > 3.5 | 2.8 〜 3.5 | < 2.8 |
| プロトロンビン活性値（%） | 70 < | 40 〜 70 | 40 > |

注）＊各項目のポイントを加算し，その合計点で分類する．
　　＊Child-Pugh分類　A：5〜6点　B：7〜9点　C：10〜15点

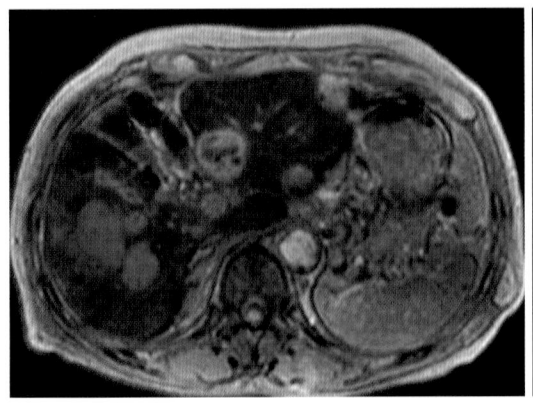

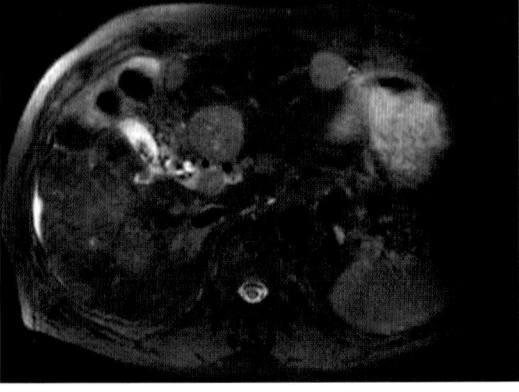

a. SPIO 造影 T2*強調画像 MRI	b. SPIO 造影 T2 強調画像 MRI

**図 25　多発性肝細胞癌（Hepatocellular carcinoma：HCC）の SPIO 造影 MRI（3Tesla-MRI）**

a. T2*強調画像，TR = 237ms，TE = 6.91ms　6mm スライス厚．b. 呼吸同期および脂肪抑制併用 T2 強調画像，TR = 5105ms，TE = 67ms，6mm スライス厚．多発する肝細胞癌の腫瘍／肝コントラストは，T2*強調画像のほうが T2 強調画像よりも高い．

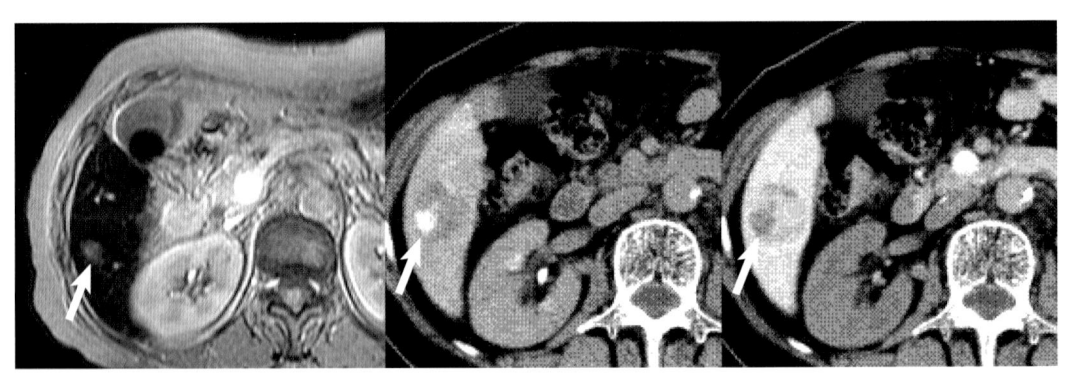

a. SPIO-MRI　　　　　　b. CTHA　　　　　　c. CTAP

**図 26　肝細胞癌（Hepatocellular carcinoma：HCC）の SPIO 造影 MRI と CTHA，CTAP**

a. T2*強調画像，TR = 200ms，TE = 10ms　8mm スライス厚．
肝 S6 に腫瘍を認めるが，CTHA と CTAP で見られるように内部は動脈血流増加/門脈血流低下成分（矢印）と動脈血流低下するも門脈血流が保たれている部分に分かれている．この動脈血流増加/門脈血流低下成分を示す領域は SPIO-MRI で高信号を呈しており（クッパー細胞の機能低下，矢印），脱分化した肝細胞癌を示している．

い．また Gd-EOB-DTPA 造影 MRI はダイナミック撮像が可能である．よって肝細胞癌のように血流情報が診断に重要な意味を持つ場合に，使用する肝特異性造影剤としては Gd-EOB-DTPA 造影 MRI が推奨される．肝硬変を伴った肝細胞癌では，硬変肝が背景にあることが多く，SPIO の取り込みが低下する（肝硬変ではクッパー細胞の数は比較的保たれるがクッパー細胞機能低下が起こる[76]）ため，肝の造影効果が不均一かつ弱くなることがあ

る．また小さい多血性肝細胞癌の検出能は Gd-DTPA を用いたダイナミック MRI のほうが SPIO 造影 MRI より優れる[77]．そして dysplastic nodule と高分化型肝細胞癌の鑑別においては，SPIO 造影 MRI では両者とも SPIO の取り込みがあるため，画像所見に overlap が存在する[34]．ただし異型結節はクッパー細胞密度が高く，かつクッパー細胞機能低下がないために SPIO 投与後は T2，T2*強調画像ともに周囲肝より低信号を示すことが多く，その場合周囲肝と等信号になる高分化型肝細胞癌との鑑別が可能となる場合がある[78]．しかし T2，T2*強調画像で dysplastic nodule が等信号を示す場合に，高分化型肝細胞癌と同等の信号となりオーバーラップが生じる．

一方で SPIO 造影 MRI は転移性肝腫瘍に対して，非常に効果的な検査法である（図27）．First pass で多くの SPIO が肝に取り込まれるが，取り込まれる速度は肝機能に依存する．転移性肝癌の検出目的（正常肝が背景の場合）では投与後 5 分で高い検出力が発揮される．SPIO の肝転移検出能を見ると CTAP と同等である[79]という報告やダイナミック CT より優れるという報告がある[80,81]．

SPIO は T2/T2*短縮効果を主体とするもの，T1 短縮効果も有するため，T1 強調画像の陽性造影効果を利用して血管腫と悪性腫瘍を鑑別することも可能である[82,83]．また Tanimoto らによると肝転移など悪性腫瘍では腫瘍周囲にリング状の増強効果（高信号の ring enhancement）が見られることが多いため，肝良性腫瘍との鑑別が可能であるとしている[84]．ほか SPIO の使用方法として，RFA 治療をする数時間前に SPIO 造影 MRI を撮像し，RFA 治療後 3～5 日で MRI を再撮像すると治療の ablation margin が低信号となり，確認できるという報告がされている[85]．これは RFA による熱変性で腫瘍周囲の肝実

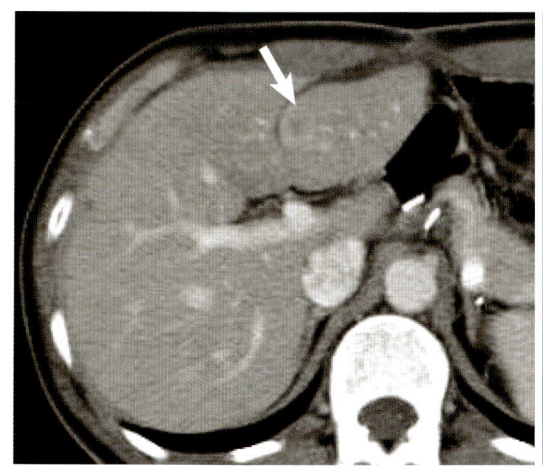

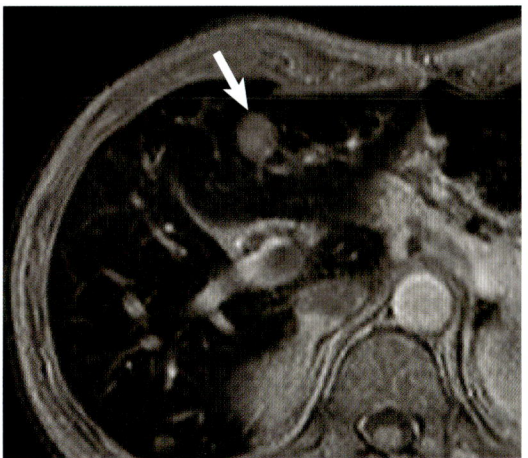

a. 門脈相 CT　　　　　　　　　　b. SPIO-MRI

**図 27　転移性肝癌（Liver metastasis）の造影 CT と SPIO-MRI（1.5Tesla-MRI）**

b. T2*強調画像，TR = 200ms，TE = 9.21ms　8mm スライス厚．
肝 S3 の転移性肝癌は SPIO-MRI で良好に描出されている（b の矢印）．造影 CT では腫瘍辺縁にリング状の染まり（a の矢印）が検出されるものの，SPIO-MRI のほうが腫瘍/肝コントラストが高い．

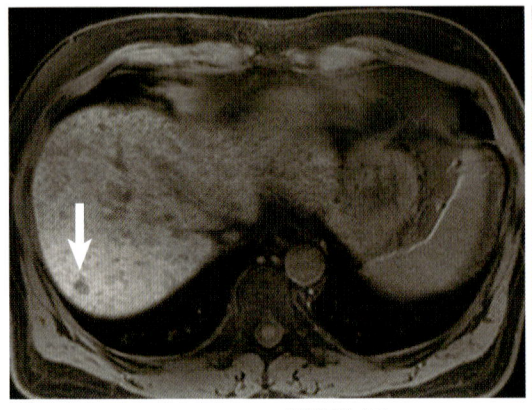

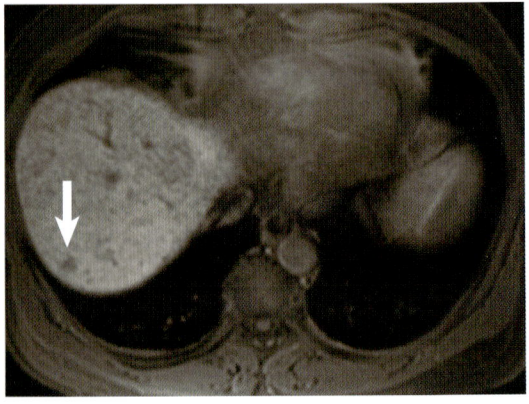

a. 3.0T MRI（肝細胞相）　　　　　　b. 1.5T MRI（肝細胞相）

**図28　転移性肝癌（Liver metastasis）の 3.0T MRI と 1.5T MRI の比較**

両者とも肝細胞相において，S7 の 1cm 弱の結節（矢印）は良好に描出されている．視覚的には若干であるが，3.0T のほうが S7 腫瘍のコントラストが高いように見える．S7 腫瘍は転移性肝癌であった．

質の SPIO 代謝が阻害され，造影剤の Fe 成分が沈着したままになることで説明される．

肝ダイナミック検査では，肝硬変において頻発する AP シャントによる偽病変が真病変との鑑別上問題となるが，SPIO は偽病変には取り込まれるので鑑別に有効である[86]．Angio-CT（CTAP および CTHA）は sensitivity は高いが，偽陽性も多く，specificity, positive predictive value（PPV）が低いため，偽陽性が少なく specificity の高い SPIO 造影 MRI は病変の有無の確認に有用である．副作用は造影剤を用いた画像検査において重要なポイントとなるが，SPIO は Gd 系の造影剤ではないため腎性全身性線維症（nephrogenic systemic fibrosis：NSF）の発症は見られず，腎機能低下症例にも使用可能である．

### MRIの磁場強度（Strength of a magnetic field on MRI）

全身用 3.0 テスラ（T）-MRI は 2005 年 1 月に薬事承認され，体幹部での臨床応用が可能となった．腹部領域における 3.0T-MRI の利点としては signal-to-noise ratio（SNR）の向上が挙げられる．1.5T と 3.0T-MRI で撮像された転移性肝癌の肝細胞相の画像を示す（図28）．一般に 3.0T は SNR は高いが，T1 値が延長するため，T1 コントラストが悪くなる場合がある．また，radio frequency（RF）波の均一性の低下，組織緩和時間の違いによる画像コントラストの変化，磁化率効果によるアーチファクト，SAR（specific absorption rate）の増大，化学シフトの増大なども問題となる．特に RF 波の均一性の低下による磁場不均一は画質の低下をもたらすため注意が必要であるが，これらの影響は最新技術で改善されており，高性能の 3.0T 装置では，腹部領域も 1.5T より優れていると考えられる．

# 7. 造影超音波検査

> 画像再構成

　従来，超音波検査は非侵襲的な検査で，造影剤を投与するということはなかったが，1986年にMatsudaらにより始められた$CO_2$ microbubbleを動注して行うコントラストエコー法は，肝腫瘍の鑑別診断あるいは胆膵疾患において応用された．しかし血管造影の手技を必要とするため，侵襲的であるという欠点があり，カラードプラの感度を増強する超音波増感（造影）剤の開発が望まれていた．1999年9月，本邦で超音波造影剤のLevovistが発売され，静注法による造影コントラストエコー法が普及し始めた．カラードプラの血流シグナルの増強効果が得られる以外にも，新しい技術としてコントラストハーモニック法が登場した．Levovistはシェルのない空気の微小気泡であるが，このようなmicrobubbleに診断用超音波が送信されるとmicrobubbleが共振もしくは共鳴現象を引き起こし，2次高調波，3次高調波を発生する．そのうち最も強力な2次高調波のみをfilter法，もしくはpulse（phase）inversion法などで取り出すことにより，血流のみのイメージングが可能となる．このコントラストハーモニック法は2次高調波のハーモニック成分のみならず，microbubbleが崩壊する時のエネルギーも同時に映像化しており，肝腫瘍の質的診断にも用いられている．

　造影超音波による肝腫瘍の診断は，perfusionも含めた血管系の造影と，クッパー（Kupffer）イメージングの両者で行うことが一般的である．たとえば，多血性肝細胞癌であれば，血管相（vascular phase）と呼ばれる造影早期の相で結節の周囲から腫瘍内に流入する血管を認め，その後腫瘍内に濃染が認められ，流出血管を認める場合もある．また血管相後期には腫瘍内部にperfusion像を認めることが多い．後血管相（post-vascular phase）あるいはクッパー相と呼ばれる相では，造影剤は肝実質のクッパー細胞に取り込まれるが，クッパー細胞のない腫瘍には造影剤が残らないため周囲肝実質よりも低エコーに描出される．大腸癌などが原発巣である転移性肝癌では，動脈性の血流は腫瘍の中心部で乏しいが，腫瘍の辺縁部ではやや多く，辺縁部が染まる（リング状）ことが特徴である．肝血管腫は腫瘍の大きさに依存した造影パターンを示し，大きい場合には比較的ゆっくりと造影剤が流入する（fill-in）ことが多いが，小さい場合には腫瘍全体が速やかに染まることもある．また血管腫内の組織性状により血管相や後血管相（クッパー相）における染まり方にバリエーションがある．

　現在，日本においては上記のLevovistとSonazoidの2種類の超音波造影剤が使用可能ででである．ともに*in vitro*でクッパー細胞に貪食されることが証明されている．

　本邦で第二世代の超音波造影剤であるSonazoidが認可されたのは2007年1月である．Sonazoidは低音圧下において，微細な気泡が共振しリアルタイムに血流イメージを得ることができるという点でLevovistより優れ

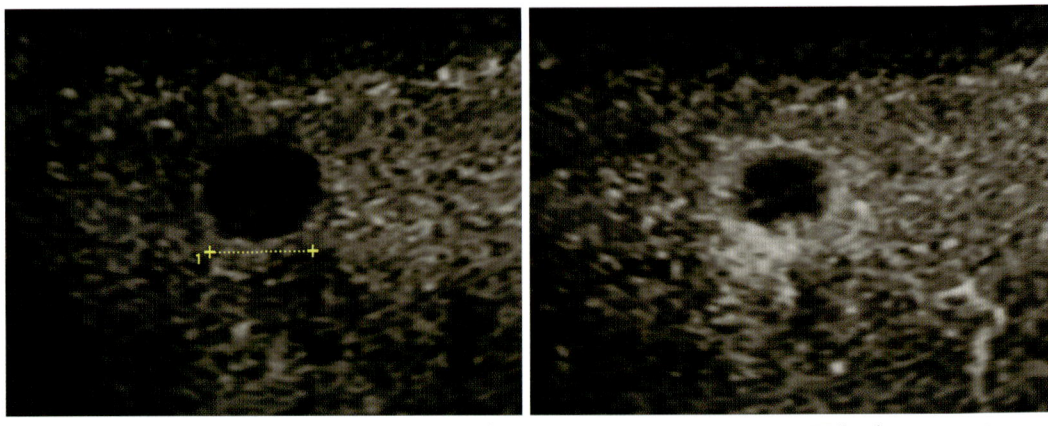

a. Post-vascular phase (Sonazoid 注入後 16 分)

b. Defect Re-injection 画像 (Sonazoid の Re-injection 13 秒後)

**図 29 肝転移 (Liver metastasis) 症例での Sonazoid を用いた造影エコーでの Defect Re-injection Imaging**

a で肝表面近傍に描出した defect 像 (B モードでは指摘されていなかった) に対し，Sonazoid の re-injection を施行しているが，結節は転移性腫瘍に特徴的なリング状染影を呈している (b)．

ている (図 29)．また造影剤の注入後 10 分以後から 60 分後にクッパー細胞による Sonazoid の貪食が顕著に起こり，安定したクッパーイメージが得られることも大きな特徴である．また B モードでは不明瞭であってもクッパー相 (Kupffer phase) にて defect 像を呈した場合，この defect 像を描出した状態で Sonazoid の再投与 (re-injection) を行うことで，クッパーイメージと血流 image の異なる時相のイメージを重ね合わせた画像を得ることができる (defect re-injection imaging) (図 29)．これによって今まで B モードで不明瞭な結節に関しても，クッパーイメージで描出できれば，結節内血流の評価が可能となった[87]．

造影超音波はリアルタイムに高空間分解能の画像を表示できることから，造影 CT や MRI よりも治療ガイドとしての意義が高い．肝細胞癌のラジオ波凝固療法 (RFA) は超音波ガイド下に行われることが多く，その際に造影超音波を利用すると，腫瘍の部位や治療直後の残存腫瘍の部位を評価することが容易となり，効果的な治療が可能となる．また，治療後の効果判定にも有効である．

# 8. MDCTを用いた再構成

　腹部領域での画像再構成とは，通常横断像（axial image）で提供されるCT画像を任意の断面，たとえば冠状断（coronal image），矢状断（sagittal image）や斜位断像（oblique image）で提示する方法や立体的に患者の画像を提示する3D画像などであり，CT診断の補助になるだけでなく，検査を依頼した主治医の所見の理解や患者への画像を用いた説明に有用である．画像診断医が特に診断に必要とする画像再構成はmultiplanar reconstruction（MPR）である．最新のCTはZ軸方向（頭尾方向）の分解能が高く，冠状断や矢状断で再構成しても，横断像と遜色ない細かい解剖構造を描出できる．多種多様な再構成画像がworkstationを利用して得られるが，特に有効なものとして，血管系が強く濃染されている造影CT画像の最大濃度を反映させるmaximal intensity projection（MIP）や，逆に拡張胆管のように低濃度に描出される部分を強調するために最小濃度を反映させるminimal intensity projection（Min-IP），血管，胆膵管系のように数断面を曲がりながら走行する構造物を一断面に引き伸ばして投影するのに有効なcurved MPRなどがある．また3次元画像再構成法であるvolume rendering（VR）は3D-CT angiographyをつくる際に有効である（図30）．

---

**COLUMN**

**画像再構成**

　画像再構成は簡単なもの（たとえば冠状断，矢状断のようなMPR画像）はCTやMRIの装置で作成可能である．ただし再構成する前の元データが細かいスライス厚でないと，空間分解能が高いMPR画像は得られないので注意が必要である．詳細な3D画像作成にはworkstationを用いることが多い．現在，多くの優れたworkstationが使用可能であるが，画像を再構成する際に主として見たい構造を強調するために（見やすくするために）不要と考えた部位が削除されることがある．したがって，3D画像は読影の補助や外科医のシミュレーション用，患者への説明用に用いるべきであり，診断に使用する時にはデータ（構造物）の一部が消えている可能性があることを念頭にすべきである．

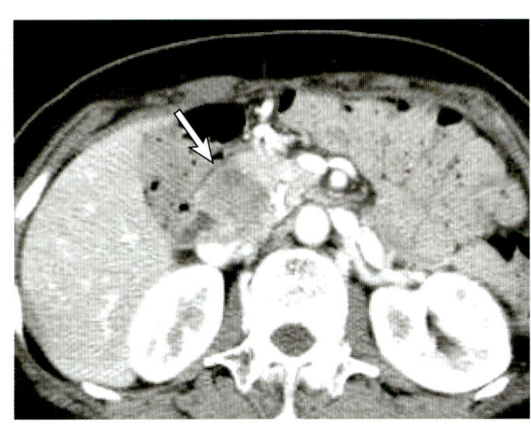

a. CT 動脈相（膵実質相）の横断像

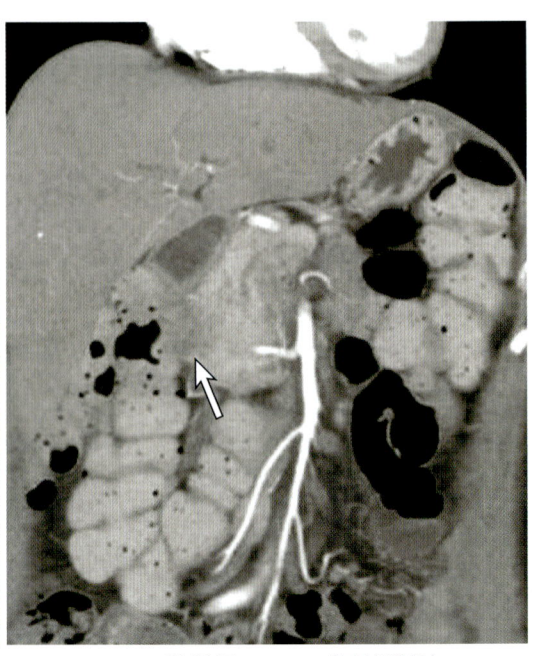

b. CT 動脈相の MPR（冠状断像）

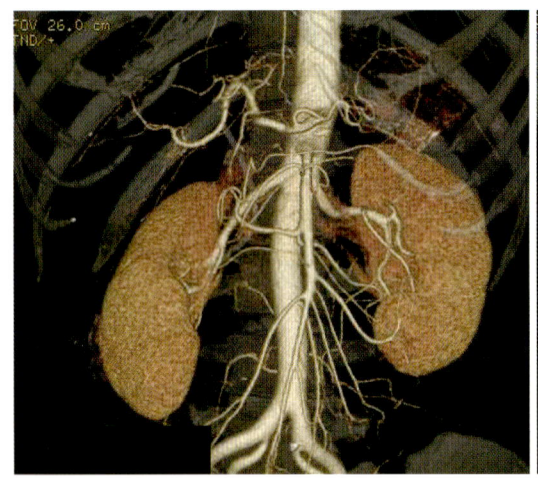

c. 動脈相 CT の VR

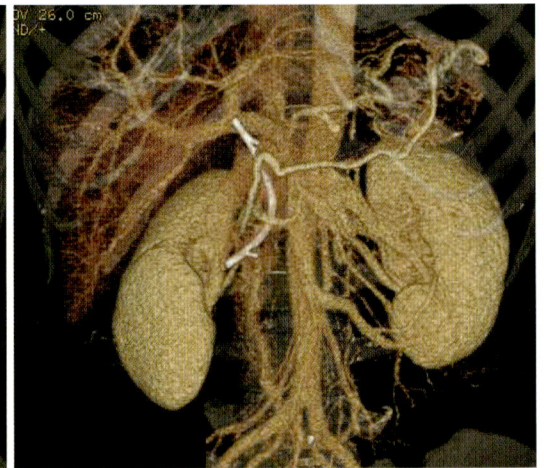

d. 門脈相 CT の VR

**図30　膵癌（Pancreatic cancer）の造影 CT と再構成画像（MPR と VR）**

CT 横断像では膵癌（pancreatic cancer）が乏血性腫瘍として描出されている（a の矢印）．この腫瘍は十二指腸に浸潤しているが，その様子は冠状断で明瞭である（b の矢印）．VR は膵癌の血管浸潤を見るのに有効である．

# 9. 被曝低減

### 低管電圧 CT による被曝低減 (Computed tomography with low tube voltage technique)

MDCT の進化により，短時間で広い範囲の画像を得られるようになった．しかし安易に CT 検査が繰り返された場合，無駄な被曝が生じてしまう．このような状況で，肝臓ダイナミック CT 検査では，低管電圧 CT による X 線被曝や造影剤量の低減が期待されている．

低管電圧 CT の目標は，画質を保ちつつ被曝を低減するということである（図 31）．撮像部位の臓器にノイズが多すぎると，仮に被曝を減らすことができたとしても，診断に困難をきたし検査の意味がなくなってしまう．通常，高体重の患者では，低管電圧で撮影すると X 線量の不足による画像ノイズの増加を認め，コントラスト分解能が低下することがあるため，従来は低体重の患者にのみ低管電圧 CT が施行されていた．しかし，近年，主要 CT メーカー各社が逐次近似法を応用した画像再構成法（iterative reconstruction 法，GE：ASiR，Siemens：IRIS，Toshiba：AIDR，Philips：iDose）を開発してきており，この方法ではノイズを低く抑えることができるため，従来の約半分の X 線量で従来の X 線量と同等の画質を得ることができる．さらに次世代の iterative reconstruction として GE の MBIR（Veo），Siemens の SAFIRE がある．

低管電圧 CT のもう 1 つの特徴は，標準管電圧である 120kV と比べ，ヨードの CT 値が高くなるために造影剤の増強効果が高くなることである．したがって肝細胞癌検出のため動脈相での早期濃染を描出するのに有利と考えられている．肝臓の多血性腫瘍を想定したファントム実験の研究では，80kV での撮影は 140kV と比べ，CNR は約 3.6 倍になり，被曝は 57% 低減できるとし，低管電圧 CT の

---

**COLUMN**

#### Adaptive Statistical iterative Reconstruction (ASiR)

Adaptive Statistical iterative Reconstruction（ASiR，GE 社）は従来の画像再構成法とは異なる高画質な CT 画像を得られる画像再構成法である．これは逐次近似法を応用したものであり，被写体の投影データと画像再構成された画像データを対比させた上で，統計的手法を用いて比較検証しながら画像ノイズやアーチファクトを除去して画像再構成するアルゴリズムである．このアルゴリズムを用いて作成した画像では従来のフィルターバックプロジェクション法と比較して CT 値は変化しないことが確認されている．ASiR を用いると従来のアルゴリズムで再構成された CT 画像と同等のノイズレベル（信号雑音比：S/N）でよければ従来の撮影条件の約半分の線量で撮影が可能である．一方，従来と同等の線量で撮影するならノイズの非常に少ない，高い密度分解能の CT 画像を得られ，今まで判別しにくかった淡い濃度の病変を明瞭に描出することもできる．ASiR が特に有用なのは Bone 関数のような高分解能画像である．ASiR は画質を維持して低被曝検査を実現できる．Siemens 社：IRIS，Toshiba 社：AIDR，Philips 社：iDose などの逐次計算法も，各社の方法はそれぞれ微妙に違うが，同様の効果をめざしたものである．

a. 動脈相 CT

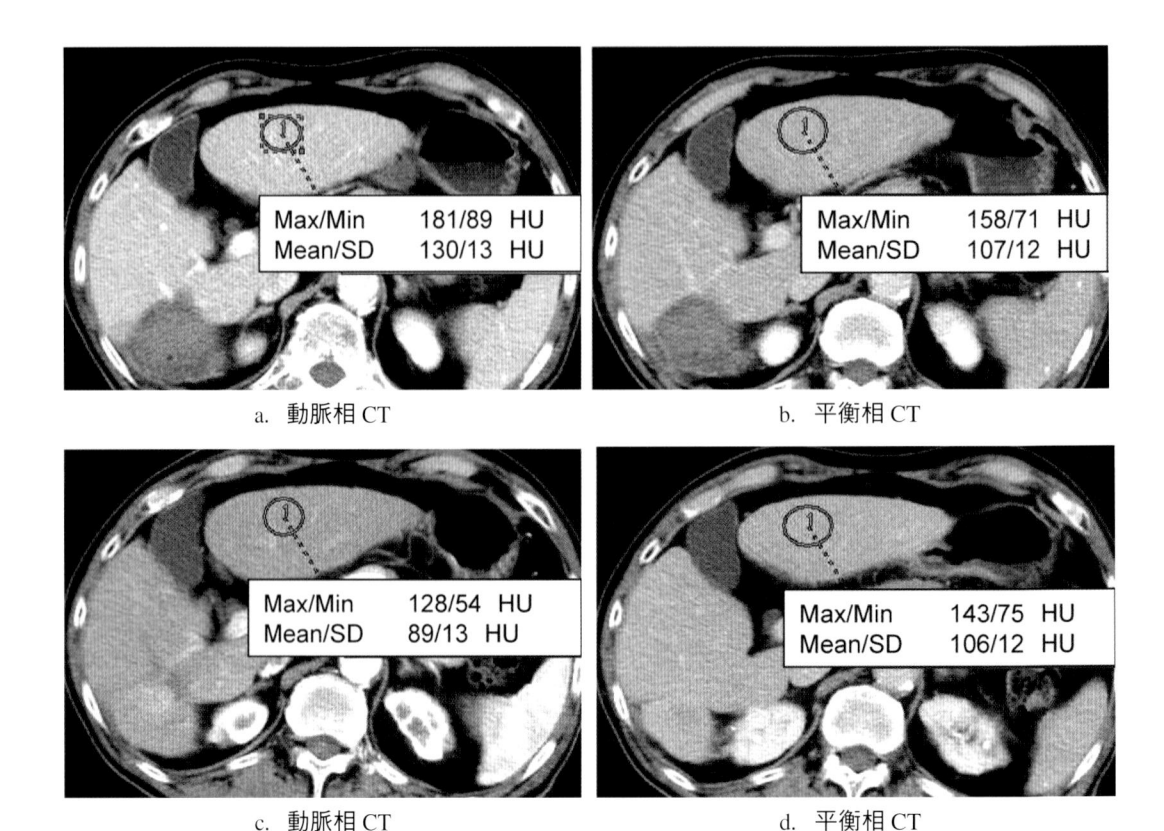

b. 平衡相 CT

c. 動脈相 CT

d. 平衡相 CT

**図 31　肝ダイナミック CT における低管電圧 CT（Low tube voltage CT）と通常電圧 CT（conventional tube voltage CT）の比較**

a. 低管電圧，造影剤のヨード量 480mgI/kg．b. 低管電圧，造影剤のヨード量 480mgI/kg．
c. 通常電圧，造影剤のヨード量 600mgI/kg．d. 通常電圧，造影剤のヨード量 600mgI/kg．
肝 S6 の肝細胞癌は RFA 治療されており，治療前に通常電圧 CT，治療後に低管電圧 CT が施行されている．肝左葉外側区は治療されていない領域であるが，低管電圧 CT の場合と通常電圧 CT を比べると動脈相，平衡相ともに通常電圧 CT より低管電圧 CT のほうが肝実質の増強効果が高い．一方，画像ノイズを示す SD（標準偏差）は同等である．投与されたヨード量は低管電圧 CT のほうが少ないにもかかわらず，肝実質の増強効果は高いことがわかる．

メリットが強調されている[88]．また 120kV から 90kV へ管電圧を落とすことにより被曝を 35% 低減できたという報告もあるが，ノイズは 45% 増加するとも報告されている[89]．低管電圧 CT で動脈相を撮影した場合，ノイズの影響で動門脈シャントなどの偽陽性所見が増加しないかどうかも判断しなければいけない．いずれにしても低管電圧 CT に伴って避けることができないノイズ増加への対策として，臨床への応用の際には iterative reconstruction の併用が必須となる[90]．

低管電圧 CT では被曝低減だけでなく，ヨード系造影剤造影効果が高くなる点を生かして，造影剤量減量のメリットも期待されている．CT angiography に関していえば，造影剤量を最大で 60% まで低減可能であるとの報告もあり[91]，肝臓ダイナミック CT においても造影剤減量が期待できる．

# II部

# 臓器別疾患各論

1. 肝　臓

2. 胆　道

3. 膵　臓

4. 脾　臓

文　献

# 1. 肝 臓

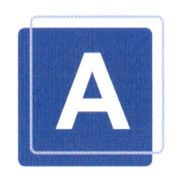

## A 肝臓の解剖：Couinaud 分類
(Anatomy of the liver)

　肝区域を知ることは肝の画像診断の基本であり，肝内病変の存在部位を他科と共有化する上で必須である．肝腫瘍の局在を示すために必要なことはもちろん，系統的肝切除や肝動脈化学塞栓術（transcatheter arterial chemo-embolization：TACE）での治療の際にも必須知識である．肝区域診断としてCouinaudの肝区域分類[92]が一般的に用いられているが，肝区域の境界線は不明確な部分もあり（たとえばS5とS8やS6とS7の画像的境界線は存在せず，おおよその場所を推測しているにすぎない），区域が明確に示せない場合に，実臨床ではS5/8やS6/7のように表現することもある（図32）．

### 画像診断における肝区域の分け方

　図33のCTにおける区域表示を見ながらa～eまでの血管構造を目印にすると肝区域を理解しやすい．

**1　まず肝全体を右葉と左葉に分ける．**

　肝臓は下大静脈（IVC；図33a）と胆嚢窩を結ぶ仮想の線（カントリー線；Cantlie線）で機能的に右葉と左葉に大きく分けられる

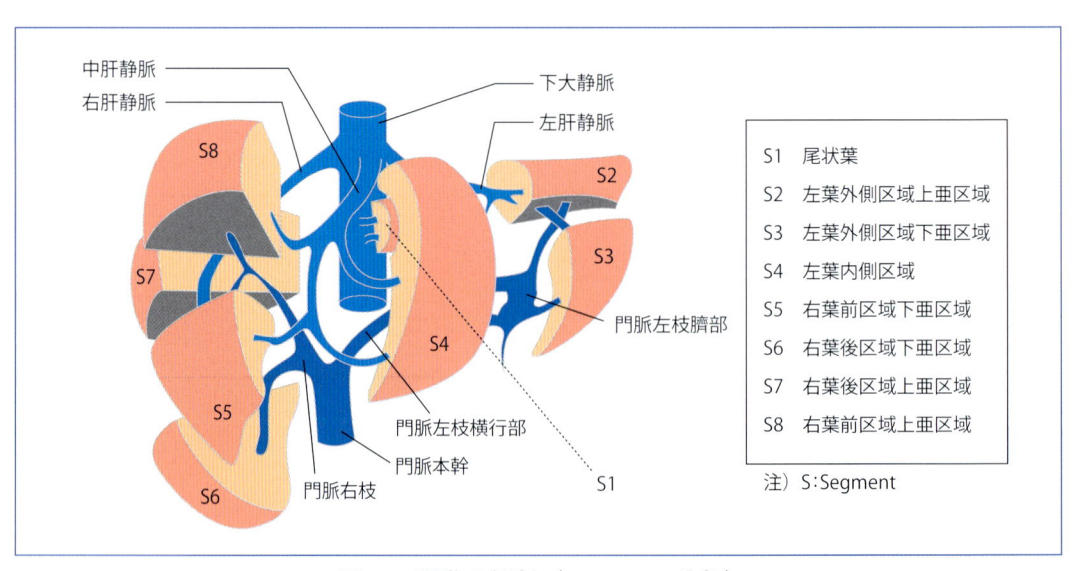

図32　肝臓の解剖（Couinaud分類）

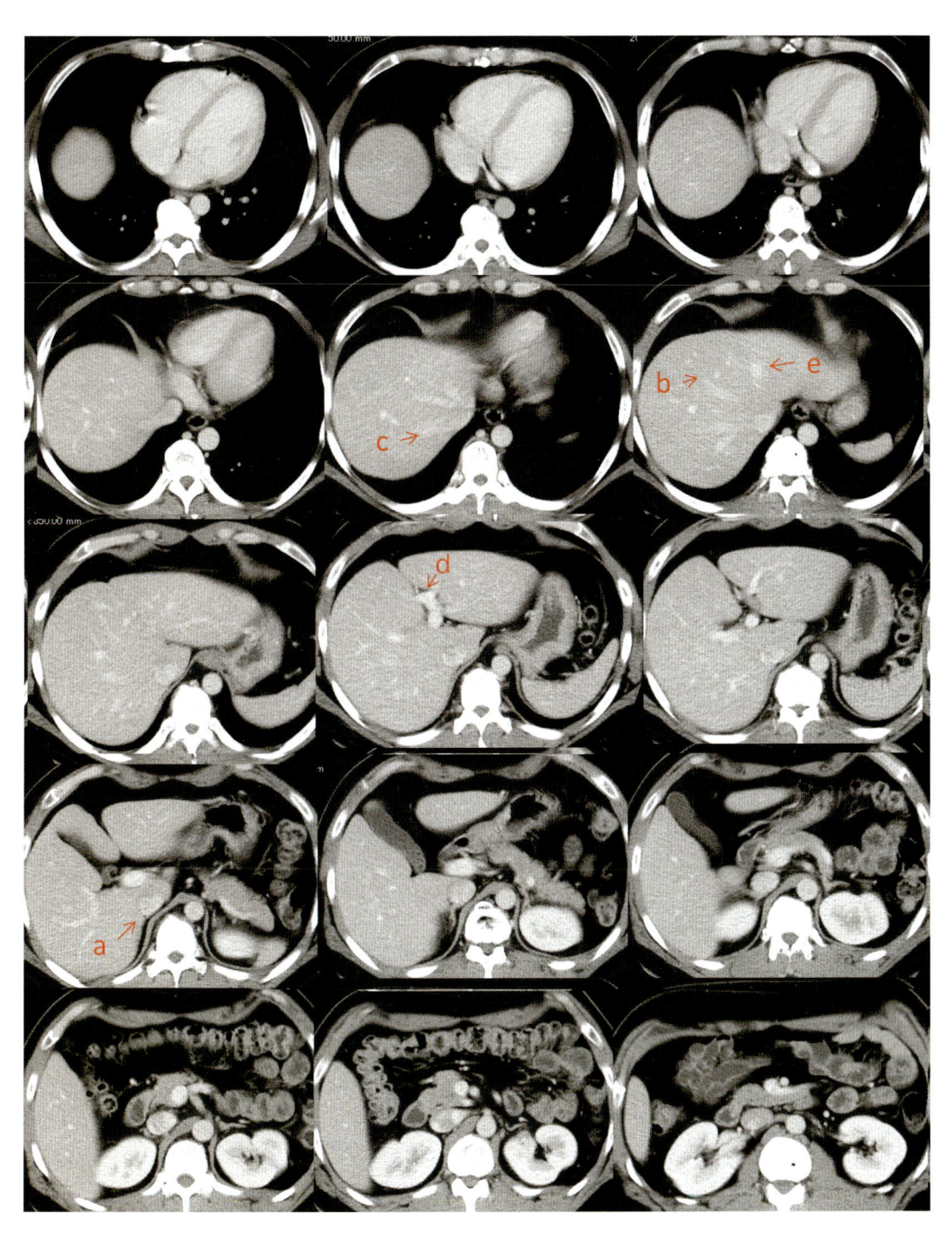

図33 肝区域の分け方；Hepatic segment

CT画像を見ながらa〜eまでの血管構造を目印にすると肝区域を理解しやすい．
a. 下大静脈（inferior vena cava：IVC），b. 中肝静脈（middle hepatic vein：MHV），c. 右肝静脈（right hepatic vein：RHV），d. 門脈左枝臍部（umbilical part of left branch of portal vein），e. 左肝静脈（left hepatic vein：LHV）．

が，この境界線は中肝静脈（図33b）の走行と一致する．

**2　右葉を前区域と後区域に分ける．**

右葉の中心部に右肝静脈（図33c）が走行しており，右肝静脈より腹側を前区域，背側を後区域として分ける．

**3　右葉を上区域と下区域に分ける．**

右葉前区域と後区域を上下で2分して計4区域になるが，上下に分ける明瞭な境界線や指標は存在しない．それぞれの区域の中心に同名の門脈枝が走行する．

**4　左葉を内側区域と外側区域に分ける．**

左矢状裂溝にある肝円索と門脈左枝臍部（図33d）を結んだ線を境界として内側区域と外側区域に分けられる．

**5　左葉内側区域を2つに分ける．**

肝内にある静脈管索と門脈左枝横行部を境界線として2つに区切り，腹側を方形葉，背側を尾状葉に分ける（尾状葉はS1に相当する）．

**6　左葉外側区域を2つに分ける．**

すでに分けられた左葉の外側区域を上下で2つ，外側上区域と外側下区域に分けるが，境界線として左肝静脈（図33e）がある．

肝を右葉と左葉に分け，さらにそれぞれ右葉を前区域（CouinaudのE区域分類ではS5とS8），後区域（CouinaudのE区域分類ではS6とS7）に，左葉を内側区域（CouinaudのE区域分類ではS4），外側区域（CouinaudのE区域分類ではS2とS3）に分類するHearley & Schroyの分類がある．

たとえば肝外側区域切除をされた患者の場合を図34に示す．

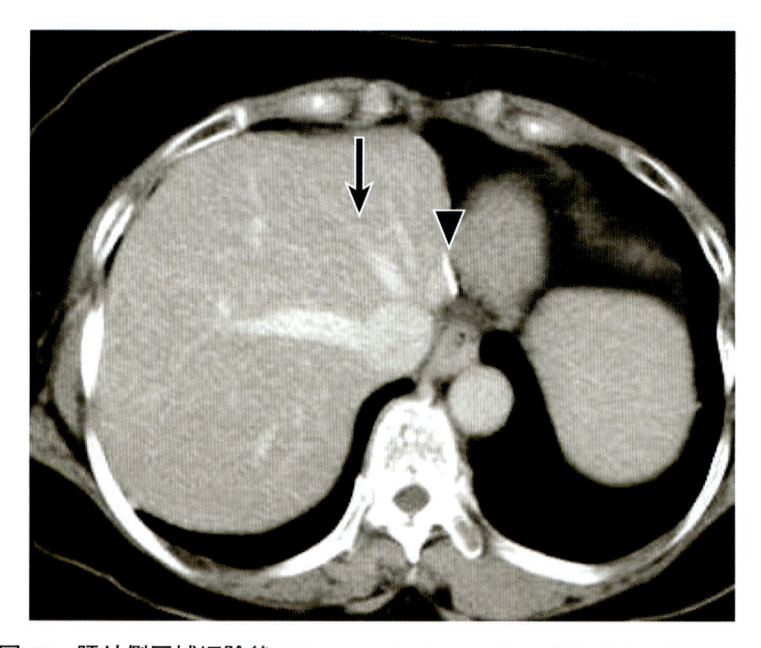

**図34　肝外側区域切除後；Post surgical resection of the lateral segment**

外科的クリップが矢頭のように肝辺縁に高吸収に見られ，中肝静脈が黒矢印の位置に見られる．この中肝静脈より左側がS4になる．

# B 慢性肝疾患に生じる肝腫瘍

## a 異型結節

　画像診断の進歩に伴い，境界病変（borderline lesion）の存在が指摘されるようになった．慢性肝炎や肝硬変の患者には，しばしば肉眼的に背景肝の構築を大きくは破壊しない結節が生じる．病理学的には多くの検討がされており，国際的にも図35に示すような分類がなされている．Borderline lesion を経過観察すると，3年位で30%が癌巣を内在するとされ，脂肪沈着を見るものもあり，全体像として高分化型肝細胞癌に似る．Borderline lesion は周囲の肝実質に対して，圧排性あるいは軽度の置換性増殖を示し，clonal な肝細胞の増殖を認めるとされている．

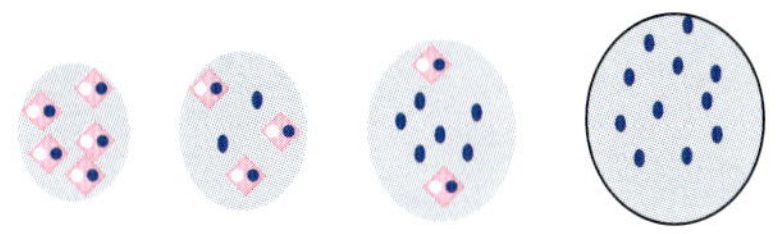

　異型結節（dysplastic nodule：DN）は high grade, low grade に分類される．High grade DN は早期肝細胞癌との鑑別が難しい場合が多い．Low grade DN は軽度異型結節と訳され，従来の腺腫様過形成に相当するものである．周囲の肝組織よりも細胞密度が軽度から中等度の増大であるが，構造異型は見られず，細胞はやや小型になる（核胞体比は増加）．また核は軽度の大小不動を示し索状構造が目立つ．画像診断では，CT であれば low grade DN は乏血性で，造影前には細胞密度が高いことから軽度高吸収を示すことはあるが，等吸収のこともある．また門脈相や平衡相で低吸収あるいは等吸収を示す（図36, 37）．一方，Gd-EOB-DTPA 造影 MRI では周辺肝実質と同じような造影パターンを示すことが多い（図37, 38）．後述する早期肝細胞癌の検出には Gd-EOB-DTPA 造影 MRI は高い診断能を有するため，鑑別の可能性が期待される．Sano らは，DN と肝細胞癌は明瞭に Gd-EOB-DTPA 造影 MRI を用いると鑑別できるとしているが，検討されている DN が high grade か low grade かの記載はされていない[93]．

　High grade DN は高度異型結節と訳され，部分的に細胞密度が周囲肝の2倍以上を示すかわずかな構造異型を有する結節である．画

高分化型肝細胞癌は境界不明瞭，中分化型肝細胞癌は境界明瞭のことが多い．肝細胞癌では間質浸潤（stromal invasion）が見られることがある．肝細胞癌の血流から見た特徴は多血性であること，門脈・平衡相で washout を示すことであるが，このような造影パターンを示すのは中分化型肝細胞癌が多い．中分化型肝細胞癌では門脈血流は欠損ないし低下するが，一部の高分化型肝細胞癌は門脈血流が保たれることがある．異型結節や大部分の早期肝細胞癌は乏血性である．中分化型肝細胞癌は進行型が多く，高分化型肝細胞癌は早期のことが多い．MD-HCC の境界が明瞭であることが実線の囲みで示されている．◇は門脈血流を示し，●は動脈血流を示す．

L-DN：Low grade displastic nodule. H-DN：High grade displastic nodule, WD-HCC：Well-differentiated hepatocellular carcinoma, MD-HCC：Moderately-differentiated hepatocellular carcinoma.

**図35　早期肝細胞癌の臨床的および病理的特徴**

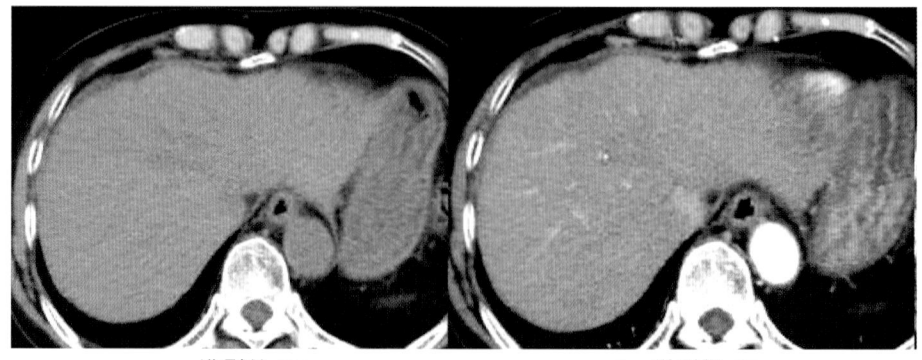

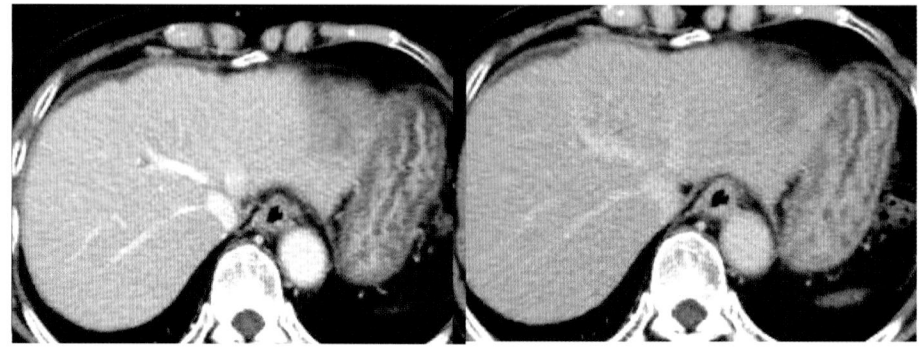

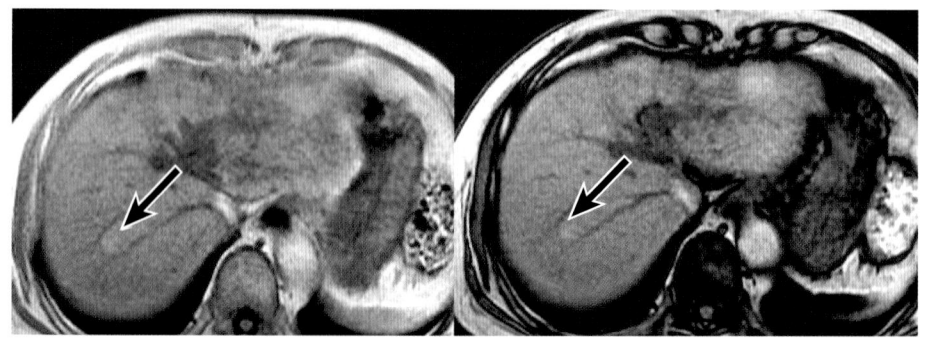

a. 造影前 CT
b. 動脈相 CT
c. 門脈相 CT
d. 平衡相 CT
e. 非造影 MRI（T1 強調画像 In-phase）
f. 非造影 MRI（T1 強調画像 Opposed-phase）
g. 非造影 MRI（3D-脂肪抑制 T1 強調画像） 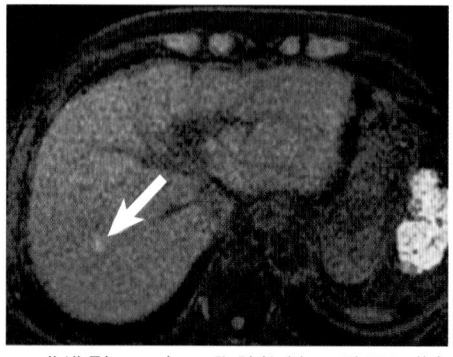

### 図36 異型結節；Low grade dysplastic nodule（L-DN）

異型結節の画像的特徴として細胞密度の上昇によるT1強調画像での高信号化があり，e, f, gでそれが確認できる（矢印）．In-phaseとopposed-phaseの間で肝結節の信号低下が見られないため脂肪沈着によるT1強調画像での高信号化ではないことがわかる．CTではaからdのいずれの相でも肝結節は検出できない．

像診断では早期肝細胞癌との overlap も多く，鑑別が難しいことがある．

### b | 肝細胞癌（Hepatocellular carcinoma）
■ 肝細胞癌の画像診断の特徴

肝細胞癌の大半は，B 型，C 型の肝炎ウイルス感染が背景にあるため，ハイリスク患者に的を絞って，画像検査で効率的にスクリーニングすることが可能である．

■ 肝細胞癌の画像診断

非侵襲的な肝画像診断として，ダイナミック CT（造影前，動脈相，門脈相，平衡相）やダイナミック MRI（本邦では 2008 年より Gd-EOB-DTPA 造影 MRI が主流になっている），US（造影超音波も含む）が行われる．ダイナミック検査では，肘静脈より造影剤を注入後，造影剤が肝動脈から腫瘍に主として分布する肝動脈相，門脈から肝実質に分布する門脈相，血管内外の造影剤濃度が平衡に達する平衡相（肝内の血管の濃度と肝実質の濃度がおおよそ同程度になる＝平衡状態になる）が撮像ポイントになる．ダイナミック CT あるいは MRI において，1cm 以上の肝腫瘍に動脈相での濃染，平衡相での造影剤の洗い出し（washout）があれば肝細胞癌と診断できるとされている[70]．ただし，washout が門脈相や平衡相ではっきりしない肝細胞癌もあるため注意が必要である（図 39）．

造影超音波検査では腫瘍における動脈相の染まりが詳細に（高空間・高時間分解能画像で）評価でき，さらにクッパー（Kupffer）相における腫瘍の造影剤取り込み低下を指摘できれば肝細胞癌と診断可能である．しかし術者依存性（造影超音波に習熟している医師が診断するとよいが，そうでない医師が診断すると必ずしも診断能は高くない）も存在し，肝内に blind area（超音波検査で見えにくい領域として，横隔膜の直下など．また皮下脂肪の厚い患者，痩せている患者で腹壁直下に死角ができることもある）が存在することもあるため，現在のところ肝細胞癌の確定診断に用いている施設は限られる．よって現状では，非造影超音波で経過を観察し，肝内に結節があれば CT か MRI で検査を行うといった方法が一般的である．また入院が必要であるが，血管造影診断技術を使い，肝動脈から造影剤を流しながら CT を撮影する CTHA（CT hepatic arteriography）や上腸管膜動脈から造影剤を流しながら門脈に造影剤が流れているタイミングで撮像する CTAP（CT during arterial portography）も行われる．この検査方法は動脈血流と門脈血流をはっきりと分離して腫瘍内の血流評価ができる方法であり，価値が高いが，侵襲性や医療コストも高くなり，必ずしも全ての施設で行われているわけではない．なおこの血管造影下の CTHA と CTAP を用いて肝の境界病変や肝細胞癌の血行動態が検討されているが，図 40（☞ 71 頁）のように多段階発癌の過程で動脈性の血流は一時的に減少し，その後に異常な肝動脈が出現することにより多血性を獲得する．一方，門脈血流は多段階発癌の過程で徐々に減少していく[65]．

■ 肝内結節の血流供給の変化

肝細胞癌の MR 画像診断として大切な点は，肝細胞癌が T2 強調画像で高信号（軽度高信号）を示すということである[94]．しかし T2 強調画像で高信号を示す他の肝腫瘍も存在するので，ダイナミック造影パターンを用いた判定が必要になる．肝細胞癌が動脈相で

a. 造影前 CT　　　　b. 動脈相 CT

c. 門脈相 CT　　　　d. 平衡相 CT

e. 非造影 MRI　　　　f. 非造影 MRI
（T1 強調画像 in-phase）　（T1 強調画像 opposed-phase）

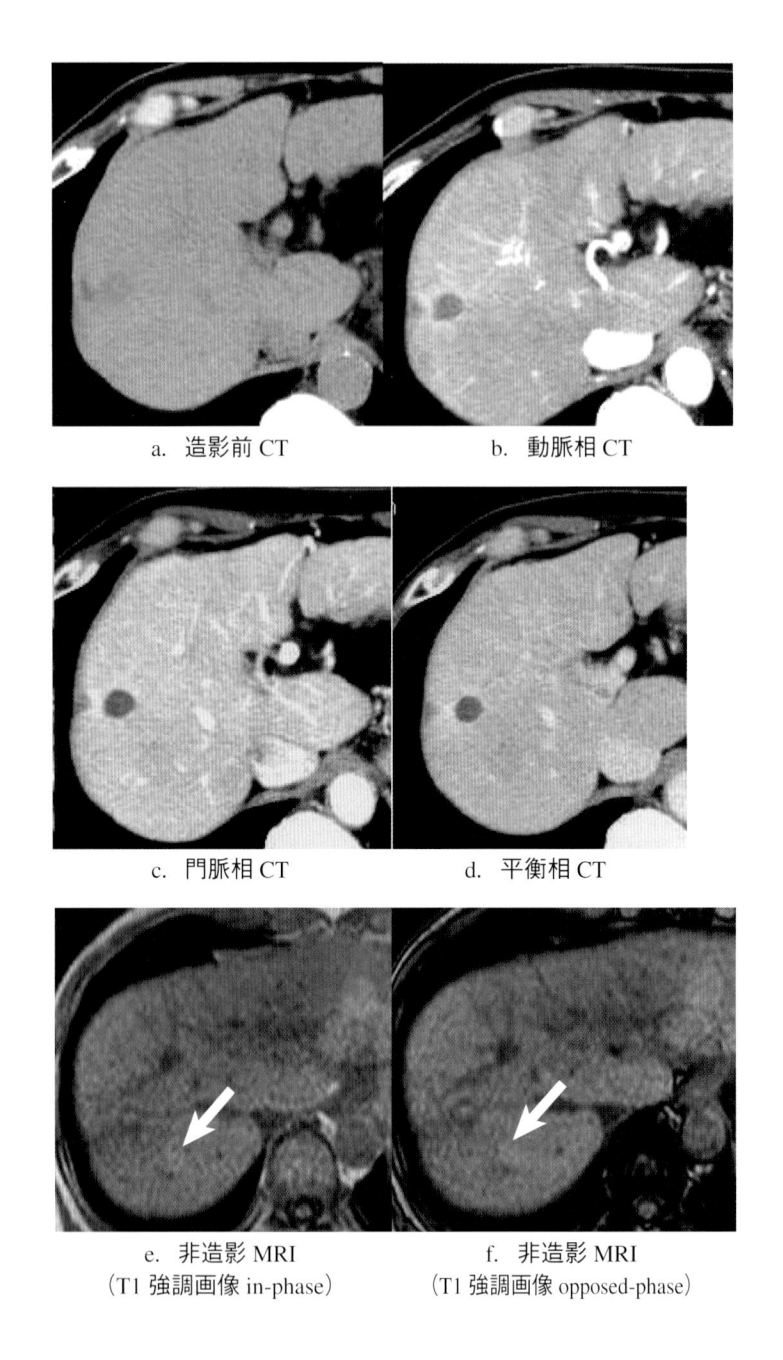

**図37　異型結節；Low grade dysplastic nodule（L-DN）（a～f）**

異型結節の画像的特徴として細胞密度の上昇による T1 強調画像での高信号化があり，e，f，h でそれが確認できる（矢印）．In-phase と opposed-phase の間で肝結節の信号低下が見られないため脂肪沈着による T1 強調画像での高信号化ではないことがわかる．動脈相での染まりは確認できず（i の矢印）（造影前から高信号なのでさらに強いコントラストが生じていないことから染まりがないと判断），肝細胞相では取り込み亢進が見られる（k の矢印）．

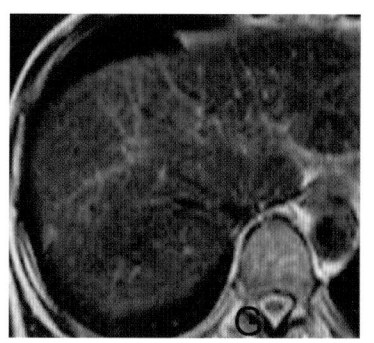

g. T2強調MR画像

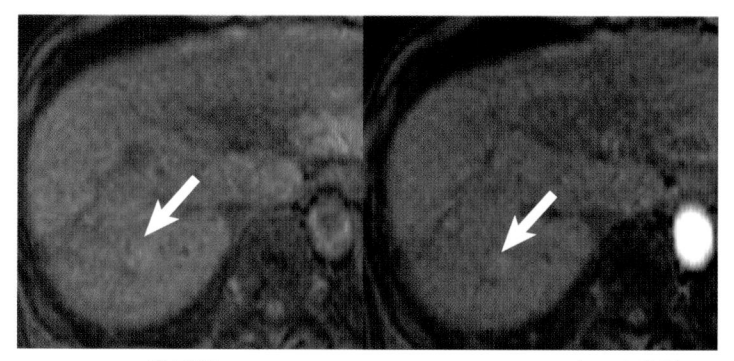

h. 造影前MRI
（3D脂肪抑制T1強調画像）

i. Gd-EOB-DTPA（EOB）造影MRI動脈相

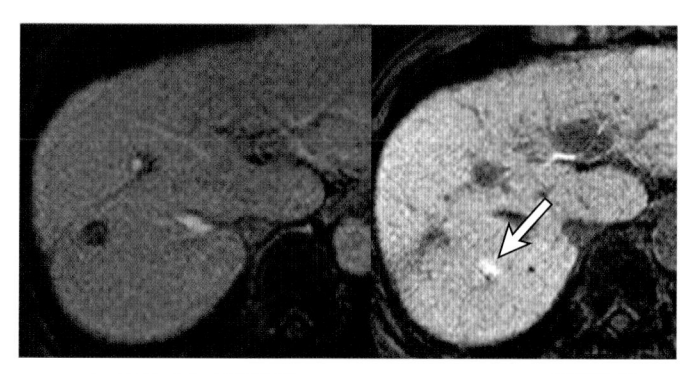

j. EOB-MRI後期相

k. EOB-MRI肝細胞相

図37　続き

図37　異型結節；Low grade dysplastic nodule（L-DN）（g〜k）

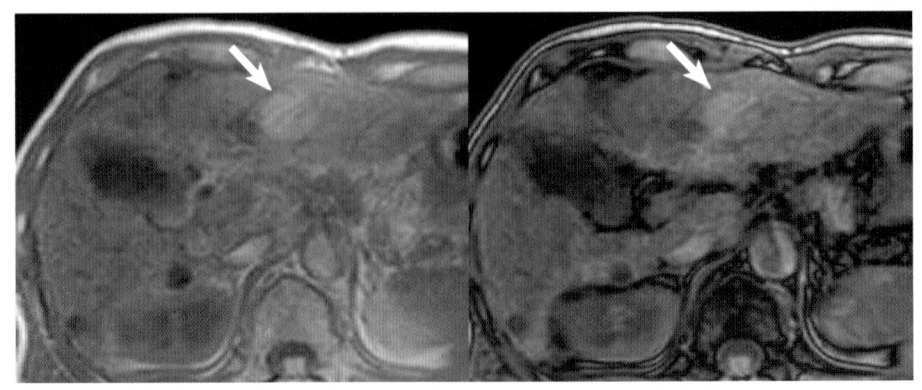

a. 非造影 MRI（T1 強調画像 In-phase）

b. 非造影 MRI（T1 強調画像 Opposed-phase）

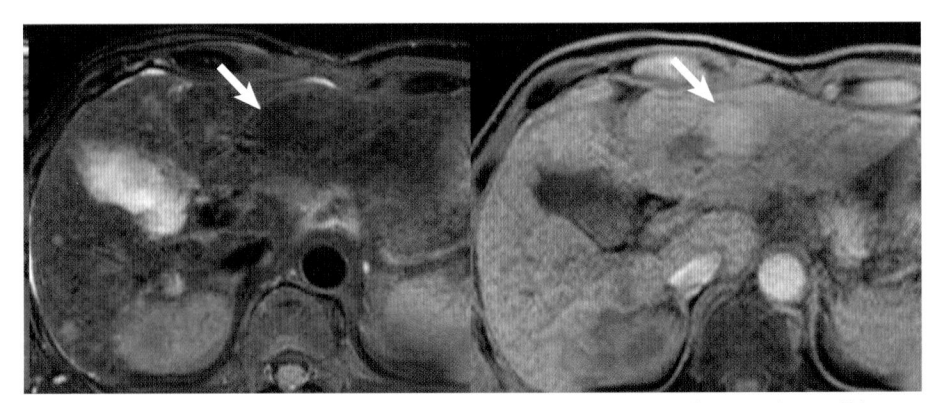

c. T2 強調画像

d. 造影前 MRI（3D-T1 強調画像）

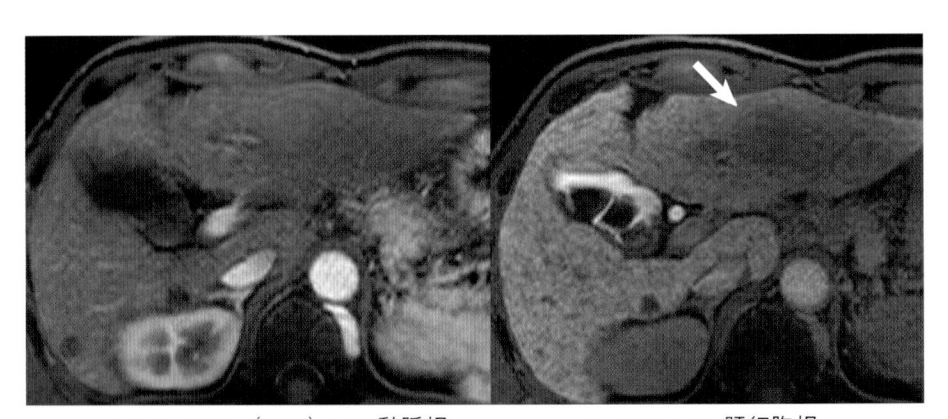

e. Gd-EOB-DTPA（EOB）-MRI 動脈相

f. EOB-MRI 肝細胞相

図38　異型結節；Low grade dysplastic nodule（L-DN）

造影前からT1強調画像で肝S3の結節は高信号を示している（a, b, dの矢印）．肝結節内には脂肪含有を示唆する所見は見られない．T2強調画像では肝結節は周囲の肝よりやや低信号を示している（cの矢印）．造影後には動脈相で肝結節は濃染を認めず，肝細胞相では淡く低信号を示している（fの矢印）．

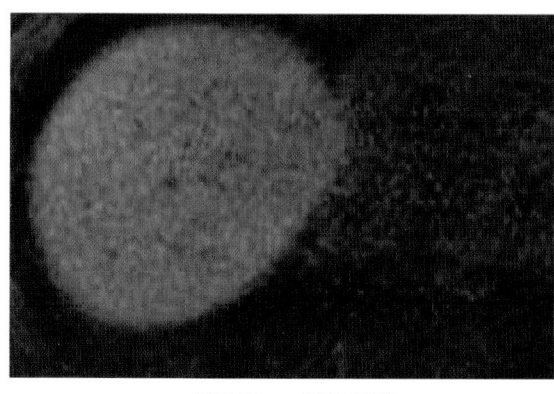

a. 造影前 T1 強調画像

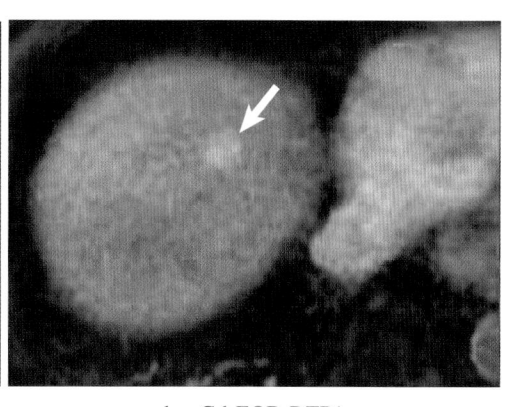

b. Gd-EOB-DTPA
（EOB）-MRI の動脈相

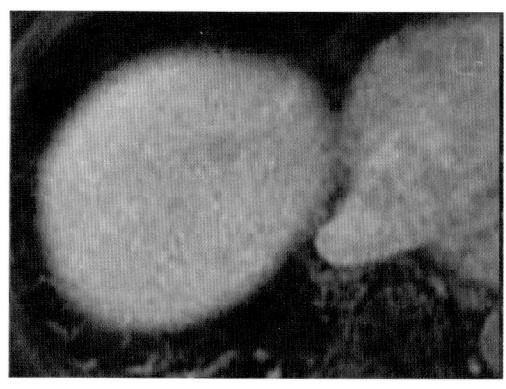

c. EOB-MRI の門脈相

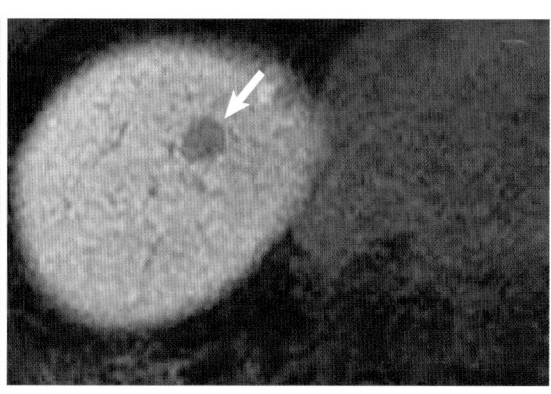

d. EOB-MRI の肝細胞相

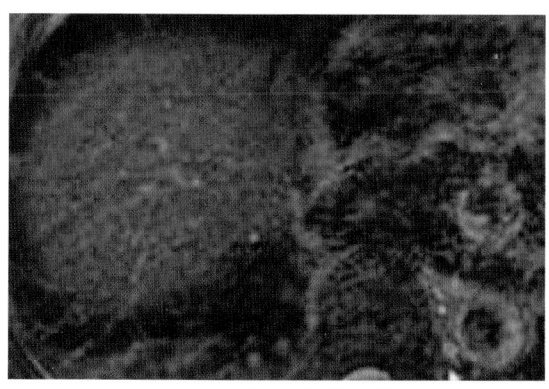

e. MRI の T2 強調画像

次頁へ続く

**図39　肝細胞癌；Hepatocellular carcinoma（HCC）（a～e）**

Gd-EOB-DTPA 造影 MRI では動脈相での早期濃染（bの矢印），門脈相の washout や肝細胞相での造影剤取り込み低下が見られる（dの矢印）．ダイナミック CT では 7mm 厚スライスのほうが 2mm 厚スライスよりもノイズの少ない画像となっている．この症例では門脈相や平衡相での肝細胞癌の washout が 7mm 厚，2mm 厚スライス両者ともはっきりしないが，このように washout が見られない肝細胞癌もあることを理解しなければならない．なお通常，肝の精査目的では 5mm 厚のスライスを使うことが多い．

f. 造影前 CT
（7mm厚スライス）

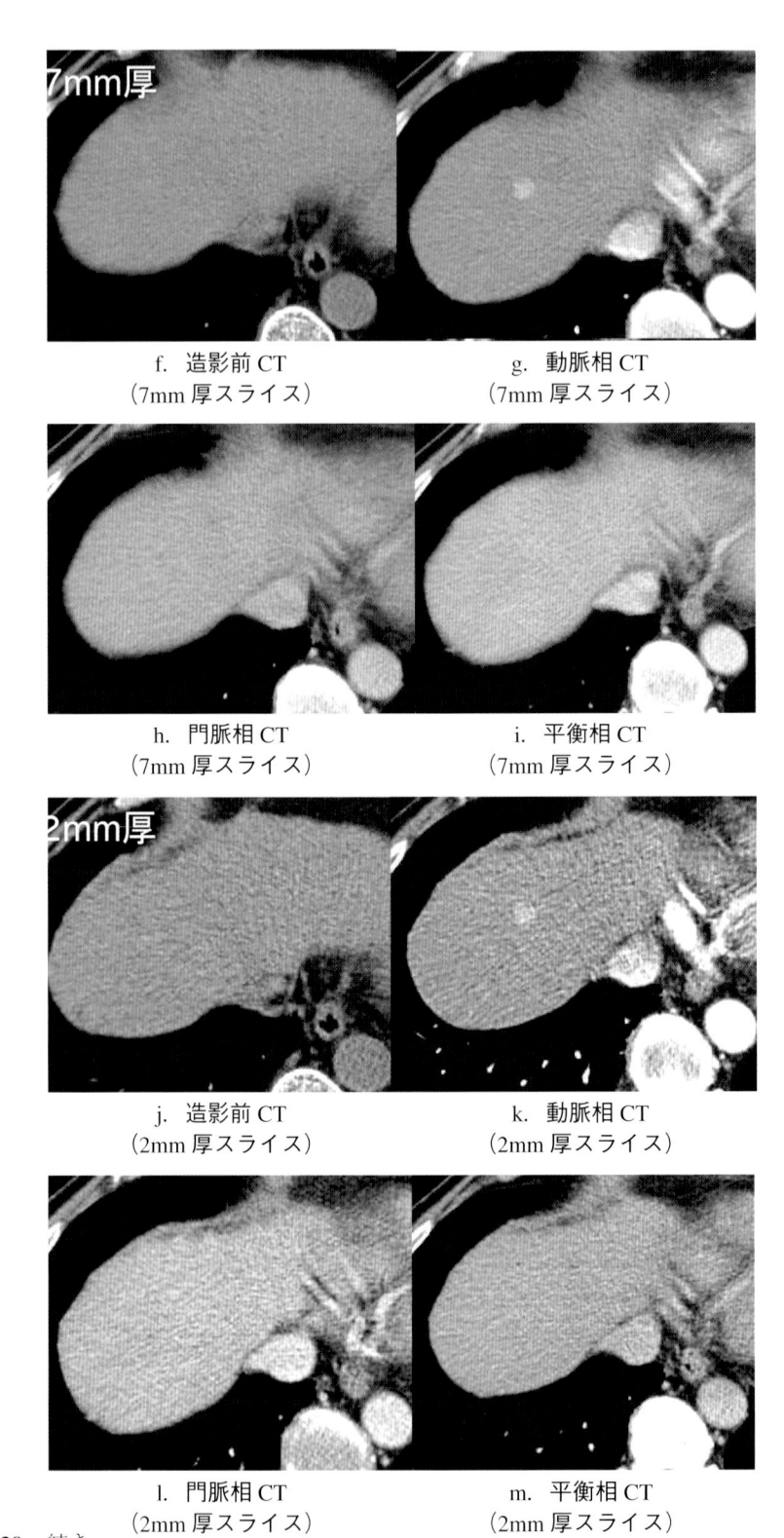

g. 動脈相 CT
（7mm厚スライス）

h. 門脈相 CT
（7mm厚スライス）

i. 平衡相 CT
（7mm厚スライス）

j. 造影前 CT
（2mm厚スライス）

k. 動脈相 CT
（2mm厚スライス）

l. 門脈相 CT
（2mm厚スライス）

m. 平衡相 CT
（2mm厚スライス）

図 39　続き

図 39　肝細胞癌；Hepatocellular carcinoma（HCC）（f 〜 m）

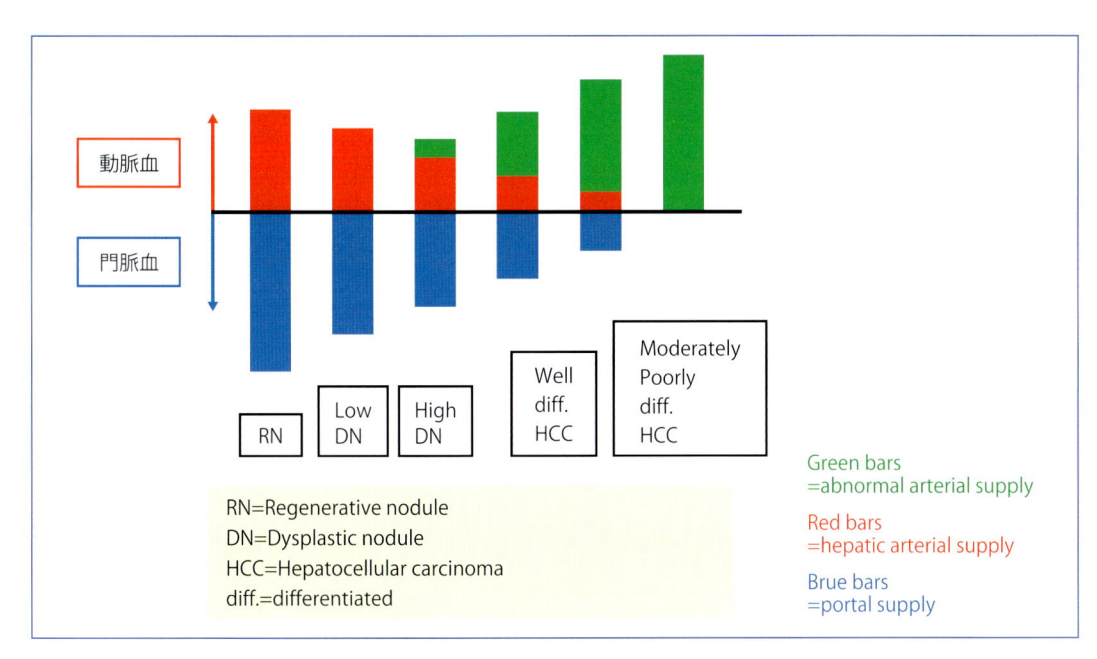

**図40 肝細胞癌の多段階発癌**（文献65より引用）

濃染し，門脈相や平衡相でwashoutする場合は診断が容易であるが，動脈濃染がなく，門脈相や平衡相でのwashoutのみを示す結節は癌であるか非癌であるか診断が困難になる．このような結節を一般に境界病変（Borderline lesion；☞63頁，a）と呼ぶが，HCCがどこから境界病変と区別できるかということは，治療をすべきHCCを検出するということにもつながるため非常に大切である[68]．

■肝細胞癌の脱分化過程

脂肪を含有する高分化型肝細胞癌（図41）は脂肪含有比率が高ければ非造影CTで低吸収を示し，ダイナミックCTの動脈相で腫瘍濃染が明らかでない（乏血性結節を示す）ことが多い．視覚的に微妙な腫瘍の染まりがわかりにくい場合，造影前と動脈相での腫瘍内のCT値の差を見ることでわずかな染まりも判断できる（ただし，あまりに小さいCT値差は誤差範囲内で判断できない場合もある）．

またMRIのT1強調画像のin-phase（水信号＋脂肪信号），opposed-phase（水信号-脂肪信号）における信号の比較は，微量な脂肪を証明できるため有効である．

■早期肝細胞癌

肝細胞癌は多段階発癌を示すといわれている．多段階発癌とはいくつもの遺伝子変異が積み重なり，細胞がしだいに悪性化していくという過程である．肝細胞癌の場合，前癌状態ともいうべき異常が発生，遺伝子の変異が進み，前癌病変が早期肝細胞癌となる．早期肝細胞癌の重要な病理学的根拠の一つにstromal invasionがあり，これは国際的なコンセンサスが得られている[95]（コラム参照）．

肝細胞癌にはAFP，PIVKA-Ⅱなどの腫瘍マーカーがある．AFPは胎児の時に肝臓で作られるタンパク質で，出生後は消失するが肝細胞癌が発生すると増加することが多い．なお，AFP-L3分画はAFP総量が陰性の時で

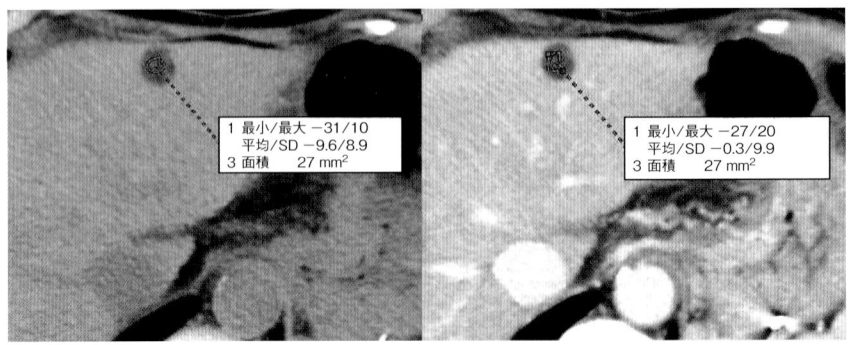

a. 非造影 CT

b. 動脈相 CT

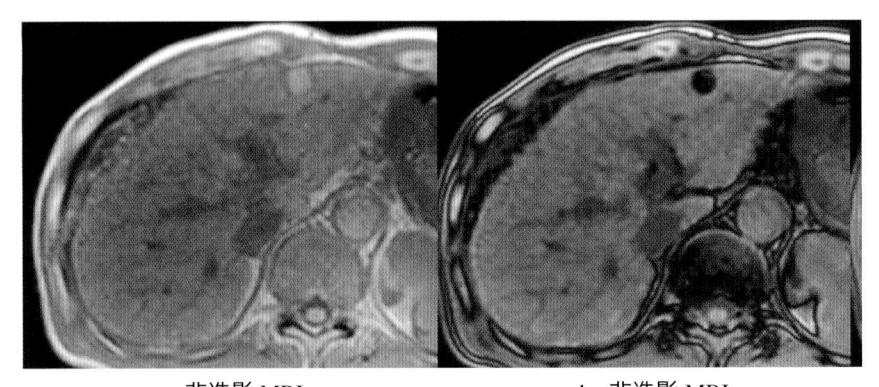

c. 非造影 MRI
（2D の T1 強調画像 In-phase）

d. 非造影 MRI
（2D の T1 強調画像 Opposed-phase）

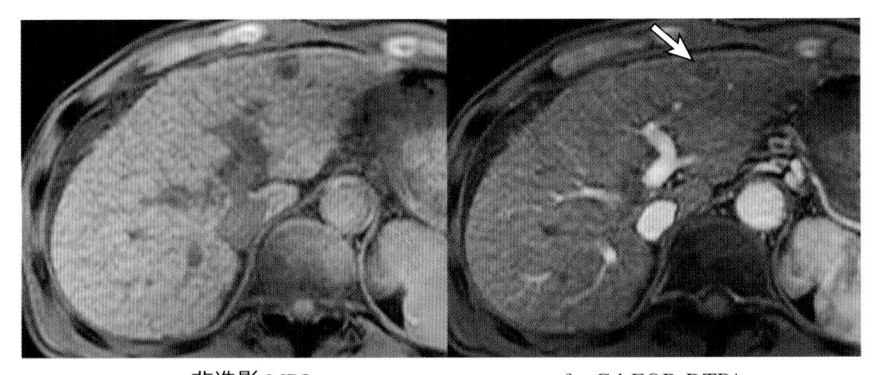

e. 非造影 MRI
（3D の T1 強調画像）

f. Gd-EOB-DTPA
（EOB）-MRI 動脈相

**図41 高分化型肝細胞癌；Well differentiated hepatocellular carcinoma（HCC）**

肝左葉外側区には小さな結節があり，ROI を肝結節内に設定して測定すると平均 CT 値は造影前のマイナス 9.6 から動脈相のマイナス 0.8 へと増加している．また造影前の in-phase と opposed-phase の比較では opposed-phase で信号低下が見られ，脂肪沈着と診断できる．3D-T1 強調画像では脂肪抑制を併用しているため結節は低信号に見える．Gd-EOB-DTPA 造影 MRI の動脈相での結節の造影効果も視覚的に確認できる（f の矢印）．

も，肝細胞癌が発生した場合に増加する．PIVKA-Ⅱはタンパク質の一種でビタミンK欠乏の時に肝細胞で作られるが，肝細胞癌が発生すると出現することがある．ただし腫瘍マーカーの感度は必ずしも高いわけではないため，肝細胞癌の危険群に腫瘍マーカーを定期的に測定しても，肝細胞癌が大きい状態で見つかる患者もおり，必ずしも早期発見につながらない場合が多い．腫瘍マーカーが陽性の症例の治療効果の判定には非常に有用である．

早期肝細胞癌の確定診断のために病理学的検索が必要になることも多いが，針生検で採取される小さな標本では，腫瘍全体の細胞構築を見ることができないため診断は困難な場合が多い．

### ■肝細胞癌治療と背景肝

肝細胞癌の進展度とウイルスなどによる肝臓そのものの障害の程度，この2つの要素からさまざまな治療法を使い分けたり，組み合わせて治療が行われる．肝細胞癌の治療法には，手術による切除，ラジオ波焼灼療法（RFA）などの経皮的局所療法，TACE，動注化学療法，肝移植（liver transplantation），分子標的薬治療などの方法がある．肝細胞癌の大きさに関係なく単発か，3cm以下の癌が3個以内であれば，手術かラジオ波などの経皮的局所療法の適応になる．肝細胞癌の数が2個，3個では，手術と経皮的局所療法が主な選択肢になり，4個以上になると肝動脈塞栓術か動注化学療法の適応になる．ラジオ波など経皮的局所療法は，手術に比べて体への負担が少ないのが利点であるが，胆嚢の近くの肝細胞癌や太い門脈の近傍では合併症を伴うことがある．肝臓の機能が非常に悪い場合，肝細胞癌よりもまず肝臓そのものの治療が優先される．肝機能が肝細胞癌の治療に耐えられない場合の治療法は肝臓移植となる．肝細胞癌を検出する画像診断としてCT，MRI，超音波などがあるが，本邦では一般的にCT検査でスクリーニングをすることが多く，慢性肝疾患の超高危険群患者群に3か月に1回の頻度でCTを撮影することも決して少なくない．ヨード造影剤を用いた造影CTはMDCTが導入されたことにより空間分解能がよくなった

---

**COLUMN**

**早期肝細胞癌に関して**

1974年に中島らは肝の早期癌を発生して早い時期の癌としてサイズの面から直径1cm以下の癌がそれに相当するであろうと報告している（肝臓 15：279-291）．組織像については，その後1990年に中野らによって進行型肝細胞癌とは異なった組織像の早期肝細胞癌が報告され，間質浸潤（☞コラム，77頁）が重要な所見であることが示された（肝臓 31：754-762）．間質浸潤の機序は1997年には中野らによって，癌細胞のMMP-1によりⅠ型膠原線維が分解されると発表された．肝細胞と門脈域の間に基底膜が存在していないことから癌細胞は門脈域に浸潤はできるが，内皮細胞下には基底膜があるので血管内へは浸潤できない．MMP-2．7．9により基底膜を分解することができ，血管内へと入り込み転移することができる[63]．1997年には，岡崎らによって早期肝細胞癌と進行型肝細胞癌は生物学的に異なる（MMP-1活性を有するのが早期肝細胞癌，MMP-2．7．9活性を有するのが進行型肝細胞癌）と報告されている[96]．

（小さな肝細胞癌の検出率も高くなった）が，CTによる頻繁な検査は被曝量の増加という問題がある．最近，注目が集まっている低管電圧のX線によるCT撮影は患者の被曝を下げることができる上に，造影剤による腫瘍濃染のコントラストを上げることができる．

### ■肝細胞癌の診断の前に：必須知識

肝細胞癌の診断の際にはリスクファクターの有無を知ることが大切である．つまりウイルス性肝炎・肝硬変などのハイリスク患者に肝腫瘍が検出された場合は，常に肝細胞癌の可能性を念頭に置かなければならない．

### ■肝細胞癌の画像の基本的特徴

肝細胞癌と診断するための画像的な特徴として重要なポイントは，モザイクパターン，被膜，コロナ濃染（Corona enhancement），門脈浸潤である．また血流動態の評価（動脈血と門脈血の比率；CTHA/CTAPであれば動脈血流および門脈血流のみを評価可能であり，ダイナミックCTでは動脈相と門脈相でその代役が可能）も非常に重要である．

#### ●モザイクパターン（Mosaic pattern）

腫瘍内部に形態の異なるさまざまな結節がランダムに集合した像をモザイクパターン（mosaic pattern）と呼び，主に超音波検査で肝細胞癌に見られる特徴的な所見である．なお，CTやMRIではnodule in noduleあるいはtumor in tumorと呼ぶことが多い．病理学的に，被包型肝細胞癌の割面では，線維性隔壁によって区分される分葉状，あるいは小結節状の構造が内部に見られる．大きい肝細胞癌に見られることは多いが，小型の肝細胞癌にも見られる（図42，43）．

#### ●被膜（Capsule）

結節型肝細胞癌はサイズが大きくなると腫瘍の外周に線維性被膜を形成する．これは肝癌が圧排性の増殖を示すために形成される．CTやMRIでダイナミック造影を行うと被膜に遅延性造影（平衡相での造影効果）を認めるが，これは線維成分が肝実質に比べて遅いタイミングで造影され，線維細胞の間質に入った造影剤がwashoutしにくいことを反映した画像所見である（図42，43）．被膜は超音波像ではハロー（halo）と呼ばれる低エコーを示す（図44）．

#### ●コロナ濃染（Corona enhancement）

多血性肝細胞癌はCT during arterial portography（CTAP；経動脈性門脈造影CT）で造影欠損となり，CT hepatic arteriography（CTHA；肝動脈造影CT）の早期相（造影剤注入直後）で濃染するが，CTHAの後期相（造影剤注入後約30秒）を撮像すると，腫瘍はwashoutを呈し，周囲にコロナ濃染（Corona enhancement）といわれる造影効果を認める（図42，45）[97]．これは，肝細胞癌に入った造影剤が周囲肝実質の門脈系に流出していっている像であり，肝細胞癌に比較的特徴的な像である．

#### ●門脈浸潤（門脈腫瘍栓；Tumor thrombus of the portal rein）

肝細胞癌は進行すると，門脈に腫瘍が浸潤する（門脈腫瘍栓）ことがある（図46）．門脈腫瘍栓は肝細胞癌の予後に重要な因子となる．門脈に腫瘍栓がない場合にはVp0，門脈2次分枝より末梢（2次分枝を含まない）に侵襲がある場合にはVp1，2次分枝に侵襲がある場合にはVp2，1次分枝に侵襲がある場合にはVp3，門脈本幹や対側の門脈枝に侵襲がある場合にはVp4と分類される．

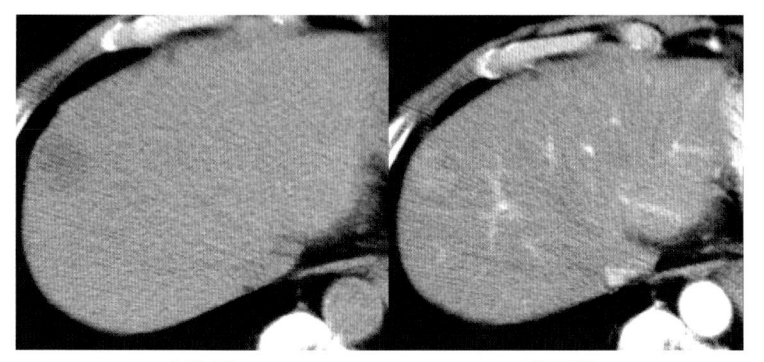

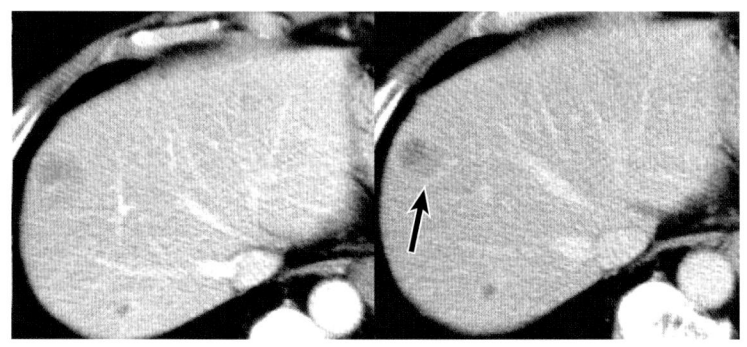

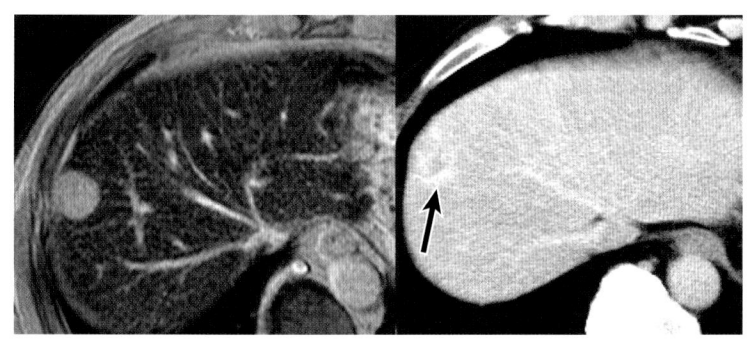

a. 非造影 CT
b. 動脈相 CT
c. 門脈相 CT
d. 平衡相 CT
e. SPIO 造影 MRI（T2*強調画像）
f. CTHA（後期相）
g. CTAP 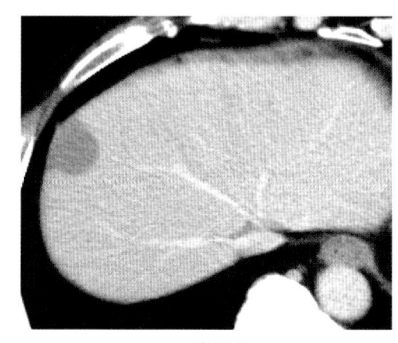

## 図42　肝細胞癌（Hepatocellular carcinoma：HCC）のモザイクパターン，被膜とコロナ濃染（Mosaic pattern, capsule and corona enhancement）

肝ダイナミックCTの動脈相では，HCCの内部がやや不均一な染まりを示し，門脈相や平衡相でも内部は不均一な濃度を示す（washout）．平衡相では肝結節の外周に線維性被膜と考えられる遅延性造影効果が見られる（dの矢印）．この腫瘍はSPIO造影MRIからクッパー（Kupffer）細胞の貪食能（phagocytic activity）の低下あるいは消失した腫瘍であることがわかる．CTHA（後期相）では腫瘍のコロナ濃染（fの矢印）が見られる．CTAPでは門脈血流が欠損している．

a. 非造影 CT

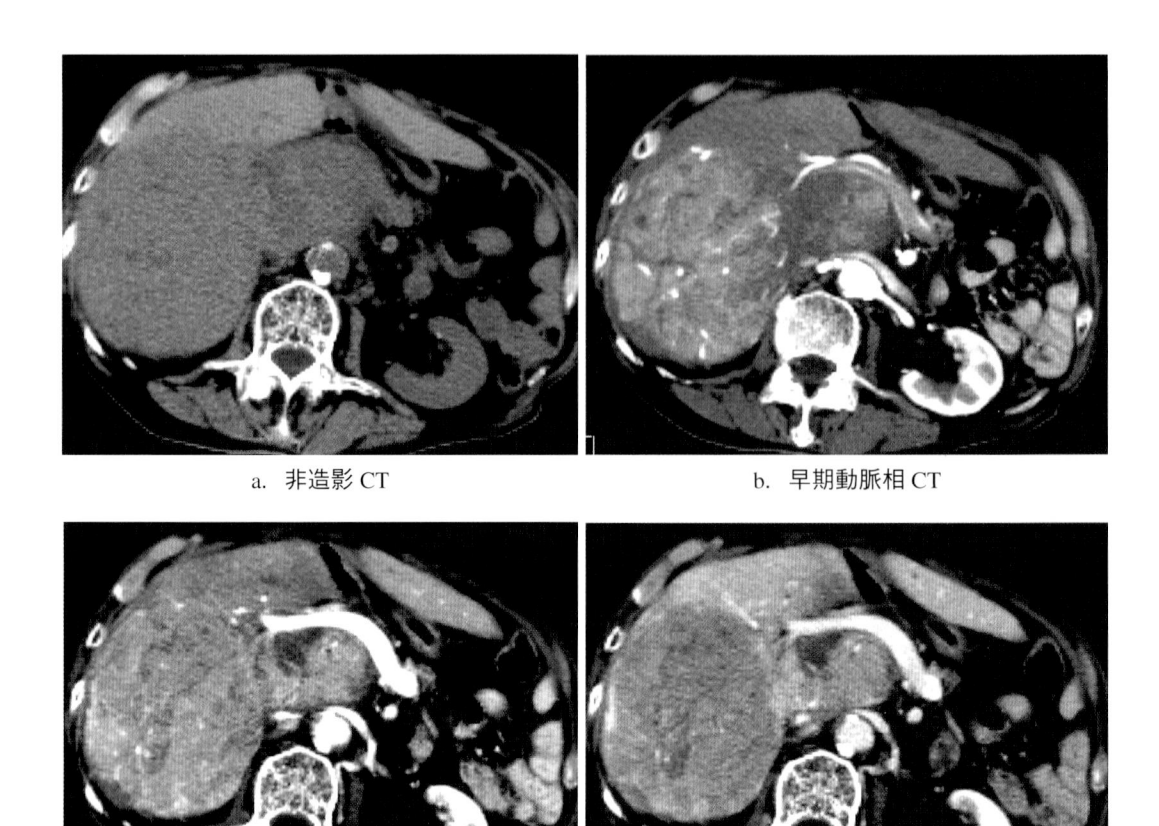

b. 早期動脈相 CT

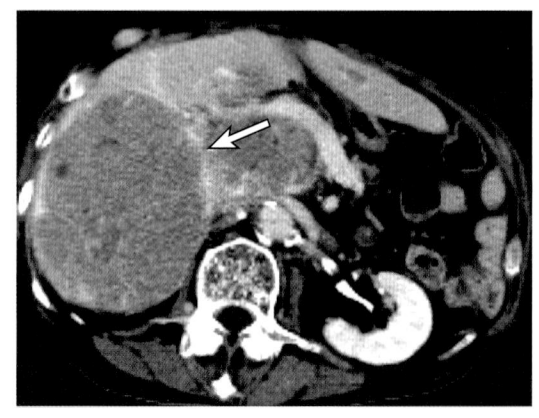

c. 後期動脈相 CT

d. 門脈相 CT

e. 平衡相 CT

### 図 43 肝細胞癌のモザイクパターン；Mosaic pattern of hepatocellular carcinoma（HCC）

肝ダイナミック CT では動脈相で大きな肝細胞癌の内部が不均一な染まりを示し（内部隔壁によってコンパートメントに分かれる），門脈相や平衡相でも内部は不均一な濃度を示している（washout）．平衡相では肝結節の外周に線維性被膜と思われる遅延性造影効果が見られる（e の矢印）．このように肝細胞癌の造影が不均一な場合，モザイクパターンという．

a.　　　　　　　　　　　　　b.

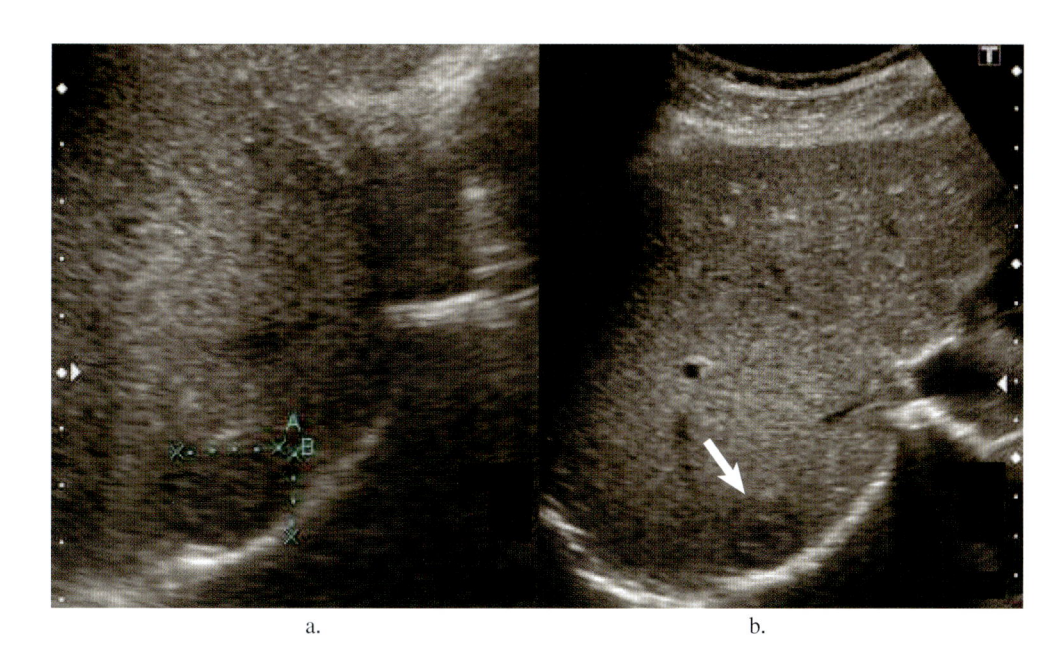

**図44　肝細胞癌の被膜；Capsule of hepatocellular carcinoma（HCC）**
超音波像では被膜はハロー（halo）という低エコーを示す（bの矢印）.

- **胆管浸潤（Biliary duct invasion）**

　胆管浸潤をきたす肝細胞癌は黄疸や腹痛を初発症状とすることがある．胆管内への発育は肝門部で直接浸潤する場合が多い．浸潤型の形状を持つ肝細胞癌は胆管内浸潤が容易といわれているが，進行型肝細胞癌患者でない場合には胆管浸潤が見られることはまれである（図47）．胆管浸潤を示す肝細胞癌には，癌の拡がりを考慮しつつ肝外胆管の切除を含む大規模な肝切除術が行われることが多い．

> **COLUMN**
>
> **間質浸潤（Stromal invasion）**
>
> 　早期肝細胞癌と前癌病変（high grade dysplastic nodule）の病理学的鑑別には実質肝細胞の形態学的特徴が重要である（定義は境界不明瞭結節で，細胞異型は軽度であり，細胞密度が軽度増加している）が，門脈域への癌細胞の浸潤（間質浸潤；stromal invasion）の有無が特に重要とされている（早期肝細胞癌は2型膠原線維を分解する酵素であるMMP-1の活性を有しており，これにより門脈域へと浸潤している）[63]．ヘマトキシリンエオジン（HE）染色のみの診断では微妙な間質浸潤を見逃す可能性があるが，ビクトリアブルー染色（弾性線維染色）を行い，背景をケルンエヒテロートという薄いピンクに染めると門脈域や間質が見やすくなり，間質浸潤を評価しやすくなる．門脈域部分で肝細胞間に薄くとも弾性線維を認めたら浸潤である．Stromal invasionは切除標本において早期肝細胞癌ならば100％見られるものといえる．生検標本でもstromal invasionを認めることはまれではないが，標本内には見られない場合もあるため，生検標本のみでは早期肝細胞癌を診断できないこともある．

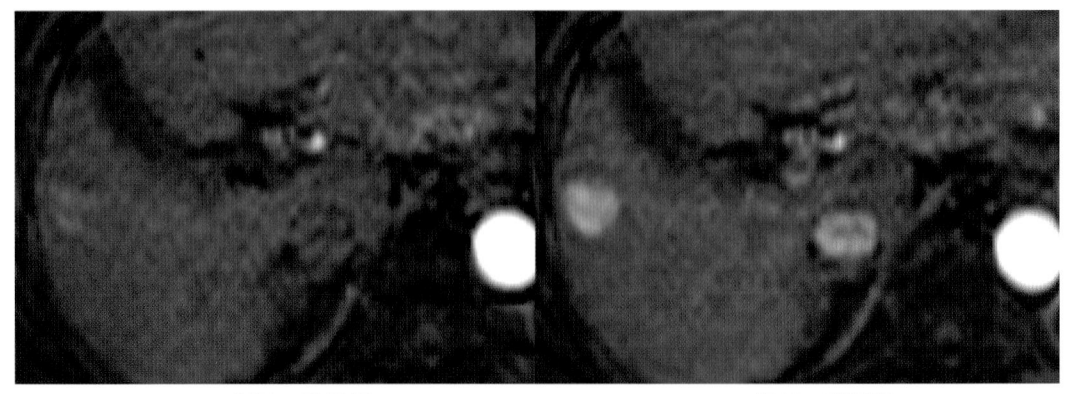

a. 1相目の動脈相
b. 2相目の動脈相
c. 3相目の動脈相 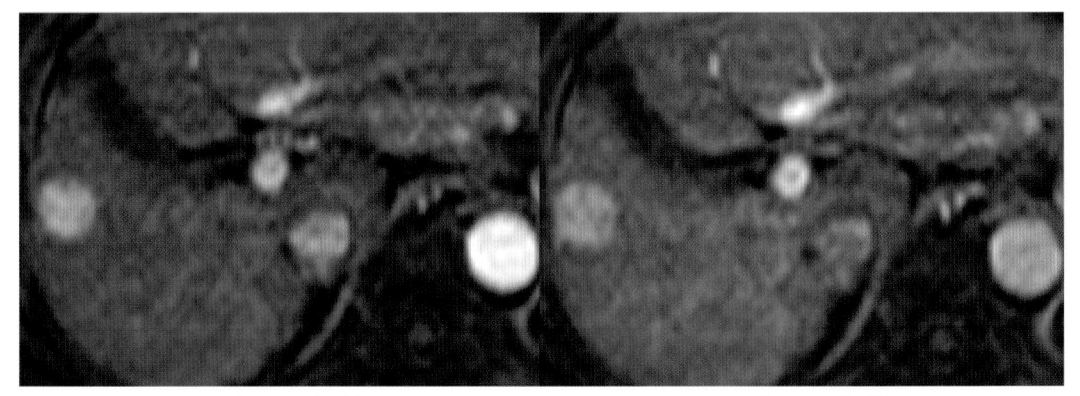
d. 4相目の動脈相
e. 5相目の動脈相 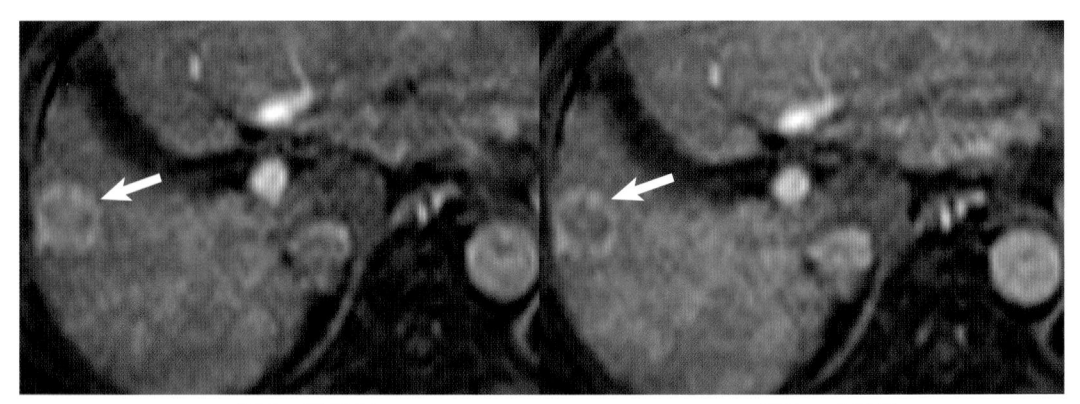
f. 6相目の動脈相

**図45 肝細胞癌のコロナ濃染；Corona enhancement of hepatocellular carcinoma（HCC）**

Gd-DTPA造影MRIの動脈相を高速MRI撮像（1相4秒で撮像）している．5相目（e）と6相目（f）にコロナ濃染が見られる（矢印）．

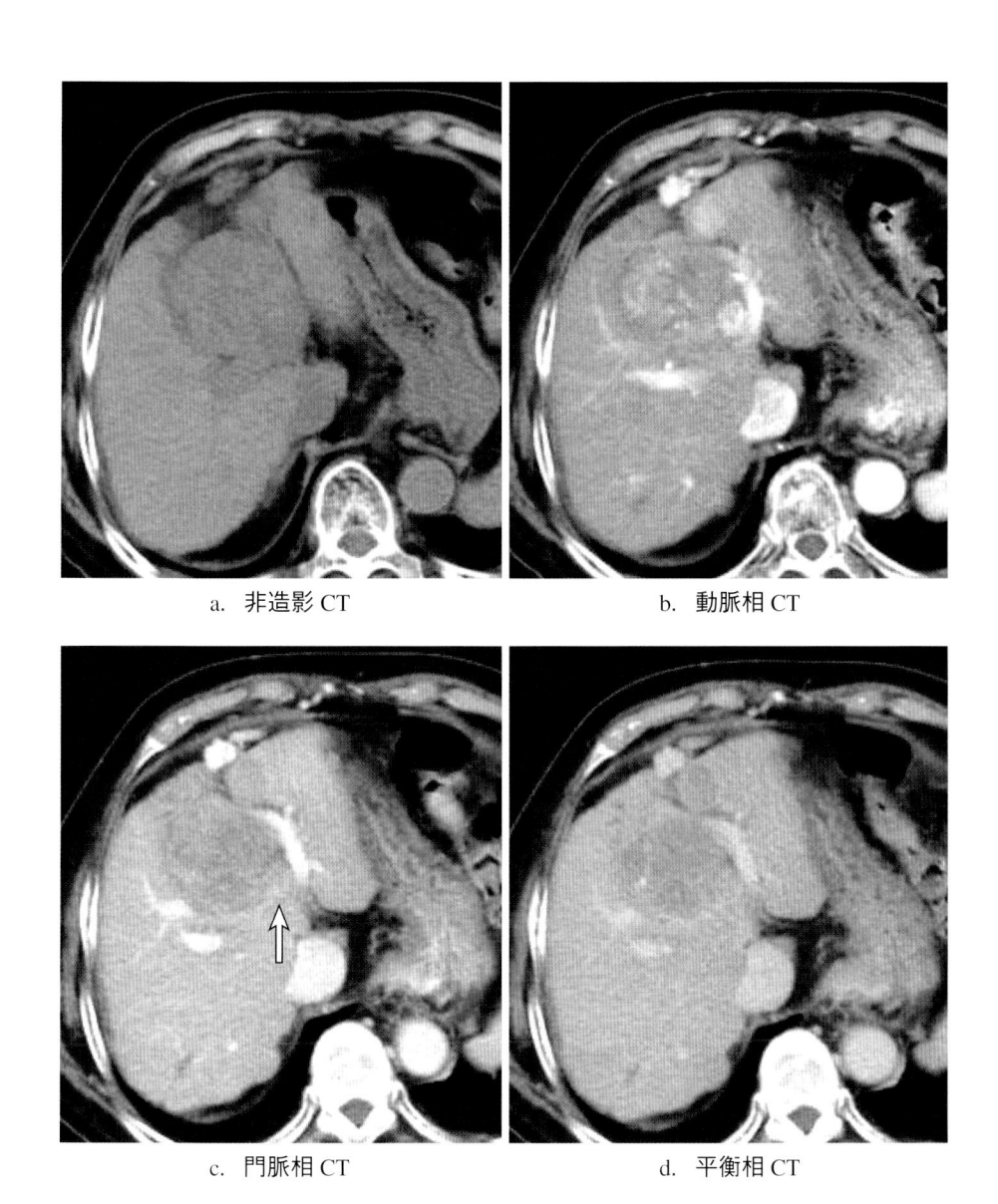

a. 非造影 CT
b. 動脈相 CT
c. 門脈相 CT
d. 平衡相 CT

**図 46 肝細胞癌の門脈浸潤；Portal vein inversion of hepatocellular carcinoma（HCC）**

肝細胞癌は動脈相では内部の染まりは不均一なモザイクパターンを示している．門脈相で，門脈右枝に肝細胞癌が浸潤しているのが認められる（矢印）．

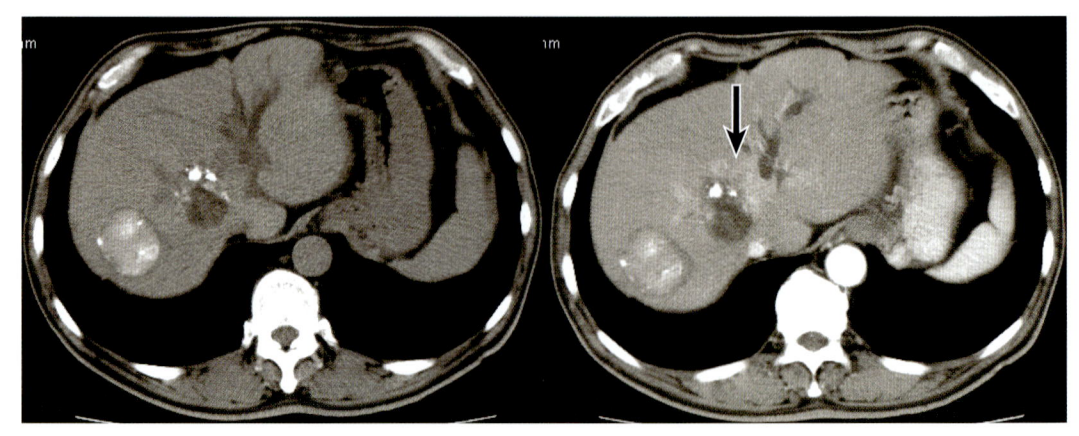

a. 造影前 CT   b. 動脈相 CT

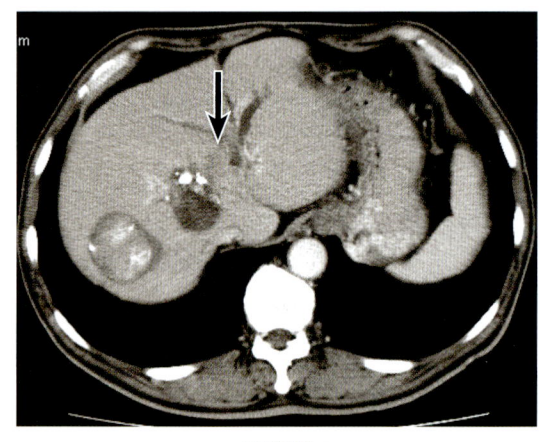

c. 平衡相 CT

図47 肝細胞癌の RFA 治療後再発；門脈・胆管浸潤（Recurrence of hepatocellular carcinoma after RFA；Portal vein and biliary tract invasion）

肝 S4 と肝 S7/8 には TACE + RFA 後の変化を認める．S4 の治療後の肝細胞癌の内側に動脈相で濃染する病変（b の矢印）があり，平衡相では淡い低吸収（c の矢印）を示しており，再発と考えられる．門脈左枝の描出が不鮮明で，再発腫瘍部の末梢の S3 と S4 区域の肝内胆管（B3，B4）に拡張が見られ，門脈・胆管浸潤と診断される．

● 肝細胞癌内の変化（脂肪化や壊死）

　肝の結節内に生じる脂肪化は早期肝細胞癌の主要な組織像の一つである（図48）．脂肪化の占有率は肝内結節の腫瘍径の増大に伴い低下し 3cm を超える腫瘍内および中分化肝細胞癌にはまれな所見となる．

　肝細胞癌内部に壊死による変性を伴うことがある（図49）．中心壊死を有する場合，肉腫様肝細胞癌（sarcomatoid HCC）も考えないといけない．この腫瘍は通常の肝細胞癌よりも遠隔転移の率が高い．

　肝細胞癌の局所治療や TACE 後，経口治療（ソラフェニブ）後にも治療の効果としての腫瘍内壊死が生じうる．

### 肝細胞癌の形態と悪性度

　原発性肝癌取扱い規約によると，肝細胞癌を形態的に分けて，単結節型（単純結節型），小結節境界不明瞭型，単結節周囲増殖型（単純結節周囲増殖型），多結節癒合型，浸潤型としている．このほか塊状型，びまん型と区別することもある．肝細胞癌の形態は予後とある程度相関している（図50）[98,99]．

a. 非造影 CT　　b. 動脈相 CT

c. 門脈相 CT　　d. 平衡相 CT

e. 非造影 MRI　　f. 非造影 MRI
（T1 強調画像 In-phase）　（T1 強調画像 Opposed-phase）

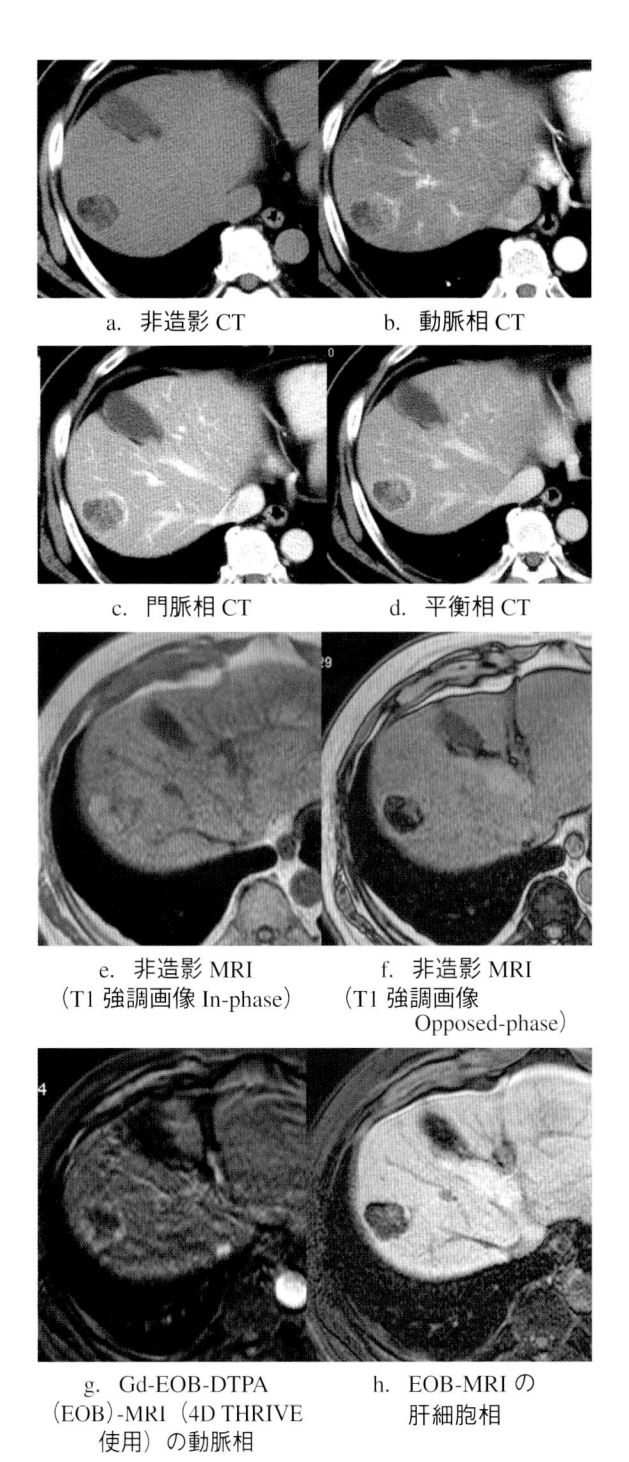

g. Gd-EOB-DTPA　　h. EOB-MRI の
（EOB）-MRI（4D THRIVE　　肝細胞相
使用）の動脈相

**図 48　肝細胞癌内部の脂肪（Intratumoral fat of hepatocellular carcinoma；HCC）**

非造影 CT では肝結節内にかなり CT 値が低い部分があり脂肪が示唆される．動脈相での染まりは脂肪が多いところは弱い．Gd-EOB-DTPA 造影 MRI では肝内結節の脂肪変性が in-phase と opposed-phase の信号比較で診断できる（opposed-phase で信号低下する）．動脈相では辺縁主体に染まりが見られ，肝細胞相では Gd-EOB-DTPA の取り込み低下を認める．

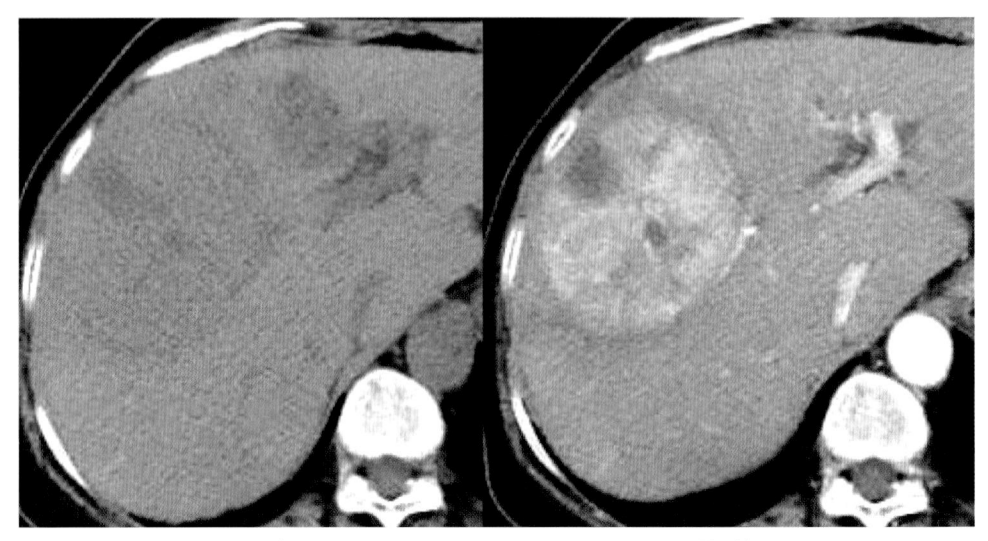

a. 非造影 CT

b. 動脈相 CT

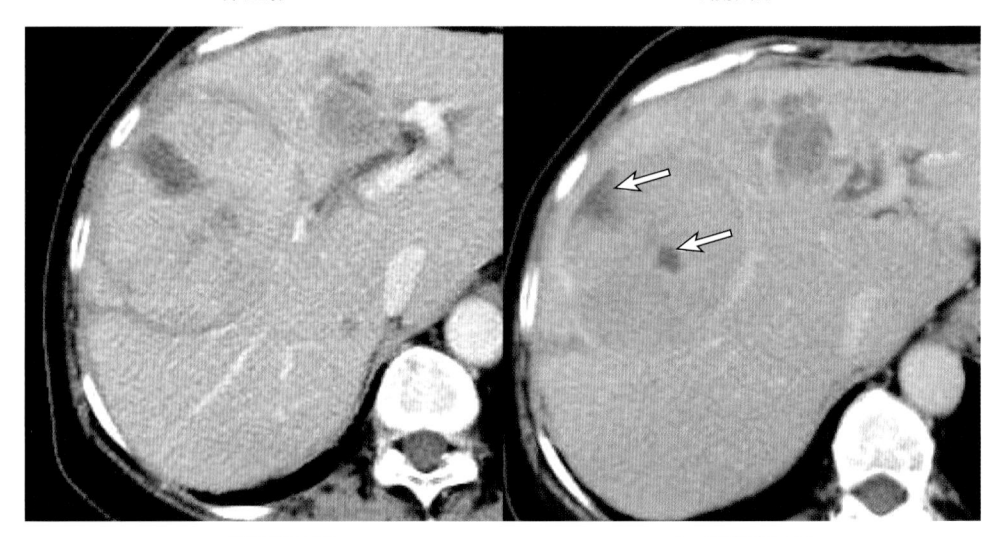

c. 門脈相 CT

d. 平衡相 CT

**図49 肝細胞癌の腫瘍内壊死；Intratumoral necrosis of hepatocellular carcinoma（HCC）**

腫瘍は造影前には低吸収，動脈相で濃染，門脈相と平衡相ではwashoutを示し，平衡相では線維性被膜が高吸収に染まっている（遅延性濃染）．典型的な多血性肝細胞癌の所見である．肝細胞癌の内部には壊死と思われる無濃染域（dの矢印）が見られる．

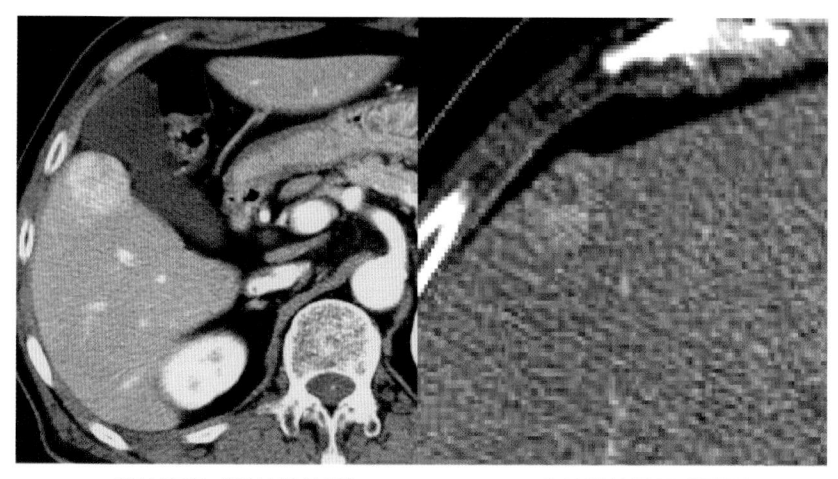

a. 単結節型（単純結節型）

b. 小結節境界不明瞭型

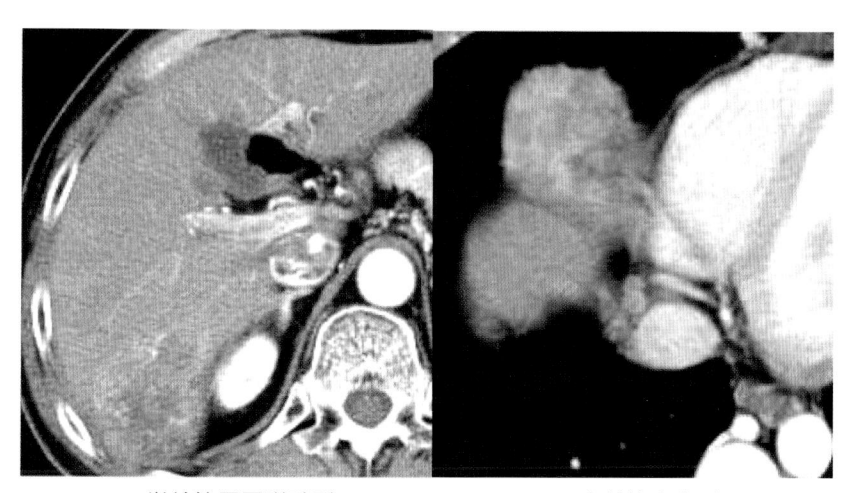

c. 単結節周囲増殖型
（単純結節周囲増殖型）

d. 多結節癒合型

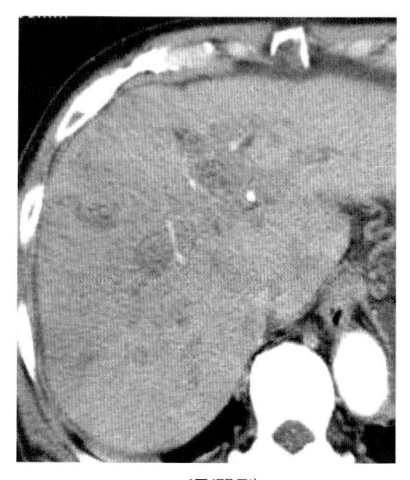

e. 浸潤型

図50 肝細胞癌の形態的分類；
Morphological classification of hepatocellular carcinoma（HCC）

aからeになるに従い予後は悪くなる傾向がある．

> **COLUMN**
>
> ### 早期肝細胞癌の病理の考え方
>
> 　高分化型肝細胞癌＝早期肝細胞癌ではない．早期肝細胞癌は古典的肝細胞癌，あるいは進行型肝細胞癌とは生物学的に異なった性質を持ち，浸潤形式や臨床予後が異なるため，単に肝細胞癌の早期のもので細胞異型が乏しい高分化型肝細胞癌を早期肝細胞癌と同義とするのは誤りである（ただし，臨床において，肝細胞癌の組織学的所見が得られないことも多く，臨床医は小型の乏血性高分化型肝細胞癌を早期肝細胞癌とみなしていることが多い）．すなわち分化度で早期肝細胞癌と古典的肝細胞癌を鑑別することはできず，生物学的悪性度が鑑別に重要になる．肝細胞癌は容易に門脈域や肝硬変隔壁に浸潤するが，現状では早期肝細胞癌は血管浸潤がなく転移はしないと考えられている．
>
> 　Ductal reaction の減少，消失は真の間質浸潤と偽浸潤（慢性肝炎の線維化内に巻き込まれた肝細胞）を鑑別するのに有用である[100]．早期肝細胞癌の間質浸潤は間質線維分解酵素の一つのMMP-1 の活性が認められる[96]．肝細胞はトランスフォームすることで肝細胞機能が変化するが，その1つがMMP-1であり，現在MMP-1による診断の最適化，再現性の向上がなされている．MMP-1はⅠ型膠原線維を分解できるが基底膜のⅣ型膠原線維は分解できない（基底膜分解にはMMP-2，7，9などのⅣ型膠原線維を分解する酵素が必要である）ため血管内に浸潤できず，血管壁浸潤（内膜下までの浸潤）にとどまる．進行型肝細胞癌（中分化）ではMMP-1陰性でStromal invasion（間質浸潤）は見られない（低分化になると陽性なのか間質に浸潤するようになる）．進行型肝細胞癌が線維被膜に浸潤するのは，多くの場合，癌結節の導出血管が被膜にあり結節内の血洞とつながっているので癌組織（細胞）が血流にのって被膜内（血管）に侵入する．つまり線維組織内に浸潤するのでなく癌細胞が血管内に入るので non-invasive intravasation といわれる．このように間質浸潤なしに癌細胞が血管内に入るのが non-invasive intravasation であり，これは進行型肝細胞癌の門脈浸潤の機序の一つとなりうる．肝細胞癌の分化度が単に高分化といっても進行期であれば転移がありえる．一方，早期の高分型化肝細胞癌では転移しない（血管内に侵入できない）ことになる．
>
> （大船中央病院 病理診断科 中野雅行先生監修：肝臓 52巻9号　617-618．2011．参照）

### 肝細胞癌の画像診断の考え方

　MDCT の進歩や Gd-EOB-DTPA（EOB）造影 MRI の撮像画像の基本となる 3D-T1 強調画像の進歩により，薄いスライス厚（collimation）で検査をすることが可能となり，CT と MRI は小さな肝細胞癌の検出も可能となった．しかし同時に小さな A-P シャント（arterial-portal shunt）のような偽病変も多く見られるため注意が必要である．A-P シャントは肝辺縁に生じて楔状を示せば診断が容易であるが，球形を呈した場合はしばしば肝細胞癌と似た所見を示すため鑑別が困難な場合がある．ダイナミック・スタディの門脈・平衡相において造影剤の washout がなく，周辺肝と等濃度・等信号になる点も，ある程度鑑別点になるが，絶対ではない．SPIO 造影 MRI や Gd-EOB-DTPA 造影 MRI のような肝特異性造影剤を用いると血流の偽病変は除外可能（A-P シャントは周囲肝と同等に造影剤の取り込みがある）であるが，慢性化した A-P シャントでは Kupffer 細胞機能や肝細胞機能にダメージをもたらし周囲肝と同等の肝特異性造影剤の取り込みを示さないこともあるため注意が必要である[101]．

MRIで肝細胞癌を診断する場合，SPIO造影MRIよりGd-EOB-DTPA造影MRIを用いることが多くなっている．その理由は，Gd-EOB-DTPA造影MRIではダイナミック撮像が可能であること（肝内結節の血流情報が得られること），早期肝細胞癌の検出率がSPIO造影MRIより高いことによる[37,38]．肝細胞癌の診断に，肝ダイナミックMRIの動脈相での濃染を見ることは必須である．SPIO造影MRIではこのダイナミック相を得ることが困難である．またGd-DTPA造影MRI（非特異性MRI造影剤）を施行することもあるが，Gd-EOB-DTPA造影MRIを比較した場合，Gd-EOB-DTPA造影MRIの肝細胞相での検出能が非常に高いため，現在はGd-EOB-DTPA造影MRIが主に用いられている．

日常の肝細胞癌のスクリーニングではスループットの良さ（検査時間が短い）からCTでの検査が優先されるが，肝細胞癌治療後の画像診断に何を用いるかは議論がある．Gd-EOB-DTPA造影MRIでも肝ダイナミックCTでも再発チェックを行うことは可能であるが，それぞれ長所と短所がある（表10）．

造影エコーによるTACE後の再発チェックの有効性が報告されており，これも検査のオプションとして加えられることがある．第一世代である超音波造影剤レボビスト（Levovist®）は泡を壊しながらハーモニックモードで信号を取得していたが，ソナゾイド（Sonazoid®）はハーモニックモードで泡を壊したり，あるいは壊さずに信号を取得することが可能で（持続時間も長く），第二世代の造影剤ともいわれる．ソナゾイド®ではまず動脈相で腫瘍が染まる様子をダイナミックに観察することができ，約10分後にはクッパー細胞に造影剤が取り込まれるので肝臓全体が強く反射するのに対してクッパー細胞のない腫瘍が低エコーに描出される．肝細胞癌の診断，治療の際の部位同定にも利用できる．

CTとアンギオ装置が一体となったCTアンギオシステムを用いれば，動脈血流と門脈血流を正確に分別できる（腫瘍の栄養血管の比率を見ることができる）検査法であるCTAPやCTHAを容易に行うことができるが，装置は高価である．費用対効果から，近年はやや装置の費用が安いflat panel detectorを用いたConebeam CT装置が普及してきている．

## American Association for the Study of Liver Diseases（AASLD）ガイドライン2011

米国肝臓学会議（American Association for

表10　肝細胞癌診断におけるダイナミックCTとGd-EOB-DTPA造影MRIの長所と短所

|  | ダイナミックCT | Gd-EOB-DTPA造影MRI |
| --- | --- | --- |
| 長所 | 短時間撮影（スループットがよい）<br>Lipiodolの集積が評価できる<br>遠隔転移巣の評価もある程度できる | 早期肝細胞癌描出能が高い<br>被曝がない<br>TACEの効果判定時にリピオドールの影響を受けずにできる |
| 短所 | 被曝がある | 撮像時間が長い |

注）TACE後のLipiodol集積やRFA後の焼灼域はダイナミックCTで把握しやすい．造影MRIはLipiodolの溜まった部分の血流もわかるので，TACE後の評価に有用である．

the Study of Liver Diseases；AASLD）による PRACTICE GUIDELINE の Management of Hepatocellular Carcinoma：An Update では，1cm 以上の結節には 4 相 MDCT（4 phase MDCT：造影剤・動脈相・門脈相・平衡相を撮影するCT）またはダイナミック造影 MRI（dynamic contrast enhanced MRI）を行うべきとしている[70]．このガイドラインは国際的にも重要な意味を持つものであり，本邦でもこれに準じた診療が行われている．

## 肝癌診療ガイドライン

肝癌診療ガイドライン（日本肝臓学会；http://www.jsh.or.jp/medical/kangan.html）の肝細胞癌サーベイランスアルゴリズムでは，超高危険群に対し 3 ～ 4 か月に 1 回の超音波検査，高危険群に対しては，6 か月に 1 回の超音波検査を行うことが提案され，さらに超音波検査で結節性病変が新たに指摘された場合，ダイナミック CT あるいは，ダイナミック MRI による鑑別診断を行うとしている．

## ミラノ基準（Milan criteria）

ミラノ基準は平成 17 年から本邦の肝癌に対する肝移植の保険適用にも使用されている．ミラノ基準では術前画像で遠隔転移がなく，脈管侵襲がなければ，5cm 以下の単発肝癌もしくは最大径 3cm 以下の多発肝癌（3 個まで）を肝移植のよい適応としている[102]．この基準を守れば移植後 5 年生存率が 70％以上，5 年再発率が 15％以下，待機リストからの脱落の危険率が月間 4％との報告である[102]．

## 肝細胞癌（HCC）の治療戦略（☞図54）

肝細胞癌の治療は多岐にわたり，RFA，TACE，肝動注化学療法，外科的切除，分子標的薬の経口投与などがある．

### (1) ラジオ波焼灼療法（RFA）

ラジオ波焼灼療法（RFA）は本邦では 1999 年頃から本格的に導入され，2004 年 4 月から保険適用となった．腫瘍のなかに電極針を挿入し，電極周囲を高周波（ラジオ派）で誘電加熱し，癌を凝固壊死させる治療法であり，本邦でも多くの施設で行われている．RFA の機器としては，本邦では現在，RITA 社，Boston Scientific 社，Radionics 社の 3 社の製品が市販されている．ほか，局所治療として経皮的エタノール注入療法（percutaneous ethanol injection therapy：PEIT），経皮的マイクロ波凝固療法（percutaneous microwave coagulation therapy：PMCT），集束超音波（high-intensity focused ultrasound：HIFU）があるが，HIFU はまだ日本では保険適用はない．現在 RFA が普及しており，RFA 治療後の効果判定，再発のチェックは画像診断の大きな役割である（図 47，51，52）．

### (2) 肝動脈化学塞栓術（Transcatheter arterial chemoembolization：TACE）

TACE は，血流支配にのっとった抗癌剤による化学療法と，塞栓物質による阻血効果を利用した治療法である[103]．なお，TAE は transcatheter arterial embolization のことである．1983 年に Yamada らは切除不能の肝細胞癌患者 120 症例に対して行った TAE の有効性について報告した[103]．1989 年に Nakamura らは，lipiodol を用いた transcatheter oily chemo-embolization の有用性を報告し[104]，現在の TACE という概念が確立した．1993 年に Matsui らは，小肝細胞癌に対して超選択的に栄養血管を塞栓する subsegmental transcatheter arterial embolization の有用性を報告している[105]．

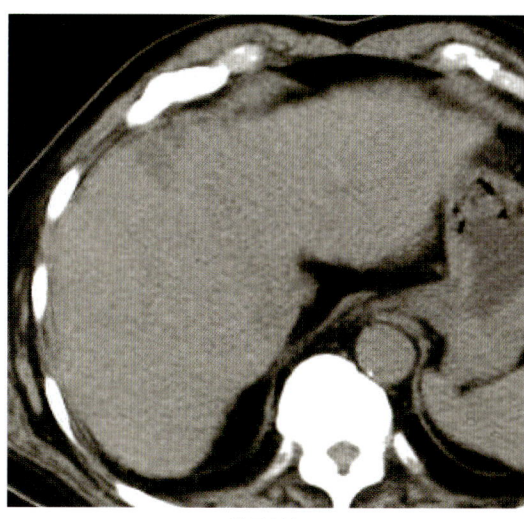

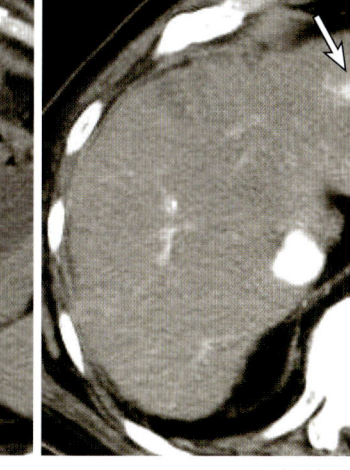

a. 造影前 CT  b. 動脈相 CT

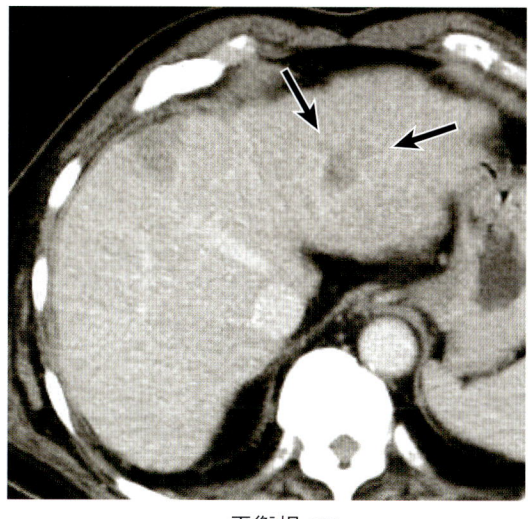

c. 平衡相 CT

**図 51 肝細胞癌の RFA 後再発（Recurrence of hepatocellular carcinoma：HCC after RFA）**

肝左葉外側区に RFA 治療後の無濃染領域を認め，その周囲に動脈相で濃染し（b の矢印），平衡相では造影剤の washout を示す．再発病変が認められる（c の矢印）．

この治療法における 4 年生存率は 67％ と良好な成績であった．

　種々の経皮的凝固療法の導入により，切除不能肝細胞癌でかつ経皮的凝固療法の対象外とされている肝細胞癌が TACE/TAE の適応となっている．科学的根拠に基づく肝癌診療ガイドライン 2005 年度版の治療アルゴリズムでは，Child A もしくは B で最大腫瘍径 3cm 以上の 2 個もしくは 3 個の腫瘍と 4 個以上の多発 HCC が TACE/TAE の適応とされている．

　TACE 治療後の再発のチェックは CT で施行されることが多いが，lipiodol の集積が造影効果をマスク（覆い隠す）する可能性があるため，lipiodol の集積に影響を受けにくい造影 MRI のほうが優れていることが多い[106, 107]（図 53）．

### （3）手術（Surgical operation）

　手術にあたり，肝機能評価（術前の肝機能評価で最も有用な検査は ICG15 分停滞率）

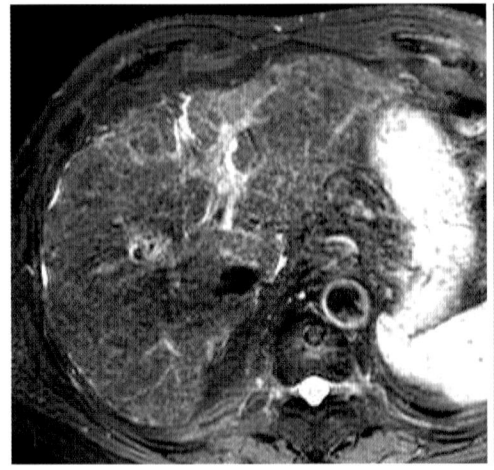

a. MRI の T2 強調画像

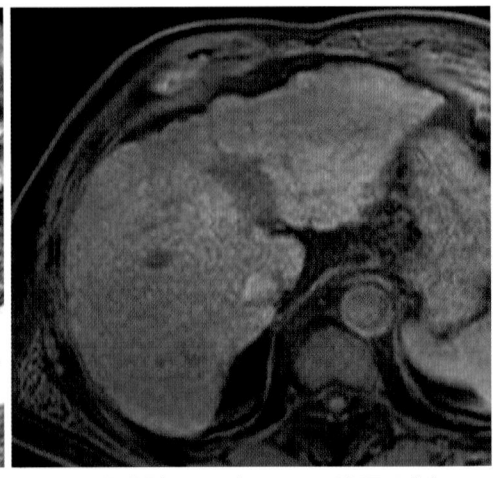

b. 非造影 MRI（3D の T1 強調画像）

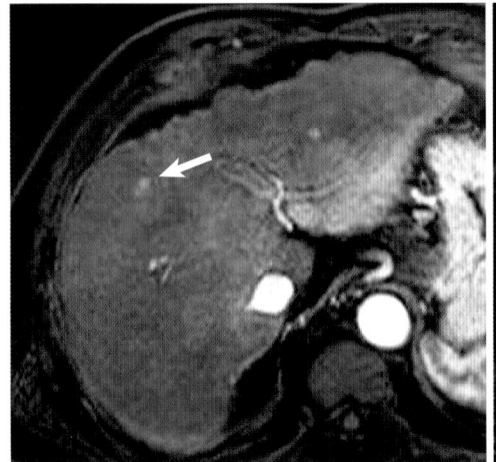

c. Gd-EOB-DTPA（EOB）造影 MRI 動脈相

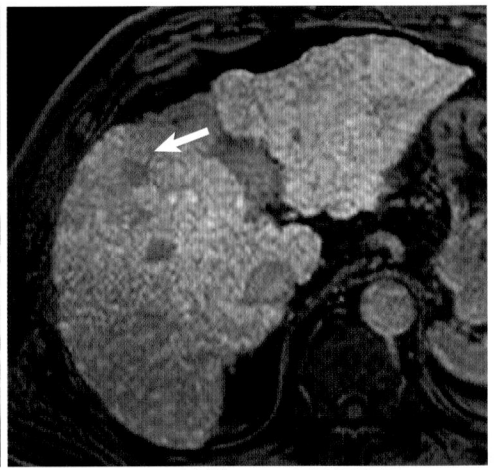

d. EOB 造影 MRI の肝細胞相

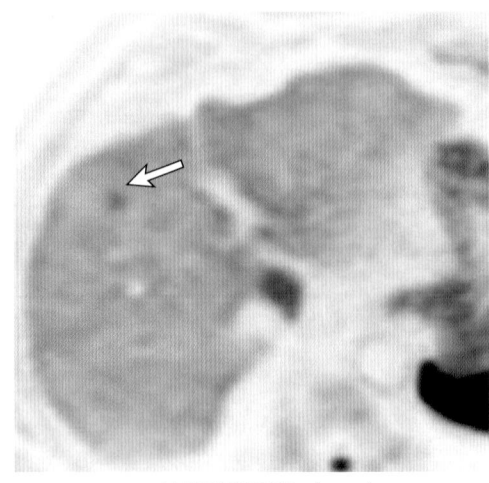

e. 拡散強調画像（DWI）

**図52 肝細胞癌の RFA 後再発（Recurrence of hepatocellular carcinoma：after RFA）**

肝左葉内側区に Gd-EOB-DTPA 造影 MRI 動脈相で点状早期濃染が見られ（c の矢印），肝細胞相では取り込み低下が見られる（d の矢印）．拡散強調画像では拡散制限（e の矢印）が見られ，再発と診断される．

a. 非造影 CT

b. 動脈相 CT

c. 平衡相 CT

d. Gd-DTPA 造影 MRI（動脈相）

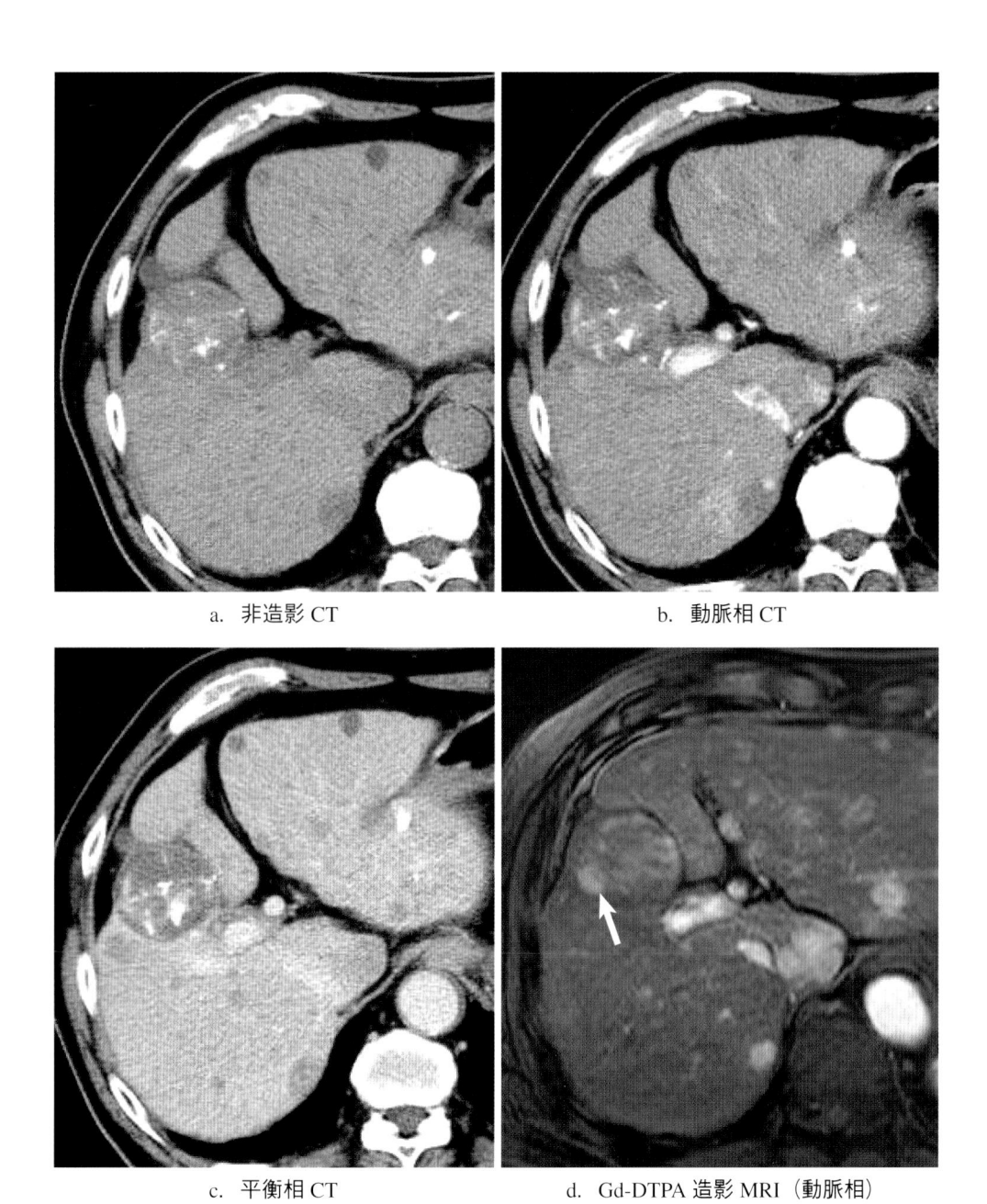

**図 53　肝細胞癌の TACE 後再発（Recurrence of hepatocellular carcinoma after TACE）**

CT 像では lipiodol が不均一に貯留した肝細胞癌内に動脈相での明らかな濃染を指摘するのは難しいが，ダイナミック MRI では動脈相で濃染を指摘できる（d の矢印）．この MRI 上の濃染が TACE 後の再発部分である．

を行う．ICG15分停滞率は，術後死亡の予測因子とも強く相関し有効な検査であるが，施行には手間もかかり，黄疸や血液循環にシャントがある場合は停滞率が遅延するため，データが不正確になる欠点がある．非硬変肝，硬変肝にかかわらず，腫瘍を含めた拡大肝切除の適応は少なく，肝機能と腫瘍の進展を考慮した上で切除範囲が決定される．

### (4) 分子標的薬

現在，本邦で認可されている分子標的薬はソラフェニブ（ネクサバール®）のみであるが，ソラフェニブをはじめとした多くの分子標的薬治療の研究が世界的にさかんに行われている．マルチキナーゼ阻害作用を示すソラフェニブは進行型肝細胞癌に有効性があると報告されている．肝細胞癌患者に本剤を使用する場合，肝機能障害の程度，局所療法の適応の有無，全身化学療法歴などについて考慮しなければならない．リパーゼ上昇，手足症候群，アミラーゼ上昇，発疹，脱毛，下痢，高血圧，疲労などの副作用が比較的高い頻度で報告されており，現在はChild-Pugh BやCには原則使用できない．

### 肝細胞癌治療効果判定

肝細胞癌の治療後には経過観察を行い，再発の場合は速やかに次の治療を行い，再発がない場合にはさらに経過観察を続ける必要がある．また局所再発だけでなく，多中心性に発生する肝細胞癌にも根気強く対処していく

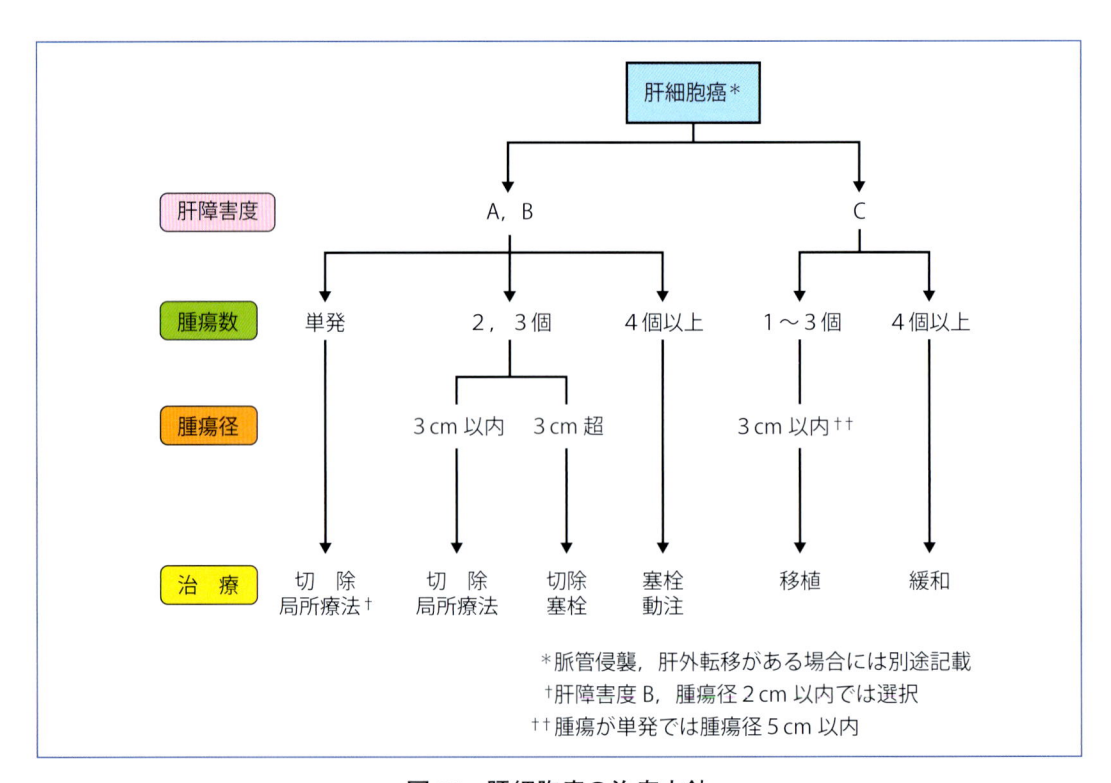

**図54　肝細胞癌の治療方針**

（幕内雅敏：肝細胞癌治療アルゴリズムの解説．科学的根拠に基づく肝癌診療ガイドライン作成に関する研究班編，肝癌診療ガイドライン2005年度版．東京，金原出版，pp.10-11，2005より引用改変）

必要がある．

　肝細胞癌の再発の有無の評価は，局所もしくは他部位に出現する肝細胞癌を描出することに準ずる．

　RFA治療の際にsafety marginの確保が問題となる．Safety marginが不十分であると，局所再発のリスクが高くなる．局所再発の評価であるが，CT，MR，超音波，どのModalityでもX, Y軸（体の横断面方向）だけでなく，Z軸方向（体の長軸方向）に高分解能な画像が得られるため評価に有用である[108, 109]．

　治療効果判定に関してはどの検査方法がベストであるか，そしてどのCriteriaがベストであるか，いまだにコンセンサスが得られているとはいえない状況であるが，RECIST ver1.1，Modified RECIST，RECICL，Choi criteriaなどが提唱されている．

　これらはソラフェニブ治療後の効果判定において特に重要な基準となる．

● ソラフェニブ治療後の効果判定

　進行型肝細胞癌に対するソラフェニブ投与の効果判定では，腫瘍全体のサイズで評価するRECISTに比べて，腫瘍濃染部のサイズを測定して評価するModified RECISTを用いると部分奏効（PR）の割合が高くなる．これはソラフェニブのような血管新生抑制作用を持つ治療法は腫瘍濃染を低下させることがあっても，必ずしもサイズの変化を生じさせないことがあるためと考えられる．よってModified RECISTによる評価のほうが，RECISTよりも肝細胞癌に対するソラフェニブの効果を適切に示していると考えられる．一方，肝内局所治療を主眼とするRECICLでは，全身治療であるソラフェニブの治療効果を確定することには限界がある可能性もある．しかし，ソラフェニブ治療の効果判定において，RECIST ver1.1，Modified RECIST，RECICL，Choi criteriaの基準のいずれが適切かという結論は得られておらず，今後は患者の予後を含めた検討が必要となっている．

## 肝細胞癌に利用されうる各種Criteria（表11）

❶ RECIST（Response Evaluation Criteria in Solid Tumors）verion 1.1

　RECISTは固形癌治療効果判定の国際標準である．2009年にはvesion 1.1が公表された[110]．

［ポイント］

(1) 標的，非標的病変の最大腫瘍径の変化，新病変の有無を主体としている．すなわち腫瘍の形態的変化のみを治療効果判定の基準としている．

(2) 標的，非標的病変の腫瘍径は長径10mm以上のもので評価し，リンパ節は短径15mm以上のものを評価している．

(3) PDは径和が20％以上の増加かつ径和が絶対値5mm以上の増加としている．

❷ Modified RECIST

　肝細胞癌の治療後には必ずしも腫瘍のサイズが縮小せず，腫瘍濃染が減少するケースもある．そのような場合にはRECISTのみでは対応できないため，このModified RECISTが必要とされている[111]．

［ポイント］

(1) 腫瘍濃染のある部分を残存腫瘍部（viable tumor）とし，その部分の最大腫瘍径の変化を評価する．そのためDynamic studyを用いた検査が必須となる．

(2) 標的病変は各臓器につき最大5病変，合計10病変としており，RECIST ver1.1よりも対象とする病変は多い．

(3) 肝門部リンパ節は短径20mm以上で転

移とみなしている．

(4) 新病変は動脈相での腫瘍濃染，門脈相での造影剤の washout を示し 10mm 以上のものとしている．

❸ RECICL（Response Evaluation Criteria in Cancer of the Liver）

　従来の肝細胞癌の治療効果判定では，腫瘍の縮小のみで評価することや，壊死効果の判定が 1 方向のみであることが不適切と考え，本邦から提唱されたものである[112]．2009 年，日本肝癌研究会による肝癌治療直接効果判定基準（RECICL）が改定され，全身治療において，RECIST と RECICL の両者の判定結果を記載することとされている．

[ポイント]
(1) Lipiodol の濃い集積を壊死と判定している．
(2) 腫瘍濃染部分を 2 方向測定で評価している．

(3) 病変ごとの標的結節治療効果度と肝全体における治療効果の総合評価を分けて記載している．RECICL では，結節ごとの治療評価のばらつきが起こりやすく，総合判定に少なからず影響を及ぼす可能性がある．

❹ Choi criteria

　本来は GIST（gastrointestinal stromal tumor）の評価方法として用いられるものである[113]．治療後の肝細胞癌の濃染が 0％になるか，100％のままかといった，はっきりとしたものにならない場合も多い（たとえば 50％くらい染まりが低下したというような場合）．CT 値を測定する Choi criteria は濃染の変化を評価できるために注目が集まっている．

[ポイント]
(1) RECIST による，腫瘍サイズのみによる評価には限界があるため提案された．
(2) GIST の効果判定に関して，CT 値や mural nodule の存在を加味して評価している．

表 11　RECIST ver1.1，Modified RECIST，RECICL の比較

|  | RECIST ver1.1 | mRECIST | RECICL |
|---|---|---|---|
| 標的病変 | 1 臓器 2 病変<br>最大 5 病変 | 1 臓器 5 病変<br>最大 10 病変 | 5 病変 |
| リンパ節 | 短径 15mm 以上 | 短径 20mm 以上（肝門） | 定義なし |
| 計測方法 | 1 方向測定 | 1 方向測定 | 2 方向測定 |
| 腫瘍壊死総合評価 | 定義なし | 評価に考慮 | 評価に考慮 |
| CR | 標的病変消失 | 全ての標的病変の腫瘍濃染消失 | 腫瘍壊死効果 100％<br>腫瘍縮小効果 100％ |
| PR | 30％以上の縮小 | Vable lesion の 30％以上の縮小 | 腫瘍壊死効果 50〜100％<br>腫瘍縮小効果 50〜100％ |
| PD | 20％以上の増加<br>新病変の出現 | 20％以上の増加<br>新病変の出現 | 腫瘍が 25％以上の増加<br>新病変の出現 |

（池田公史・他：肝細胞癌の化学療法の治療効果判定．肝胆膵画像13巻6号　2011年9月号の表を一部改編引用．）

　注）RECIST：Response Evaluation Criteria in Solid Tumors，mRECIST：Modified RECIST，RECICL：Response Evaluation Criteria in Cancer of the Liver，CR：Complete response，PR：Partial response，PD：Progressive disease

GISTに照準を合わせた治療効果判定であるため肝細胞癌に適応するには改変が必要である．肝細胞癌のソラフェニブ治療後のCT画像では，腫瘍の濃染効果が全て消失する場合，完全に残存している場合以外にもその中間が存在している（中等度の造影効果の残存）ことも多く，その意味ではCT値による定量的評価方法は妥当と思われる．

### 治療後の再発病変評価における問題点

TACEあるいはRFA後の肝細胞癌の画像所見が動脈相にて濃染する部位で占められる場合や腫瘍全体が非濃染部位（壊死部分）のみである場合，治療効果判定は容易である．また壊死部分と動脈相における濃染部位の混在がある場合，濃染が結節状に見られるならばModified RECISTでの評価は混乱しない．しかし濃染がリング状に見られる場合，計測の仕方はばらつく可能性があるため評価の統一を行う必要がある．

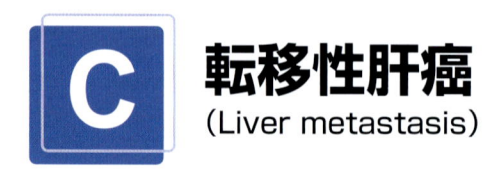

# C 転移性肝癌
(Liver metastasis)

　肝臓は肺についで転移性腫瘍の多い臓器であり，消化器癌において門脈系からの血行性転移の初発転移部位となることが多い．

　CT検査は，64列マルチスライスCTを用いれば全肝を2秒程度で撮影可能で，検査時間が短いことから転移性肝癌検査の主流となっている．しかし小さな乏血性肝転移の場合，CTでは小さな肝囊胞などとの鑑別が困難な場合も多い．このような症例では，まず非侵襲的かつ高空間分解能な画像である超音波検査で小病変の内部構造（明瞭な低〜無エコーで，特に後方エコー増強があれば囊胞と判定）を見ることが重要である．またMRIで内部の信号強度を調べる（T2強調画像で強い高信号であれば囊胞や血管腫と考える）ことも有効なことが多い．転移性肝癌の検出能力は，肝網内系特異性MR造影剤である超常磁性酸化鉄（super paramagnetic iron oxide：SPIO）造影MRI（super paramagnetic iron oxide-MRI：SPIO-MRI）が高いが，最近では肝細胞特異性MR造影剤であるGd-EOB-DTPA造影MRIを用いた転移性肝癌診断を行うことが主流となってきている[43,44]．それはGd-EOB-DTPA造影MRIでは3D系のT1強調画像を用いて撮像されるため空間分解能が高く小病変が描出しやすいことや，ダイナミック相（dynamic phase）の画像（動脈相や門脈相）も得られ，鑑別診断に有用であるためである．

### a｜転移性肝癌の診断における各検査法の用い方

**(1) マルチスライスCT（Multi-detector computed tomography）**

　マルチスライスCTでは，高空間分解能（画像の解像度が細かい），高時間分解能（撮像が早い）の画像を得ることができる．これらは，肝腫瘍診断に有用なダイナミックCT検査（急速静注下の多時相CT撮影）を行う上で有利である．既知の原発性悪性腫瘍がある場合，造影CT門脈相で低濃度の腫瘤を認めれば転移性肝癌と疑うことは容易であり，通常，転移性肝癌精査として依頼されるCT検査ではダイナミック・スタディは必須とはいえない．しかし，原発性の悪性腫瘍が既知でない場合，さまざまな良悪性肝病変を除外して肝腫瘤の質的診断を行っていく必要があるためダイナミック・スタディが必要となる．ちなみに，腺癌系の転移性肝癌では動脈，門脈相で層状（ドーナツ状）の染まりが見られることが多い．また，転移性肝癌の治療効果判定を行っていく際には，経過観察期間が長期にわたり，頻繁に検査が施行されていくことがあるので，1回のCT検査あたりの被曝は少ないほうがよい．以上のことを踏まえ撮影プロトコール最適化（撮像する相，造影剤注入後どのタイミングで撮影するかというscan delayの最適化）を行うことが大切である．近畿大学医学部附属病院では転移性腫瘍の検索（スクリーニング）として，通常2mL/secでヨード造影剤100mLを注入し，scan delayを70秒程度に設定している．鑑別が必

要な場合は，前述の肝臓ダイナミックCTを行って動脈相も追加する．依頼科のオーダーに従い，肝の上縁から撮影して腹部・骨盤領域を含める場合もあれば，肺転移検索を含める意味で胸腹骨盤領域を一挙に撮影することもある．CTでの広範囲撮像は容易であり，その機会も増えたが，広範囲を無駄に撮像することは患者被曝を増加させることを忘れてはならない．

胃や大腸といった腺癌系の肝転移は一般的に乏血性であるが，前述のように造影CTで腫瘍辺縁部の腫瘍細胞が多い領域や周囲の圧迫されている肝実質に層状（ドーナツ状）の増強が見られることが多い（図55, 56, 59）．腫瘍内部の線維化の強い部分は造影後期相でしだいに造影剤がしみ込んできて染まってくることがある（遅延性造影；delayed enhancement）．これらの所見は転移の検出と肝腫瘍鑑別の双方に有用であるため，初回検査はなるべく動脈相を含めた肝の多時相撮影が望ましい．なお転移性肝腫瘍の画像的特徴は原発腫瘍の性状に影響を受けるため，原発が多血性腫瘍（膵島細胞腫，腎細胞癌，悪性黒色腫，カルチノイドなど）の場合に，ダイナミックCTの動脈相で転移性肝癌は濃染を示す（図57）．

### (2) 磁気共鳴画像（Magnetic resonance imaging : MRI）

MRIはコントラスト分解能が高く，さらに肝特異性造影剤が使用可能なため，転移性

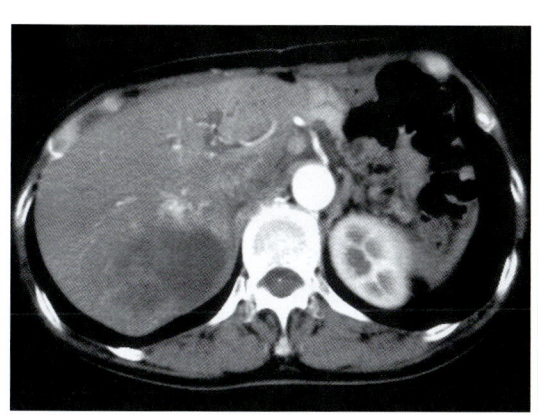

a. 動脈相 CT

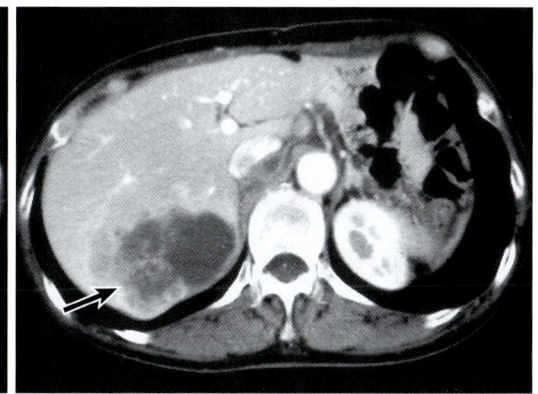

b. 門脈相 CT

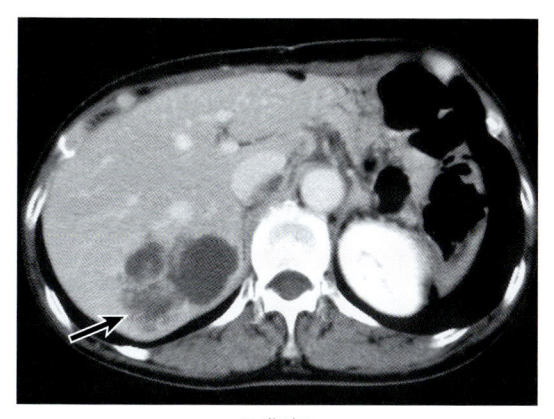

c. 平衡相 CT

**図55 大腸癌の転移性肝癌；Liver metastasis from colon cancer**

肝S7に門脈相や平衡相で腫瘍の辺縁に染まりが見られる．腫瘍の内部には，線維化の強い部分の遅延造影（delayed enhancement；b, cの矢印）や壊死のためと推定される増強効果の弱い，もしくはない部分が認められる．

a. 造影前 CT
b. 早期動脈相 CT
c. 後期動脈相 CT
d. 門脈相 CT

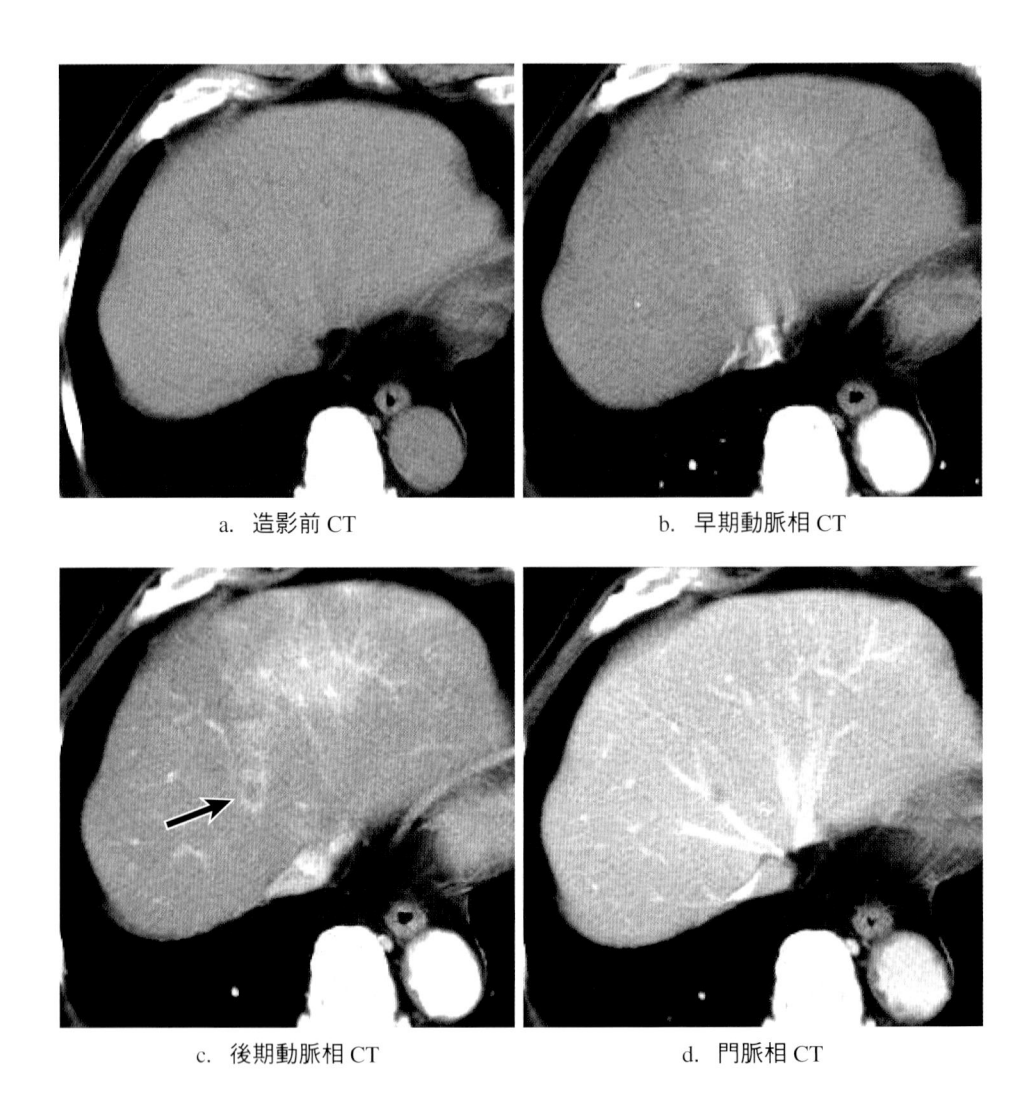

**図 56 大腸癌の転移性肝癌；Liver metastasis from colon cancer**

肝 S8 に後期動脈相でリング（ドーナツ）状に染まる小腫瘍を認める（c の矢印）．早期動脈相や門脈相だけではこの症例が転移性肝癌であるという確証は得られないが，後期動脈相での特徴的濃染が鑑別診断に有用となる．

肝癌検出において他の検査法より優位に立っている[114, 115]．転移性肝癌の非造影 MRI における所見は非特異的であり，造影剤を使用したほうが転移病変の検出・診断能が向上する．MR 造影剤には細胞外液分布の非特異性造影剤（Gd-DTPA）と特定の組織に分布する組織特異性造影剤（本邦で現在使用可能なものは SPIO と Gd-EOB-DTPA）があるが，Gd-DTPA 造影剤は主として肝腫瘍の質的診断を目的としたダイナミック MRI に用いられる（ただし Gd-EOB-DTPA が使用されるようになり，Gd-DTPA 造影剤の使用頻度は減少している）．SPIO 造影剤は肝細胞癌に対しても用いられるが，硬変肝のような肝機能低

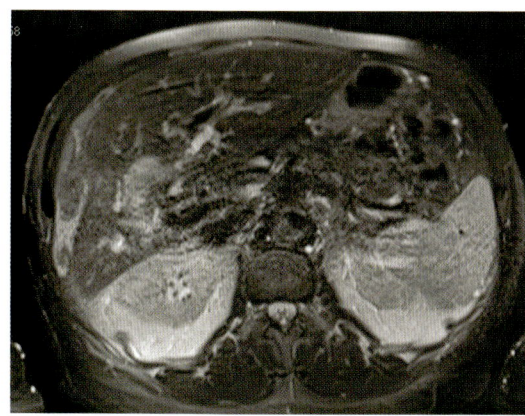

a. MRI の T2 強調画像

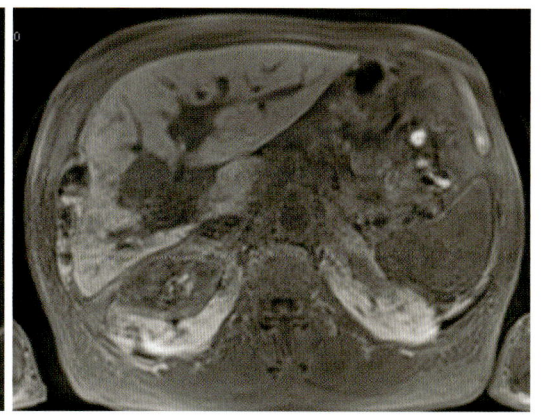

b. MRI の造影前 T1 強調画像

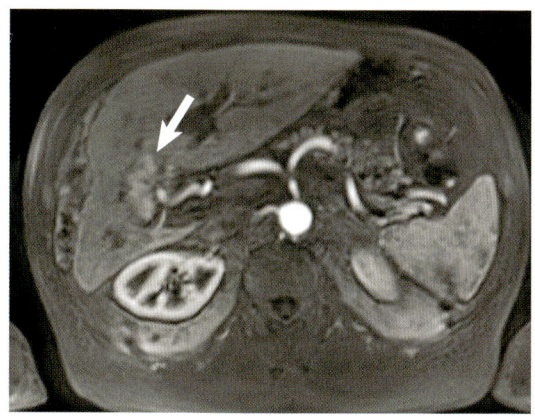

c. EOB-MRI の動脈相

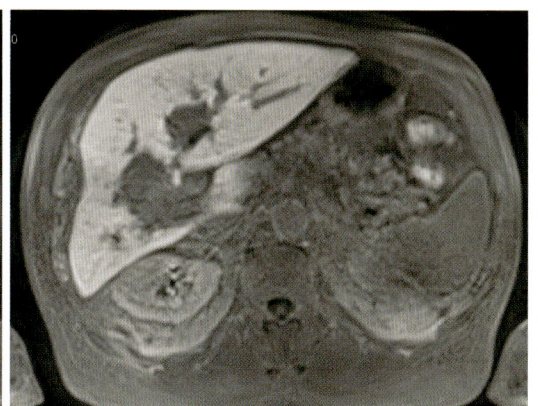

d. EOB-MRI の肝細胞相

**図 57　膵神経内分泌腫瘍由来転移性肝癌の Gd-EOB-DTPA 造影 MRI**
（Liver metastasis from neuroendocrine tumor on Gd-EOB-DTPA enhanced MRI）

肝 S6 に不整形の細長い腫瘤を認め，動脈相（c）で強く染まる多血性の腫瘍である．Gd-EOB-DTPA 造影 MRI の肝細胞相では Gd-EOB-DTPA 取り込み欠損を認める．この MRI 所見のみでは多血性肝細胞癌その他が鑑別に挙がるが，この患者は膵 Neuroendocrine tumor（原発巣）を手術された患者であり，転移性肝癌と診断可能である．

下症例では腫瘍と実質の取り込みの差が得られにくい場合もあるため，本来は正常肝機能患者が多い転移性肝腫瘍の検出に有用とされる（図 58）．造影 CT では時に小さな低吸収結節が，囊胞か転移か判定が難しいことがあるが，SPIO 造影 MRI では小さな囊胞と転移性肝癌の鑑別は可能である．（SPIO 造影後の T2*強調グラディエントエコー像でフリップアングルを高く（50 度）設定すると，肝腫瘍は高信号のままであるが，肝囊胞は肝実質と等信号になる）（図 59）．

Gd-EOB-DTPA は肝細胞に取り込まれ，胆道系に排泄される Gd 系造影剤である．Gd-EOB-DTPA はヨーロッパ各国で先行発売され，日本では平成 20 年 2 月より臨床応用が可能となった．悪性肝腫瘍診断を中心に有用

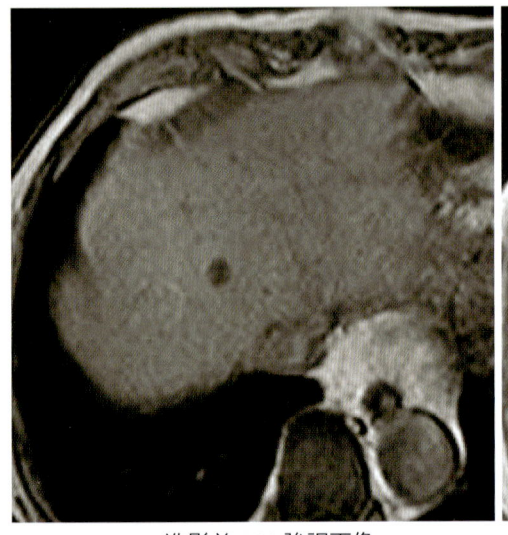

a. 造影前 T2* 強調画像

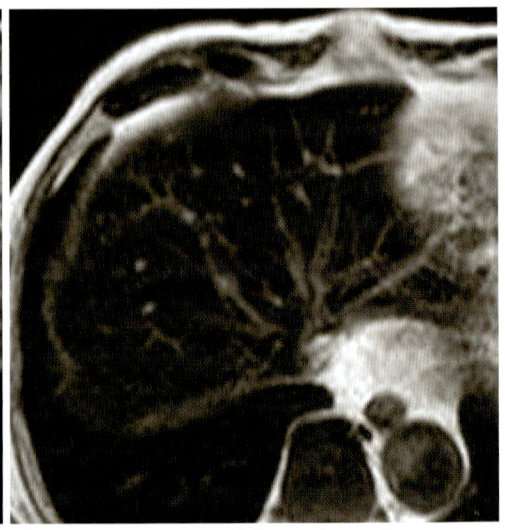

b. SPIO 造影後 T2 強調画像

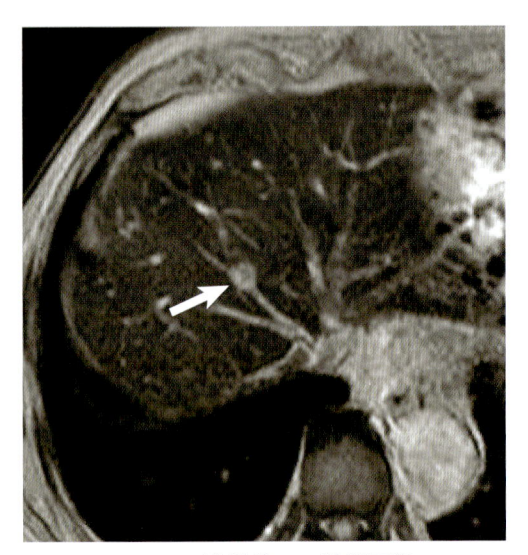

c. SPIO 造影後 T2* 強調画像

**図 58 膵癌の転移性肝癌（Liver metastasis from pancreatic cancer）の SPIO 造影 MRI**

肝 S8 に認める結節は SPIO 造影 MRI の T2* 強調画像（グラディエントエコー）にて明瞭な高信号を示す（矢印）．この症例では T2* 強調画像の腫瘍肝コントラストは T2 強調画像よりもよい．

性が確立されてきており，現在では世界で用いられる Gd-EOB-DTPA の 5 割強が日本で消費されている．Gd-EOB-DTPA はダイナミック・スタディによる腫瘍の血流情報とともに，肝細胞相（hepatobiliary phase：造影剤注入後約 20 分）での肝細胞機能の有無の評価を 1 回の検査で得られるという造影剤であるため，転移性肝癌の質的診断・検出に期待されている（図 57, 60）．

### (3) Positron-emission tomography CT（PET-CT）

PET-CT は全ての悪性腫瘍の画像診断に利用される．その利点は全身にわたって病変の存在を検索できる点と，形態的変化を CT でとらえた上で病変の代謝情報を見ることができる点にある（図 61）．フルオロデオキシグルコース（[18]F-fluorodeoxy glucose：FDG）を使用した PET において，通常の delay time で

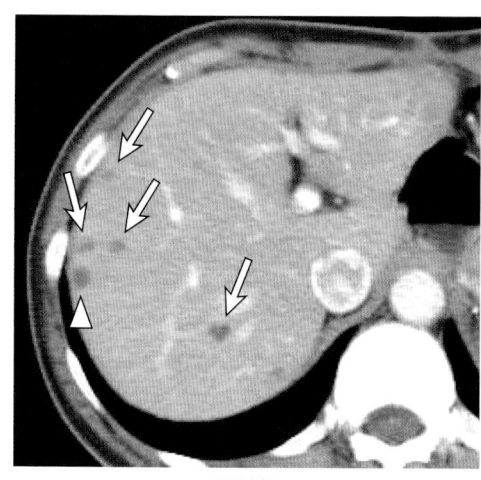

a. 門脈相 CT

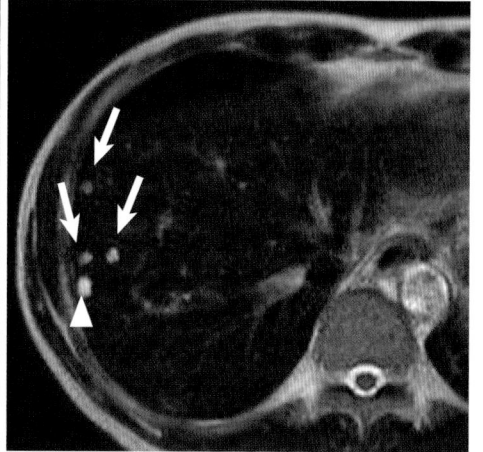

b. T2 強調 HASTE 像

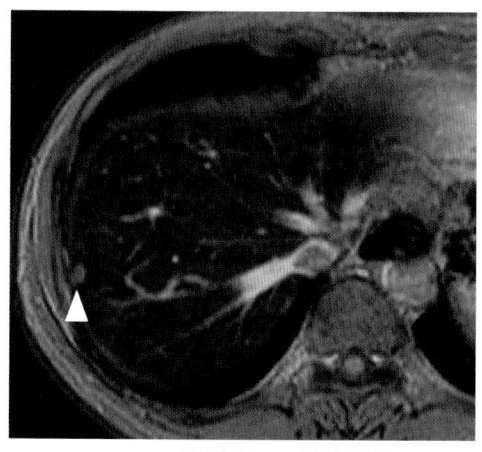

c. SPIO 造影後 T2* 強調画像

**図 59 大腸癌の転移性肝癌（Liver metastasis from colon cancer）の造影 CT と SPIO 造影 MRI**

CT 像や T2 強調 HASTE 像で見られる肝 S8 の小さな囊胞（矢印）4 つが SPIO 造影後 T2* 強調画像（グラディエントエコー）で消えている．SPIO 造影後 T2* 強調画像はフィリップアングル 50 度に設定されている．この条件では肝囊胞は肝実質と等信号になるため，転移と囊胞の鑑別に役立つ．SPIO 造影後 T2* 強調画像で消えない結節（矢頭）は転移である．

ある投与後 1 時間後の画像よりも 2 時間後，3 時間後のほうが腫瘍/周囲肝のコントラストが上昇することが示されている[116]．これは FDG が腫瘍に長時間とどまるのに対して，周辺肝からは消えていくためである．実際の臨床でも転移性肝癌の PET 診断には静注 2 時間後の撮像が有効な症例が経験される．CT による被曝量は PET 単独での被曝量に比べて高いため，PET/CT を施行する場合には CT の線量（被曝）を少なくして撮像する工夫が必要である．空間分解能の観点から PET/CT は SPIO-MRI や造影 CT，造影超音波よりも細小肝転移巣の検出能に劣るが，Bipat らの meta-analysis では，一人の患者あたりでは PET は CT，MRI，超音波よりも肝転移の感度は高いとしている[117]．また PET は肝以外の遠隔転移の診断に優れ，治療戦略を変更させうる予期せぬ遠隔転移（occult metastasis）が検出される場合がある．

**(4) 超音波検査（Ultrasonography：US）**

超音波装置の進歩により肝腫瘍の検出能は向上してきている．他の検査と比較し，空間

a. 動脈相 CT

b. 平衡相 CT

c. T2 強調 MR 画像

d. 造影前 T1 強調 MR 画像

e. EOB-MRI の動脈相

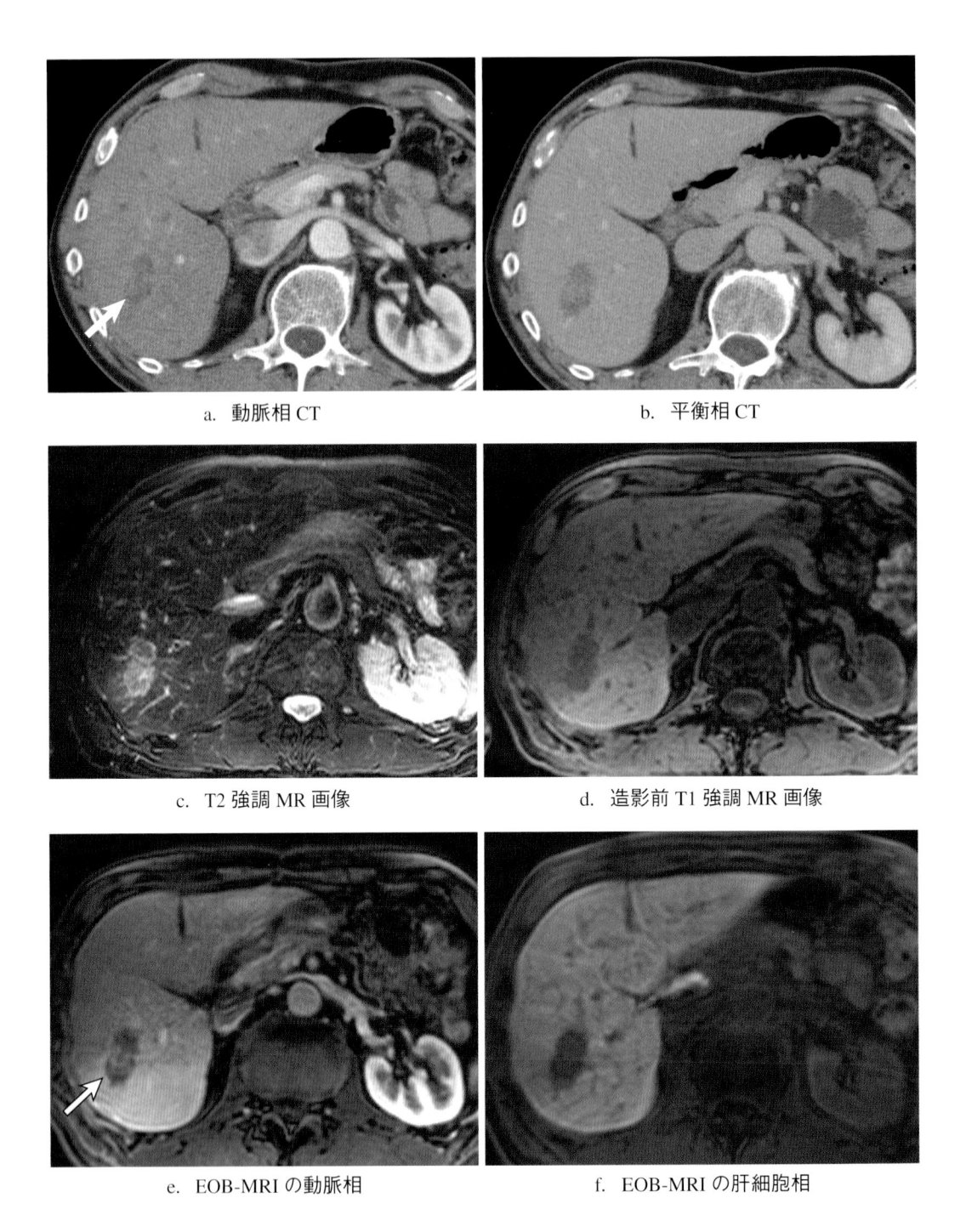

f. EOB-MRI の肝細胞相

**図60　大腸癌の転移性肝癌（Liver metastasis from colon cancer）の造影 CT と Gd-EOB-DTPA 造影 MRI**

肝の S7 に不整形の細長い腫瘤を認め，造影 CT ではこの転移性肝癌の辺縁にリング状の染まりを認める（a の矢印）．T2 強調画像で高信号，Gd-EOB-DTPA 造影 MRI の動脈相でも CT と同様に腫瘤の辺縁に染まりを認め（e の矢印），肝細胞相では Gd-EOB-DTPA 取り込み欠損を認める．

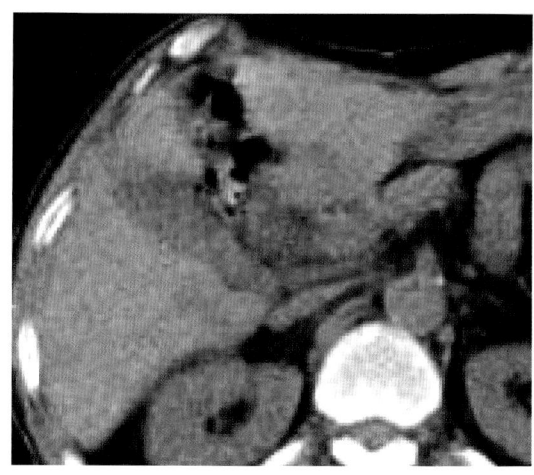

a. 非造影 CT

b. 造影平衡相 CT

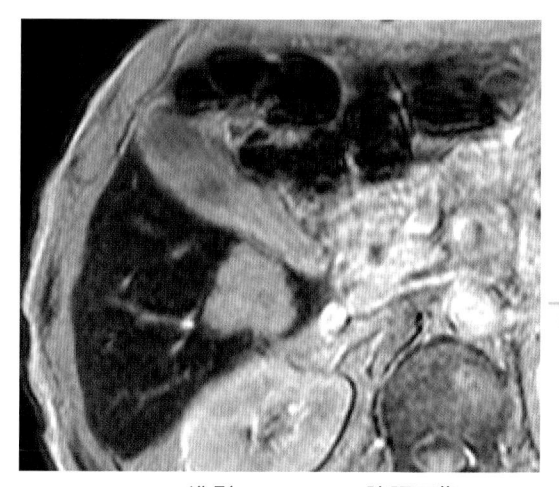

c. SPIO 造影 MRI の T2* 強調画像

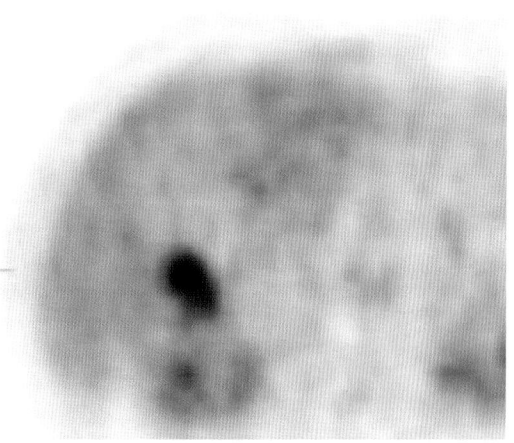

d. PET

**図 61 大腸癌の転移性肝癌（Liver metastasis from colon cancer）の造影 CT と SPIO 造影 MRI と PET**

造影前の CT（a）では転移性肝癌は指摘しがたいが，造影後には辺縁の染まりを示す不整形腫瘍が見られる（b の矢印）．SPIO 造影 MRI ではクッパー細胞の消失により高信号を示し，PET では FDG 集積亢進が著明である（SUVmax ＝ 7）．

分解能の高い超音波検査は小病変の検出にも優れる上に非侵襲的な検査法であるが，その検査の有用性は術者の技量に依存するところが多い．数 mm 大の小さい転移性肝癌は通常の B モードのみでは必ずしも十分とはいえないが，造影超音波は小さな転移性肝癌の描出にも有効である．また超音波検査は時間分解能も高く，造影超音波検査で肝腫瘍の血流動態をリアルタイムにとらえることができ，鑑別診断に有用である．

### b｜転移性肝癌の原発巣別に分けた治療戦略と画像診断

#### (1) 大腸癌（Colon cancer）

近年では，大腸癌由来の転移性肝癌は外科的治療が積極的に行われ，特に肝切除可能な肝転移症例に対して第一選択の治療法として確立している．しかし，原発巣が切除不能である場合や骨，脳，腹膜転移を認める場合は手術適応がない．また肝臓周囲のリンパ節転移は切除しても長期生存は期待できないため手術適応外とされる．転移巣が複数個の場合，欧米では4個以上の転移性腫瘍は切除しても予後に影響がないという意見が一般的である．したがって術前の転移性肝癌の正確な位置，個数の把握は患者の治療方針決定に非常に重要である．大腸癌の肝転移は腺癌の画像的特徴を有するため主として乏血性であり，通常の造影CTでscan delay（造影剤を投与し始めから）70秒程度の門脈相が肝実質と腫瘍とのコントラストが高くなる．正確な転移の個数を知るために確信度が高いのは肝特異性造影剤（SPIO造影MRIあるいはGd-EOB-DTPA造影MRI）を用いたMRI検査である．ほかに肝転移を感度よく検出する方法として，超音波造影剤を投与した全肝の超音波検査もある．

#### (2) 胃癌（Gastric cancer）

我々は，胃癌の術前評価目的（原発巣評価）の検査の場合，発泡剤（5g）を内服した後に撮影することを基本としているため，肝の形状は空気を含む胃に圧排されて変形することがある．また飲水して胃に水をためて撮影することもある．これらは，胃を膨らませることによって，腫瘍の広がりや壁浸潤の程度が評価しやすいからである．64列マルチスライスCTは高速撮像が可能であるため，ブスコパンなどで胃の蠕動を止めたりしなくても，また胃に空気あるいは水があっても，特にアーチファクトは目立たない．よって，化学療法後などで胃癌のサイズの変化をしっかりと評価できるように，基本的には化学療法後にも発泡剤の内服を推奨している．胃癌の肝転移は腺癌の特徴を有するため，乏血性の腫瘍が多く，検出に関してはダイナミック・スタディの有用性は高いとはいえない．したがって肝腫瘍の鑑別診断を必要としない場合にはscan delay（造影剤を投与し始めから）70秒での一相性撮影を用いている．

#### (3) 膵臓癌および胆管癌（Pancreas cancer and bile duct cancer）

膵臓癌や胆管癌は予後が悪いことが知られており，発見時に手術が可能か否かを画像で判定する必要があるため，血管浸潤の有無，臓器浸潤の有無などを含めた転移性肝癌の検索が重要である．具体的には動脈相，門脈相，静脈相での3D像再構成で血管浸潤の有無を判定し，門脈優位相や平衡相で肝転移巣の検出をすることになる（☞図1，3頁）．また膵臓癌や胆管癌はリンパ節転移を生じる頻度が高いため，血管が十分に染まった相で（コントラストが高い時相で）血管の周囲に生じるリンパ節転移検索を行うことが大切である．

### c｜転移性肝癌の治療効果判定における画像診断

#### (1) マルチスライスCT（Multi-detector computed tomography：MDCT）

転移性肝癌の治療効果判定における主役もマルチスライスCTである．治療前に撮影された画像と同じ検査法かつ条件であるほうが比較に有効であるのはいうまでもない．RFA後には焼灼範囲が転移性肝癌をしっかり含んでいるか（safety marginが十分とれているか）をチェックする．また肝内，肝外にRFAに

伴う合併症が生じていないかどうかも見ておくことが重要である．転移性肝癌は化学療法が施行されることが多いが，サイズの変化を正確に判定するためには肝のCTスライス厚は5mmが望ましい．また肝実質の造影効果が高い時相（造影剤を投与し始めから70秒程度の門脈相）で撮影する必要がある．

**(2) MRI（Magnetic resonance imaging）**

拡散強調画像（diffusion weighted image：DWI）は組織内の水分子（細胞外液）のランダムな動き（ブラウン運動）をMR信号に反映して画像化する手法であり，脳梗塞の早期診断をはじめとして，その有用性が報告されている．転移性肝癌では細胞密度の増加に伴い拡散能が低下していることが考えられ（転移性肝癌が高信号になる），治療前の病変検出と治療後の再発評価に有用性が期待されている[32]（図62）．

前述のように，SPIO造影MRIは転移性肝腫瘍の検出における臨床的有用性が確立している．しかし治療効果判定という観点に立てば，治療後の凝固壊死部も治療前の転移性肝癌病変自体もクッパー細胞の貪食能の消失によりT2強調画像で高信号化するため判定は

a. T2強調MR画像　　b. 造影前T1強調MR画像　　c. EOB-MRIの動脈相

d. EOB-MRIの門脈相　　e. EOB-MRIの肝細胞相　　f. 拡散強調画像（DWI）

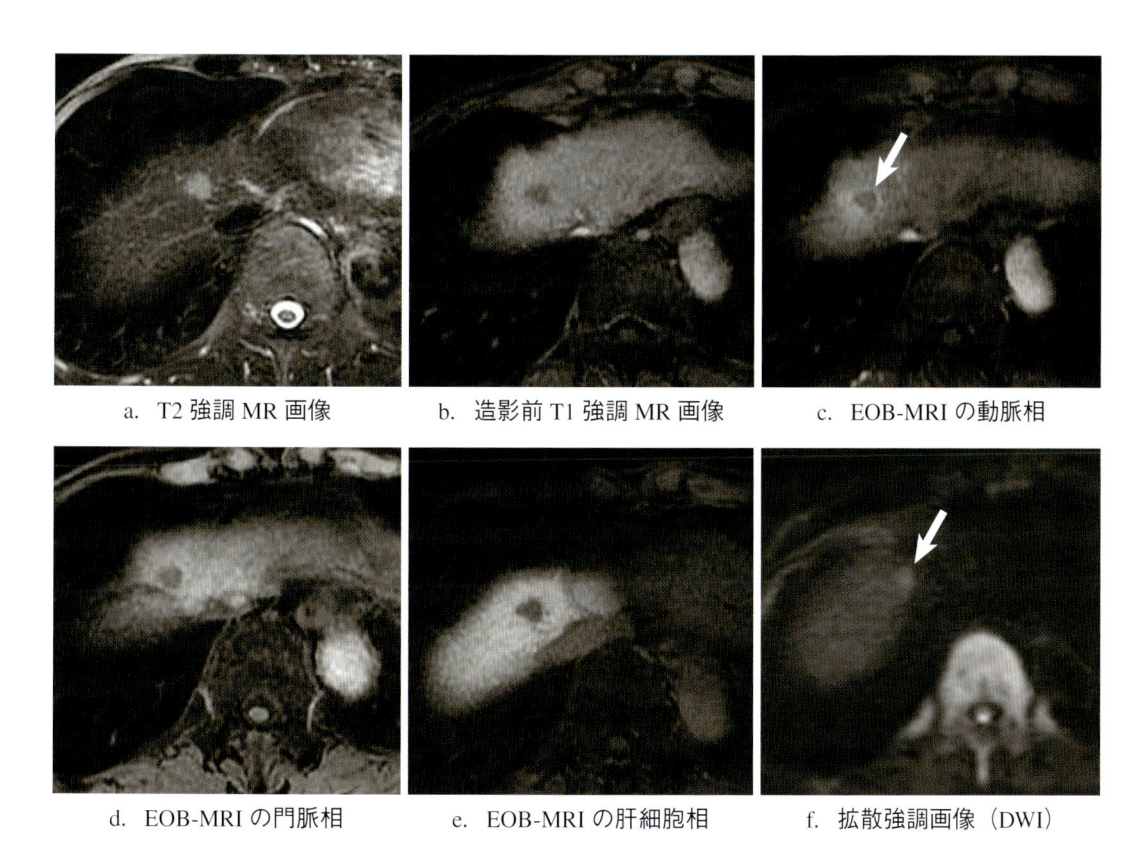

**図62　大腸癌の転移性肝癌（Liver metastasis from colon cancer）のGd-EOB-DTPA造影MRI**

肝のS4上縁に小結節を認め，T2強調画像で高信号．Gd-EOB-DTPA造影MRIの動脈相では結節辺縁にリング状の染まりを認め，転移性肝癌の所見である（cの矢印）．Gd-EOB-DTPA造影MRIの肝細胞相ではGd-EOB-DTPA取り込み欠損を認める．また拡散強調画像では小結節に拡散異常（高信号）を認める（fの矢印）．

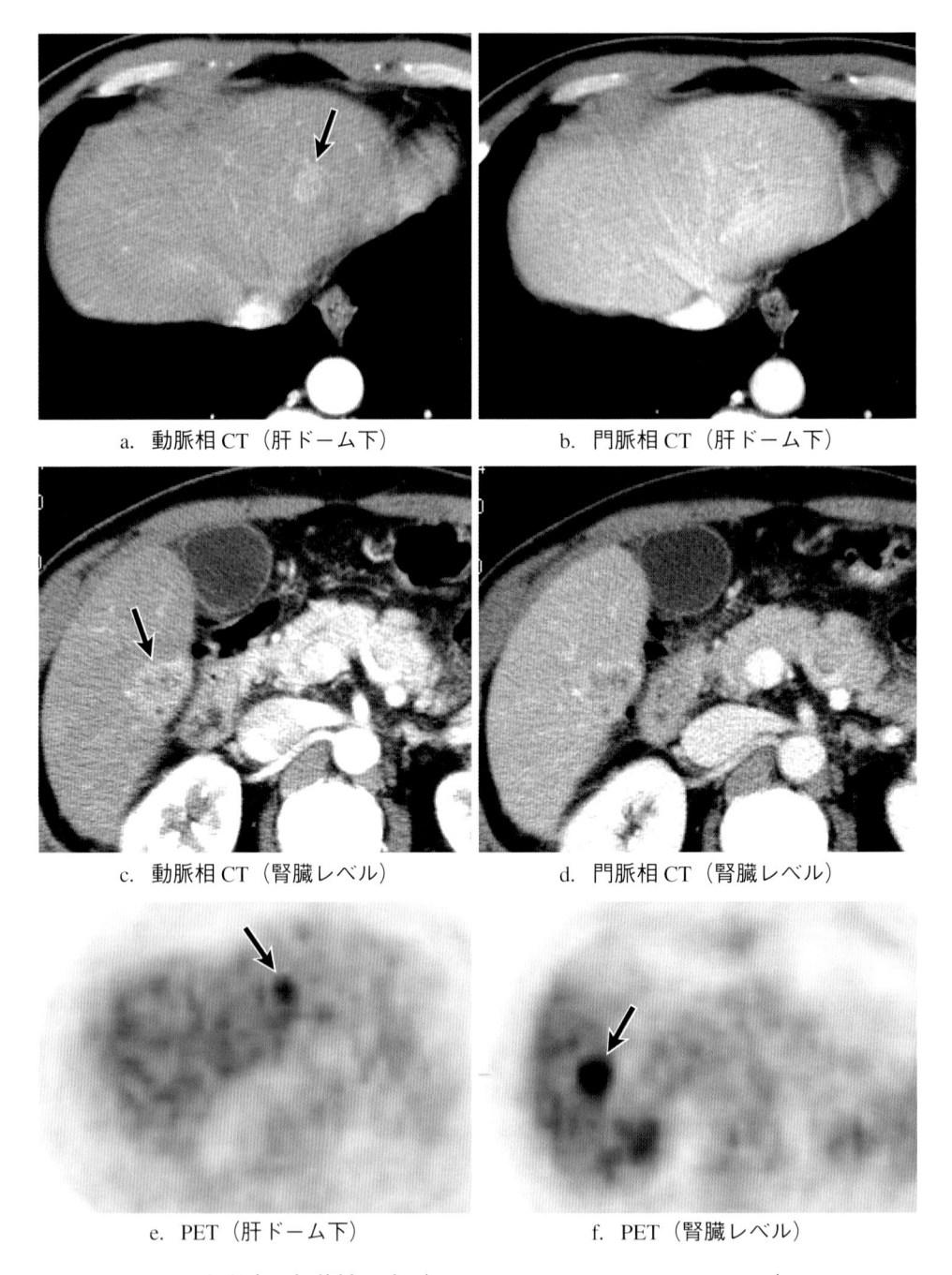

a. 動脈相 CT（肝ドーム下）　　　　b. 門脈相 CT（肝ドーム下）

c. 動脈相 CT（腎臓レベル）　　　　d. 門脈相 CT（腎臓レベル）

e. PET（肝ドーム下）　　　　f. PET（腎臓レベル）

**図 63　大腸癌の転移性肝癌（Liver metastasis from colon cancer）の造影 CT と PET-CT**

肝の S2（a の矢印）と S5/6（c の矢印）に結節を認め，造影 CT ではこの両者の結節は多血性である．a，b の画像では肝細胞癌も鑑別に挙がるが，c，d の画像ではリング状の濃染が見られ転移性肝癌のほうが考えやすい．この症例は PET で，両結節に FDG 取り込み亢進が見られ（e と f の矢印），転移性肝癌を示唆する所見である．肝細胞癌は分化度によって FDG 集積亢進を示すことはあるが，転移性肝癌よりも集積亢進を示す頻度は低い．

難しい．Gd-EOB-DTPA 造影 MRI も肝の MRI 診断に多用されるようになり，転移性肝癌の検索にも用いられる．Gd-EOB-DTPA 造影 MRI は，肝転移治療後の凝固壊死部か活動性のある転移病変かの判定は造影ダイナミック相で行うことが可能な場合がある．

RFA をはじめとした局所治療における効果判定を行う際には safety margin が適切にとられているかどうかが大切なチェックポイントであり，現時点では高空間・時間分解能を有するマルチスライス CT がスループットや画質の面で MRI より優位といえる．

### (3) Positron-emission tomography CT（PET-CT）

前述のように PET-CT の転移性肝癌の検出能は高く（図 63），また RFA 後の転移性肝癌症例において PET-CT を用いた残存病変評価は CT 単独よりも優れているとの報告[118]があり，治療効果判定という観点では期待できる．しかし転移性肝癌の検出可能サイズに関しては，空間分解能の限界が存在する．現時点では約 5～6mm が検出能限界ということを認識していなければならない．ただし，全身の転移スクリーニングを一度に行えるという点で PET-CT は優れた検査法であり，今まで他の画像検査で見つからなかった予期せぬ遠隔転移（occult metastasis）を検出できることもある．

### (4) 造影超音波（Contrast enhanced ultrasonography：CEUS）

造影超音波は，空間分解能・コントラスト分解能ともに MDCT を凌いでいる．超音波造影剤として本邦で用いることが可能であるのは Levovist と Sonazoid であるが，Levovist 造影では 1 回のスキャンでマイクロバブルが消失してしまうため，多数の腫瘍の評価には限界がある．一方 Sonazoid 造影は，長く安定したクッパーイメージを得ることができるため，全肝の多数の転移性肝癌の観察にも優れている．また，post-vascular phase において再静注する（defect Re-injection 法）ことにより RFA 治療後領域の近傍再発を正確に同定することも可能となり，確実な治療効果判定が可能となったばかりでなく，造影下に viable な（活動性のある）病変に対し確実に RFA 針を穿刺することも可能となった．

RFA による治療後の効果判定の手順は以下のようになる．まず，RFA 治療を予定している結節においては，事前に結節各々のクッパーイメージでの defect 像を超音波装置に raw data として保存しておく．治療によって焼灼された領域は，どの時相においても defect 像を呈するが，特に post-vascular phase において defect 像を呈する領域は完全に焼灼された範囲である．この defect のなかに治療前結節が確認できる場合には，defect 全体を対象に造影剤の Re-injection 後の動脈血流の状態を詳細に観察し，safety margin の有無や遺残した結節の血流の有無を評価する．また，治療前結節と思われる高エコー結節が観察されなかった場合には，事前に保存していた治療前の動画と治療後の動画を比較して評価する．つまり超音波装置内に保存された治療前の動画をハードディスクから呼び出し，治療後の動画とともに左右に並べ，脈管走行などの解剖学的指標を参考に，治療前クッパー相の defect 像および Re-injection 後の血流像と治療後の defect 像，Re-injection 後の血流像を重ね合わせて比較し，治療効果判定を行うことにより正確な safety margin の評価を行うことができる．

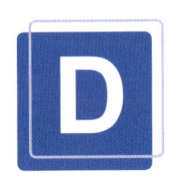

# D その他の肝腫瘍（肝細胞癌・転移性肝癌以外）

### a｜胆管細胞癌（Cholangiocellular carcinoma：CCC）

　胆管細胞癌は胆管上皮から発生する悪性腫瘍のうち肝内に発生するものである．肝内胆管癌（intrahepatic cholangiocarcinoma）ともいい，原発性肝癌の3〜7％を占める．肝臓外の胆管にできたものは胆管癌（☞胆道の項目）という．

　胆管癌が壁進展するのに対し，胆管細胞癌は腫瘤形成する腫瘍であり，腫瘤内は細胞成分に比べて線維成分が多いため，外観は白く硬いなど肝細胞癌と異なる．またリンパ節への転移が多く認められるのが特徴である．胆管浸潤が必発で，末梢胆管の拡張に伴って黄疸が初発症状となる場合もある．腫瘍マーカーは肝細胞癌と異なり，CEA，CA19-9が上昇する場合が多い．

　治療は腫瘍を外科的に切除することであるが，慢性肝疾患患者のように定期的に肝臓がチェックされていることが少ないため，小型で無症状の状態により発見できる症例は少なく，切除症例は必ずしも多くはない．胆管細胞癌により閉塞性黄疸が生じている患者は，黄疸を軽くするために胆管ドレナージが必要になる．

　画像所見としては腺癌系の転移像と似ており，辺縁優位に増強される．また前述のように末梢肝内胆管の拡張を伴うことがある（図64）．

### b｜肝血管腫（Liver hemangioma）

　肝に発生する血管腫は海綿状 cavernous と毛細管性 capillary に大別されるが，日常遭遇するのは海綿状血管腫（cavernous hemangioma）であり，これは肝に発生する良性腫瘍のなかでは最も頻度が高い．一般には無症状で，検診や臨床現場で偶然発見される場合がほとんどである．肝血管腫はいずれの年齢にも見られるが，成人になり診断されることが多い．破裂や悪性転化の頻度は極めて低いため，低侵襲で診断精度の高い検査を選択することによって，確定診断が得られれば不必要な治療を回避でき，さらに不要な追加検査，経過観察検査による侵襲やコストを低減することができる．

　海綿状血管腫は一層の内皮細胞で被覆された大小不同の多数の血管腔を有し，内腔には血液が充満する．割面は，幅の狭い結合組織性間質により区切られた海綿状を呈する．腫瘍と肝実質の境界には被膜形成は認めないが，腫瘍辺縁部に萎縮した肝細胞や胆管が包含されることがある．血管腔を海綿状に隔てる線維性隔壁は通常は菲薄であるが，時に大きな瘢痕領域が存在することもある．腫瘍内では血流がゆるやかなため，小さな血栓の形成と融解が繰り返し起こっており，腫瘍内に新鮮あるいは陳旧性の血栓，瘢痕化，さらには石灰化が見られる．大きな血管腫では，まれではあるが自然破裂や，播種性血管内凝固症候群（DIC）を伴うことがある[119]．治療の対象になるのは，巨大で有症状の場合，Kasabach-Meritt症候群により出血傾向をきたしている場合であり，切除，肝動脈塞栓術

a. 造影前 CT

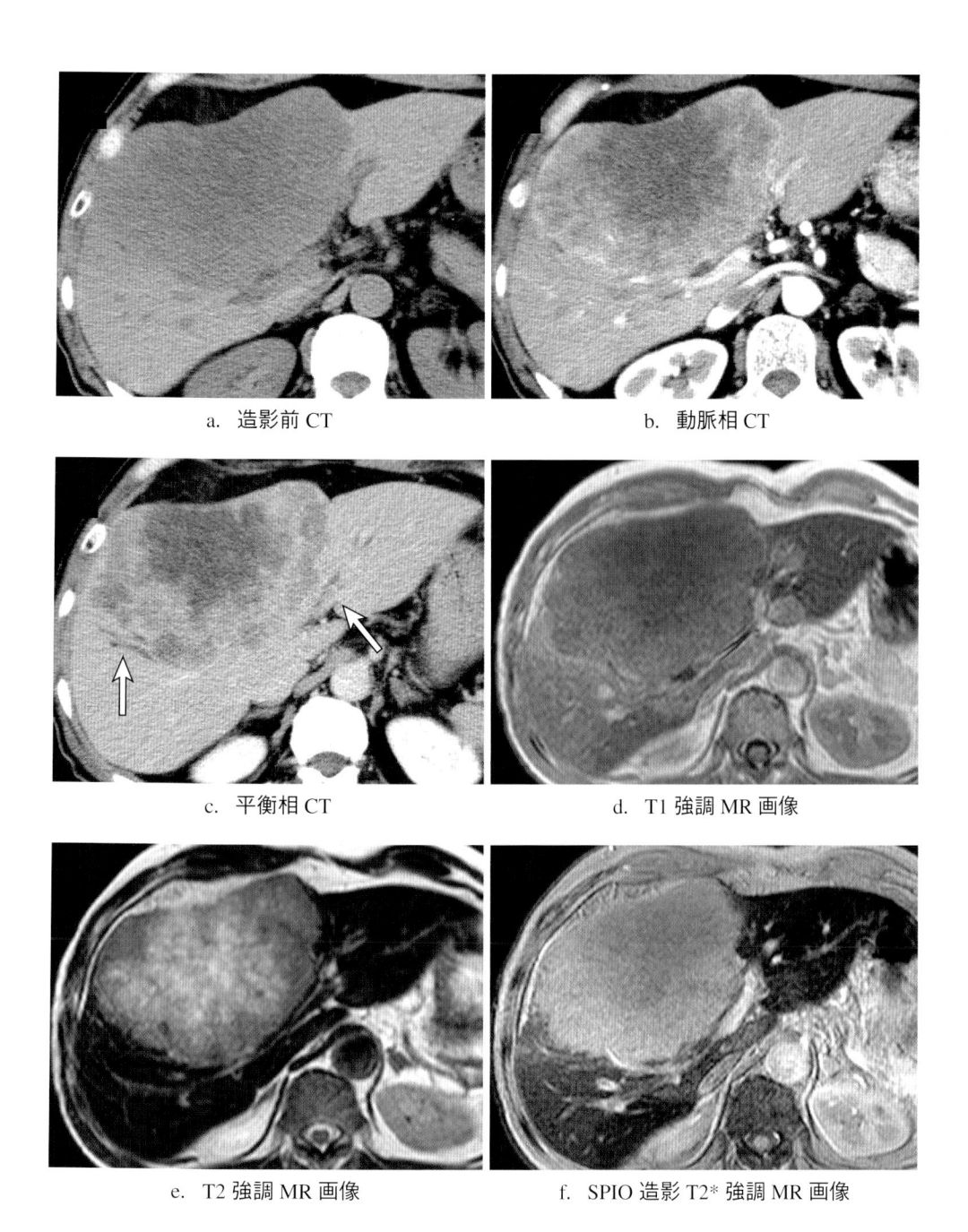

b. 動脈相 CT

c. 平衡相 CT

d. T1 強調 MR 画像

e. T2 強調 MR 画像

f. SPIO 造影 T2* 強調 MR 画像

**図 64 胆管細胞癌；Cholangiocellular carcinoma（CCC）**

肝 S4 と右葉前区域にまたがる大きな腫瘍を認め，辺縁優位に増強されている．c の矢印のように肝内胆管拡張を伴っている．T2 強調画像では内部不均一な性状で，SPIO 造影 MRI の T2* 強調画像（グラディエントエコー）ではクッパー細胞の SPIO 取り込み欠損が見られる．

（TAE），放射線治療などが行われる．

非典型的血管腫として sclerosed hemangioma があるが，これは sclerosing cavernous hemagioma とは異なる病態とする報告がなされた．両者には臨床病理学的にも免疫組織化学的にも差異があり，異なる疾患概念である可能性が提唱されている[120]．sclerosed hemangioma の画像診断として重要な点は，これを肝悪性腫瘍（特に胆管細胞癌など）と区別することであるが，sclerosed hemangioma の内部に生じる器質化の程度はさまざまであり，胆管細胞癌との鑑別が困難なことがある．

## 肝血管腫の画像所見

血管腫の動脈相での辺縁早期濃染は，特に spotty, globular, nodular, bright dot などと表現される非連続な濃染で，大動脈と同程度の強い造影効果を示すのが特徴とされる[121-124]（図 65, 66）．また血管腫の周囲に動脈・門脈シャント（A-P シャント）を伴うことがある（図 67）．典型的な血管腫の造影 CT/MRI 所見として，門脈相または平衡相での全体濃染あるいは中心部への造影効果の拡がりがある．ただし肝細胞癌，転移性肝腫瘍[125]，粘液癌[126]，血管肉腫[127]，炎症性腫瘤，FNH（特に telangiectatic type）[128] などが，造影 CT/MRI 後期相で血管腫類似の濃染を示すことがあり注意が必要である．造影 CT/MRI の門脈相から平衡相の血管腫類似の濃染像（遅い時相まで染まりが遷延すること）は必ずしも肝血管腫の特異的所見ではないため，肝細胞癌の高危険群では，T2 強調画像の所見（血管腫では肝細胞癌に比して強い高信号を示す）も参考に総合的に診断すべきである[129]．なお造影シネ MRI（cine MRI）における検討で，13％の血管腫で造影剤が血管腫に到達してから 45 秒後に結節全体の濃染が得られたとの報告がある[130]．小型の肝血管腫は，肝細胞癌のように結節全体が早期に染まることもあることを念頭に入れて置く必要がある．

MRI の撮像法として SSFSE や HASTE などの Half Fourier 法が血管腫と囊胞の鑑別に有用である（肝血管腫は SSFSE や HASTE で強い高信号になる）．また細胞外液性のガドリニウム（Gd-DTPA）造影剤によるダイナミック MRI も，ダイナミック CT と同様の造影パターンを示すために有用である（血管腫の診断の確信度が向上する）．

SPIO-MRI 検査では，血管腫内の血液プールに SPIO が溜まるために（血液プール効果），血管腫は T1 強調画像で信号上昇，T2 強調画像で信号低下を示すが[82, 131]，転移性肝癌では T1・T2 強調画像での信号変化は見られない．

Gd-DTPA 造影 MRI や造影 CT の平衡相において血管腫が造影されているのは，ある程度の造影剤が血管内に存在し，血管腫の血洞腔への造影剤の再還流によるプーリングがあるためである．一方，Gd-EOB-DTPA 造影 MRI では，腎排泄のみならず胆道系からも排泄されることや，造影剤の投与量が少ないこと，肝実質は Gd-EOB-DTPA 造影 MRI の後期相ではかなり染まっていることなどから，造影剤の再循環による血管腫へのプーリング効果は弱くなり，後期相では周辺肝に比して低信号となる（☞ I 部 6. 肝特異性 MR 造影剤（Gd–EOB–DTPA 造影 MRI と SPIO 造影 MRI）．

肝血管腫は良性腫瘍であるので，非侵襲的な画像で診断できることが重要である．肝細胞癌の高危険群，あるいは転移性肝癌の高危険群でなければ，B モード超音波検査での高エコーは肝血管腫の可能性が高い所見といえ

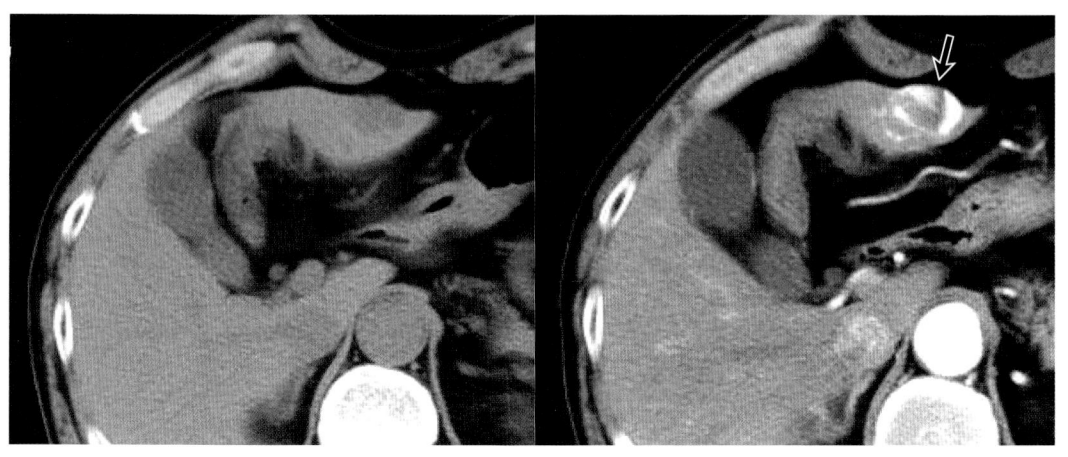

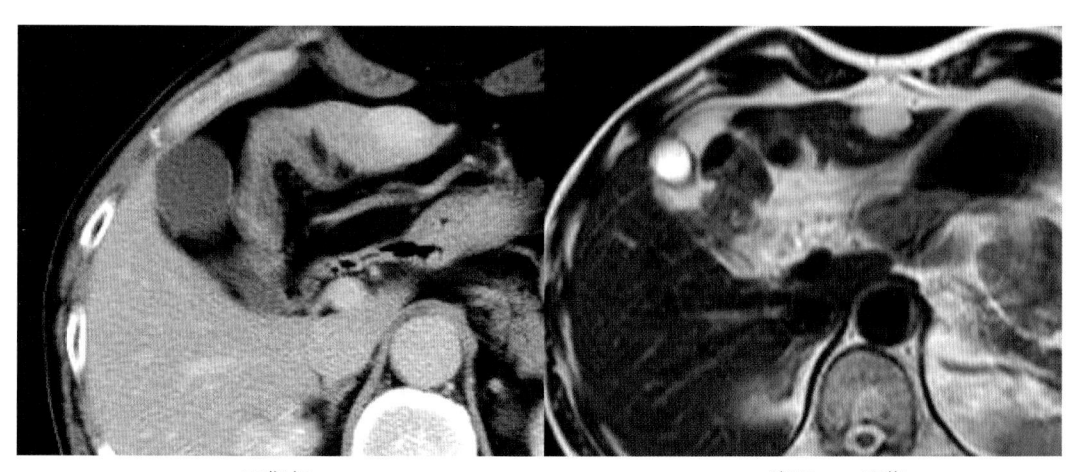

a. 造影前 CT  b. 動脈相 CT

c. 平衡相 CT  d. T2 強調 MR 画像

次頁へ続く

**図 65 肝血管腫；Liver hemangioma（a 〜 d）**

肝 S3 に結節を認め，CT では nodular pattern の非連続な濃染（大動脈と同程度の強い造影効：b の矢印）を認める．CT の平衡相では持続性の染まりを認める．T2 強調 MR 画像では強い高信号を示している．Gd-DTPA 造影 MRI でも動脈相から門脈相，さらに平衡相まで持続性に染まっていく様子が経時的に観察できる．

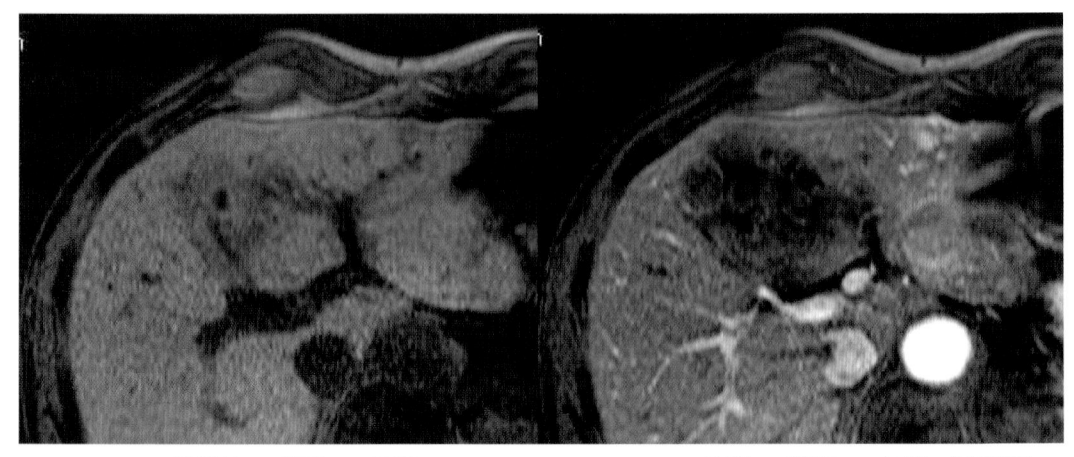

e. 造影前 T1 強調 MR 画像　　　　　　f. Gd-DTPA 造影 T1 強調 MR 画像（動脈相）

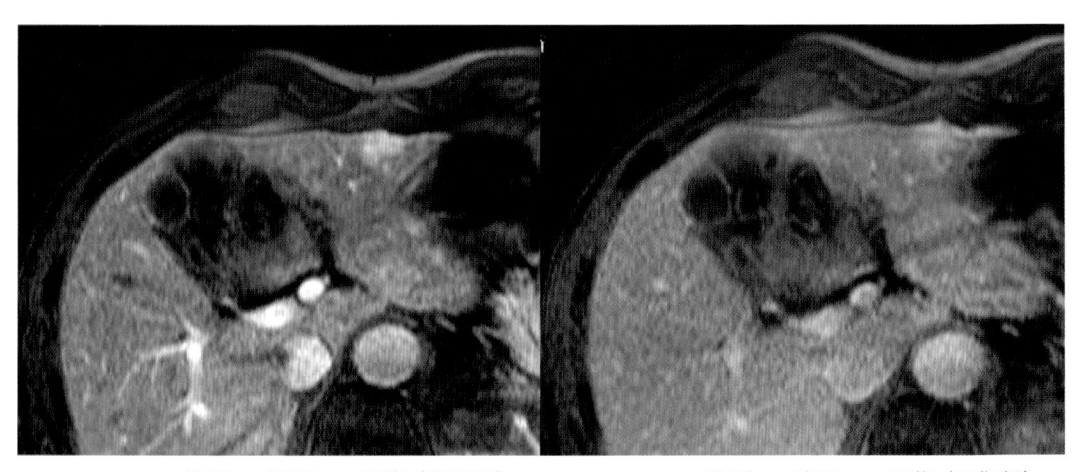

g. Gd-DTPA 造影 T1 強調 MR 画像（門脈相）　　h. Gd-DTPA 造影 T1 強調 MR 画像（平衡相）

図 65　続き

**図 65　肝血管腫；Liver hemangioma（e 〜 h）**

肝 S3 に結節を認め，CT では nodular pattern の非連続な濃染（大動脈と同程度の強い造影効；b の矢印）を認める．CT の平衡相では持続性の染まりを認める．T2 強調 MR 画像では強い高信号を示している．Gd-DTPA 造影 MRI でも動脈相から門脈相，さらに平衡相まで持続性に染まっていく様子が経時的に観察できる．

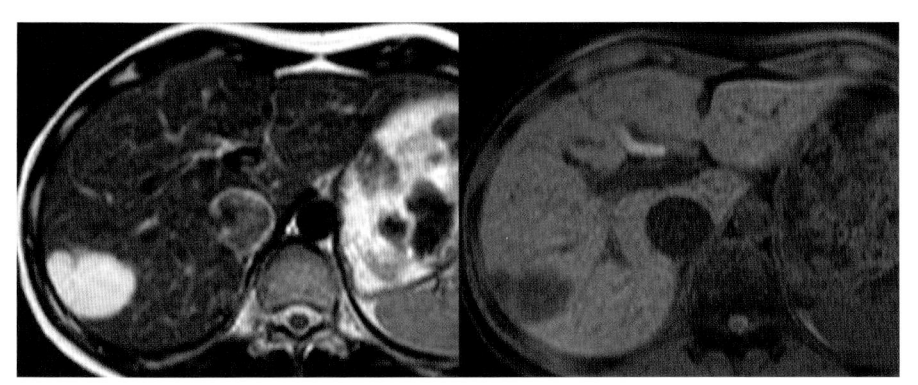

a. T2 強調 MR 画像

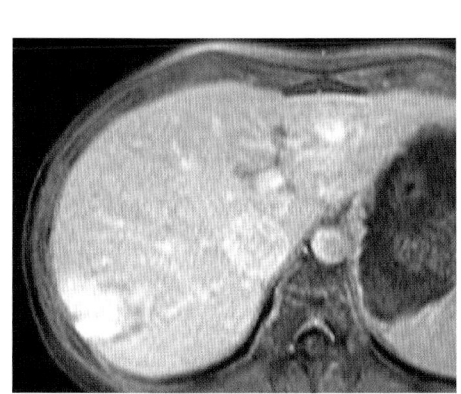

b. 造影前 T1 強調 MR 画像

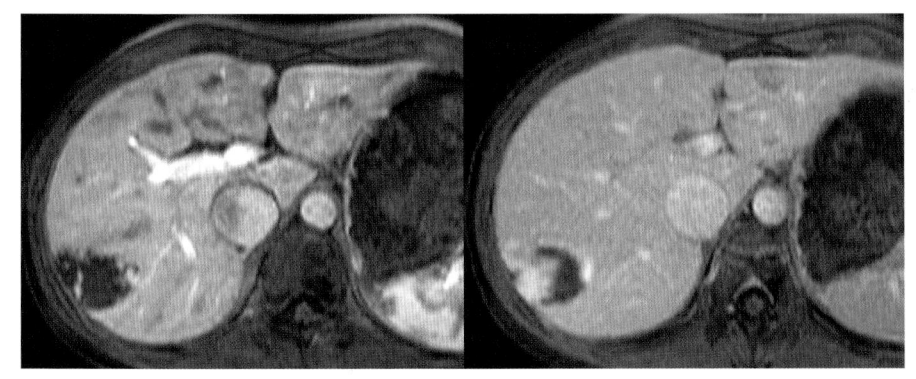

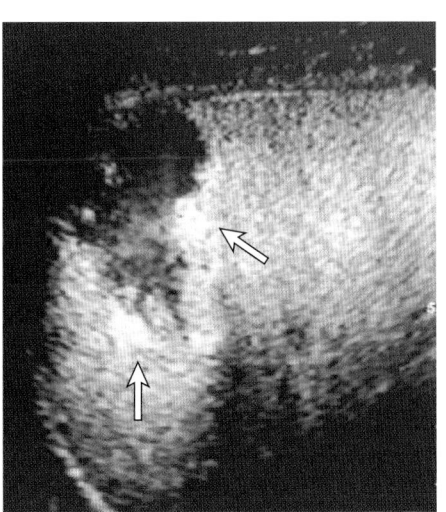

c. T1 強調 MR 画像（動脈相）

d. T1 強調 MR 画像（門脈相）

e. T1 強調 MR 画像（平衡相）

f. 腹部超音波画像（B モード）

**図 66　肝血管腫（Liver hemangioma）の Gd-DTPA 造影 MRI と超音波**

肝 S7 に不整形の腫瘤を認め，T2 強調 MR 画像では強い高信号を示している．MRI では Gd-DTPA 造影後の動脈相から門脈相，さらに平衡相まで持続性に染まっていく様子が経時的に観察できる．超音波画像では marginal strong echo を認める（f の矢印）．

a. 造影前 CT

b. 動脈相 CT

c. 門脈相 CT

d. 平衡相 CT

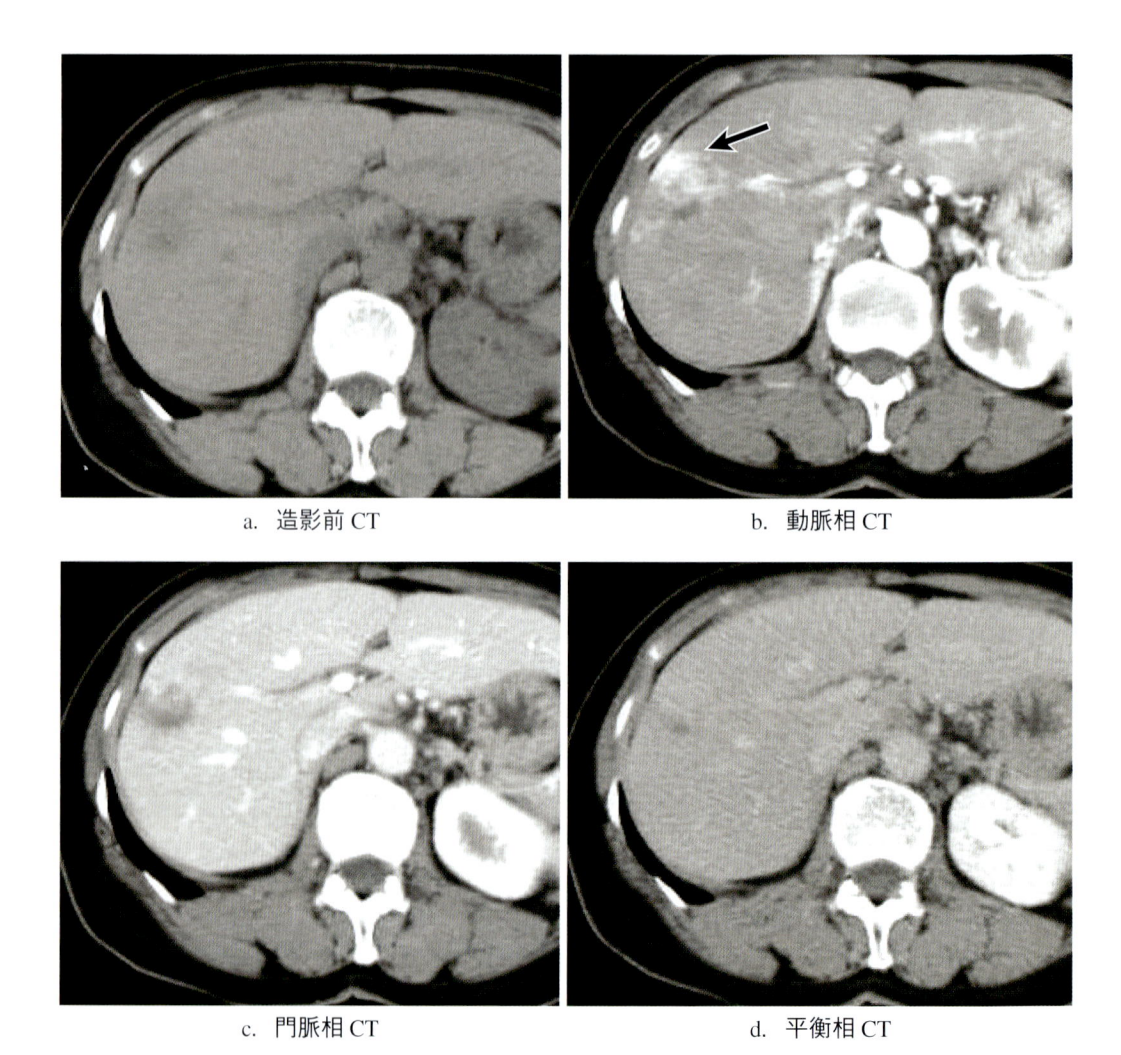

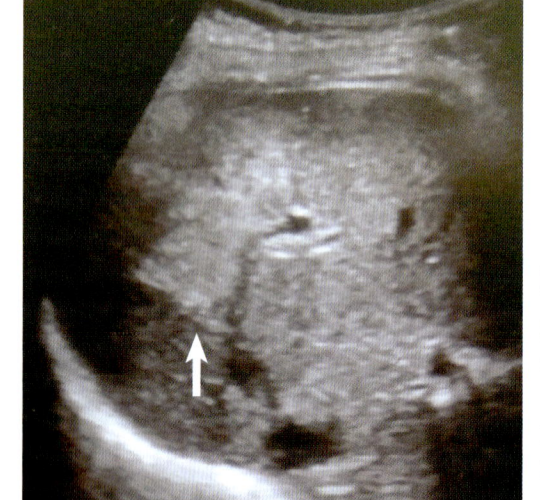

e. 腹部超音波画像（B モード）

### 図 67　肝血管腫（Liver hemangioma）

肝 S8 に不整形結節を認め，造影 CT では動脈相から門脈相，さらに平衡相まで持続性に染まっていく様子が経時的に観察できる．動脈相での末梢の濃染は A-P シャントを伴っていることを示している（b の矢印）．腹部超音波画像では高エコーを示している（e の矢印）．

る（図67）．またBモード超音波検査中のエコー輝度の経時的変化（wax and wane sign, disappearing sign, chameleon sign, variable echo sign）は血管腫に特異的所見であることを忘れてはならないが，10mm以下の結節では頻度は低いとされる．大きな肝血管腫ではmarginal strong echoを認めることがある（☞図66）．ただしBモード超音波での病変の検出率は，超音波検査施行者の技量，対象病変の大きさ，背景肝の状態，病変の存在部位など，さまざまな要因に影響される．

### 非典型血管腫の画像所見

非典型的な血管腫は，腫瘍内に血栓形成，石灰化（図68），線維性瘢痕化（図69），ヒアリン化，囊胞性変化（単房性や多房性）（図70），液面形成などの変化を伴い，それらが画像所見に反映される[132]．MRIでT1強調画像，T2強調画像とも内部信号が不均一となり悪性腫瘍との鑑別が困難になる．

T2強調画像とGd-EOB-DTPAによるダイナミックMRIの所見で典型的な血管腫のパターンを呈さない場合，たとえばダイナミックMRIで急速に全体が造影される血管腫で

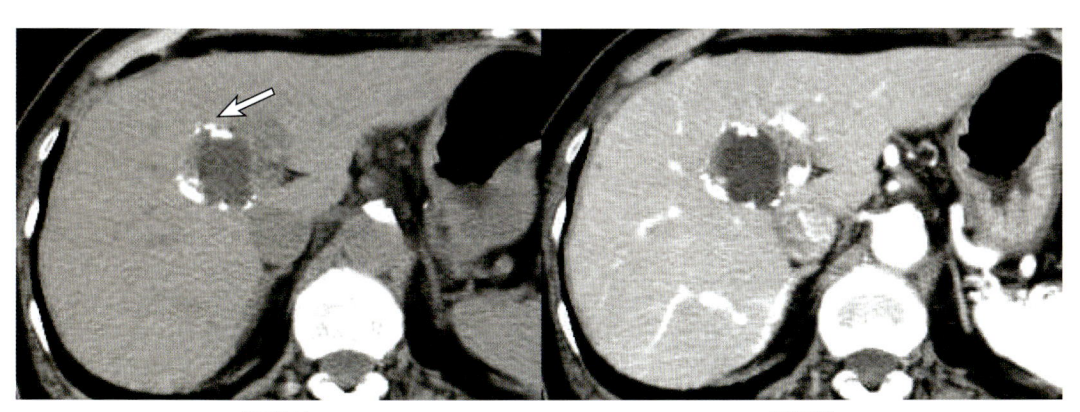

a. 造影前CT

b. 動脈相CT

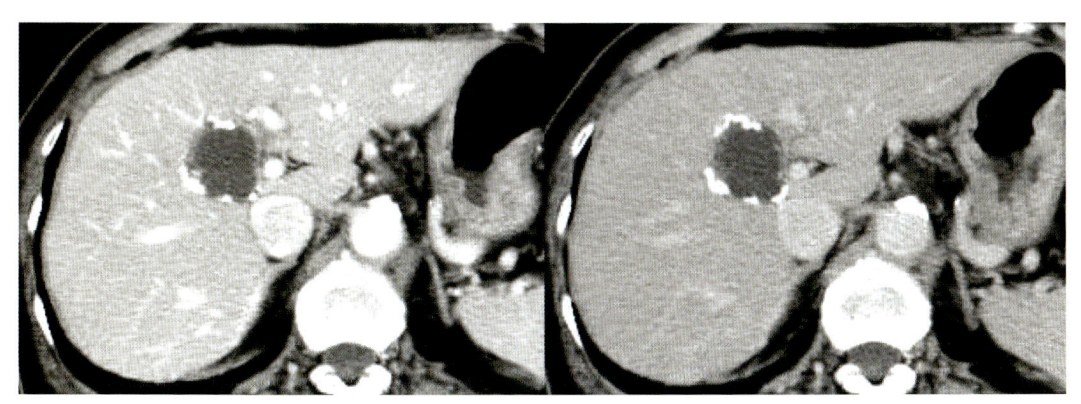

c. 門脈相CT

d. 平衡相CT

**図68 非典型肝血管腫；Atypical liver hemangioma**

肝S4/8に認める腫瘤は大部分が低吸収で造影後に増強効果を認めないが，内部の器質化のためと考えられる．腫瘤辺縁には石灰化（矢印）を伴っている．非典型的な血管腫の像である．

a. 造影前 CT

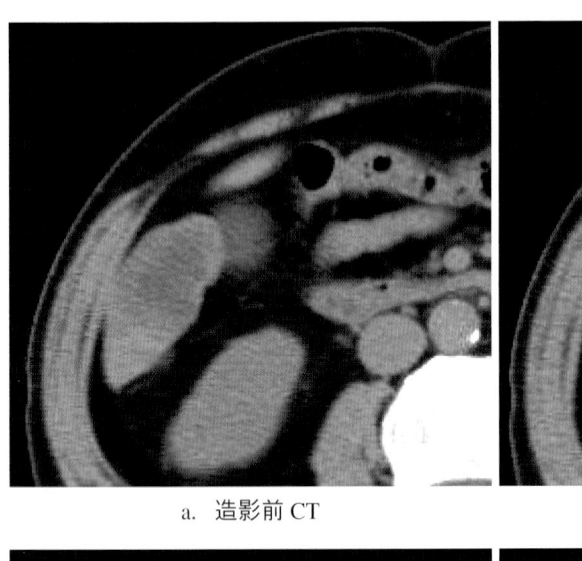

b. 動脈相 CT

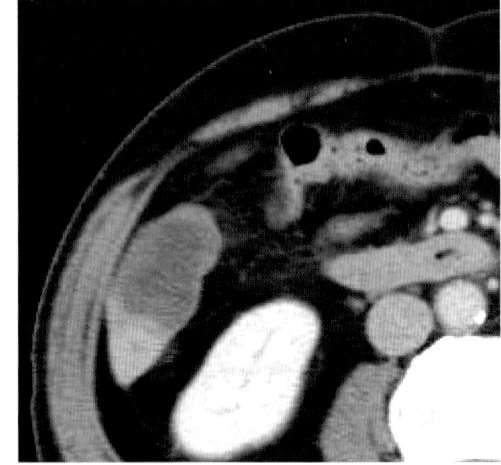

c. 門脈相 CT

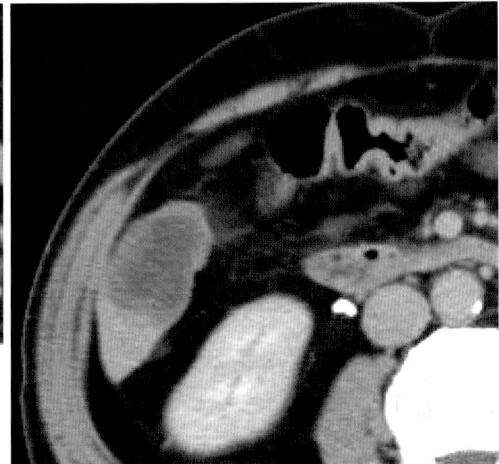

d. 平衡相 CT

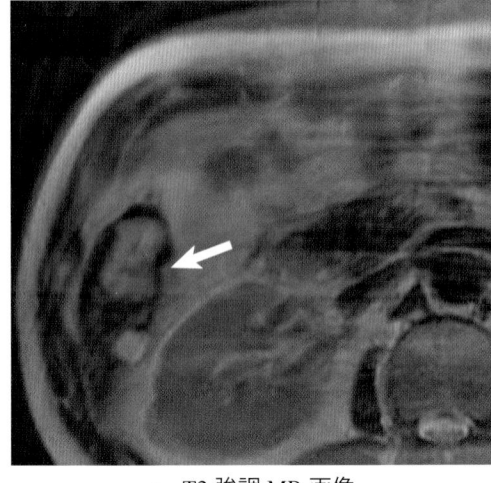

e. T2 強調 MR 画像

**図 69 硬化型血管腫；Sclerosed hemangioma**

肝 S6 の腫瘤は不整形で，造影後に増強効果は見られない．T2 強調画像は内部の器質化のためにやや不均一であるが比較的高信号を示している（矢印）．

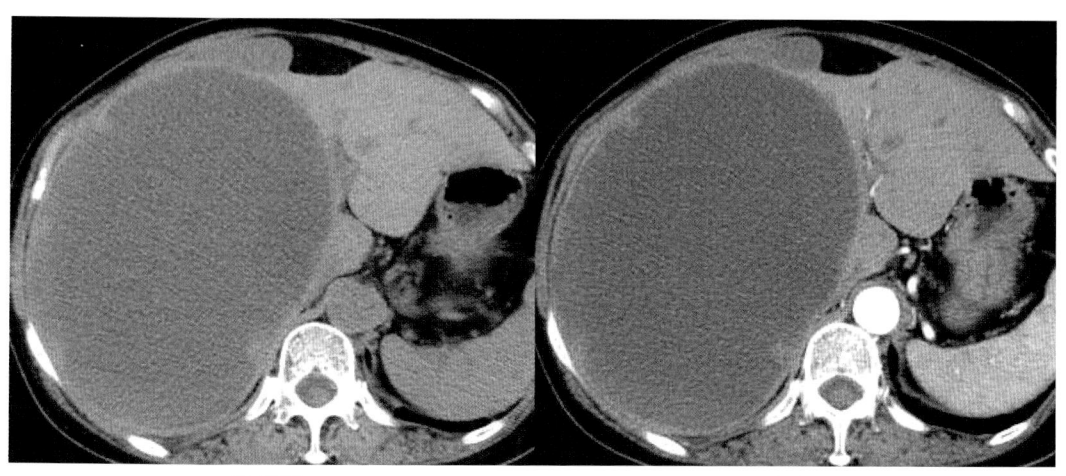

a. 造影前 CT

b. 動脈相 CT

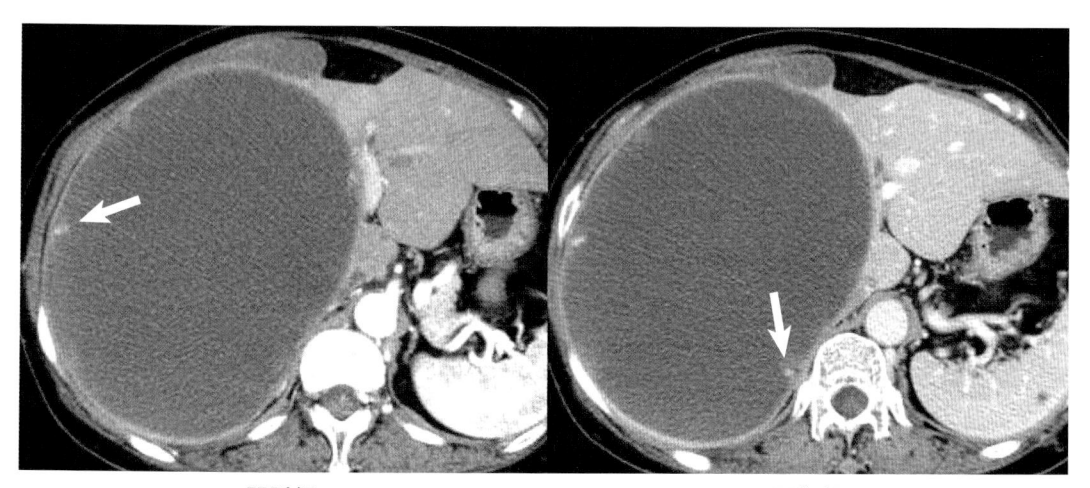

c. 門脈相 CT

d. 平衡相 CT

**図 70　非典型肝血管腫；Atypical liver hemangioma**

肝右葉には巨大な腫瘍があり，大部分が低吸収で辺縁には一部小さな結節状（矢印）の部分があり増強される．造影後に腫瘍の大部分が囊胞変性をきたしているため増強効果を認めない．非典型的な血管腫の像である．

は，T2強調画像が多血性肝悪性腫瘍との鑑別に重要である（血管腫のほうが肝悪性腫瘍よりもT2強調画像での高信号の度合いが強い）[133]．一方，腫瘍内の辺縁部に軽度の造影効果を示した結節が，T2強調画像で弱い高信号を呈する場合は転移との鑑別を要し，経過観察や生検が必要となることがある[134]．

### c｜肝囊胞（Liver cyst）

肝囊胞は上皮で内腔が覆われ，内部に主として漿液成分を貯留している．肝囊胞の多くは，検診の超音波検査などの画像検査により偶然に発見されることが多い．画像所見は造影CTでは低吸収の均一な腫瘤で造影効果は見られない．MRIのT2強調画像では高信号である（図71）．超音波では無エコーを示す．年齢が上がるにつれ肝囊胞が見られることが多くなる．多囊胞性で，肝全体を占め，圧迫による胆管閉塞での黄疸や消化器症状が出現する場合，原因となる囊胞を局所的に治療することがある．

von Meyenburg complex は病理組織学的には胆管過誤腫といわれ，膠原線維性間質のなかに増殖した肝内胆管像を認め，グリソン鞘近傍に見られる（図72）．数mm大の囊胞様構造が多発した画像所見であり多発性肝囊胞との鑑別は困難な場合もある．

### d｜肝細胞腺腫（Hepatic adenoma）

肝細胞腺腫は若年女性に多く認められる肝の良性腫瘍である．経口避妊薬[135]やI型糖原病[136]との因果関係が知られているが，経口避妊薬の使用頻度の低い本邦では少ない．肝細胞腺腫症（hepatic adenomatosis）とは，肝細胞腺腫が多発する状態として定義されるが，単発の肝細胞腺腫と比較すると肝細胞癌（HCC）へ悪性転化しやすいという特徴を持つ[137]（図73）．組織学的には腫瘍細胞内にグリコーゲンと脂質を多く含んでいるとされ[138]，それを反映して超音波では高エコーを呈することがあるが，そのエコーレベルはさまざまで低エコーになることもある．CTで脂肪を検出できることはあるものの，脂肪検出の頻度は10%以下と少ない[138, 139]．脂肪が多く含まれる場合には非造影CTでは低吸収に見える．動脈相では辺縁から内部に染まる増強効果を認め，門脈相や平衡相では肝細胞癌に比べると増強が均一化し，かつ遅延するとされているが，肝細胞癌との鑑別が困難なことがある．また肝細胞腺腫は腫瘍内に出血成分を見ることがあることも特徴とされている．Gd-EOB-DTPA（EOB）造影MRIでは肝細胞腺腫の肝細胞相におけるEOB取り込み低下が見られる[140]．ただしEOBを肝細胞へと取り込むトランスポーターであるOATPの検討では肝細胞腺腫はEOBを取り込むとの報告もあり，今後多症例での検討を待つ必要がある．

### e｜肝血管筋脂肪腫（Angiomyolipoma of the liver）

肝血管筋脂肪腫は間葉系腫瘍で血管周囲の類上皮細胞から発生するとされ，組織学的には腎に発生するものと同一である．被膜は有さない．結節性硬化症では腎に血管筋脂肪腫の合併頻度が高いことが知られているが，両側腎にびまん性の血管筋脂肪腫が見られる症例では肝にも多発性の血管筋脂肪腫を合併する頻度が高いとされている[141]．また肝血管筋脂肪腫の多発例は6.7%と報告されており[142]，悪性化した症例報告もあり注意を要する[143, 144]．

肝血管筋脂肪腫は組織の構成成分として脂肪，血管，平滑筋を有している．画像上は一

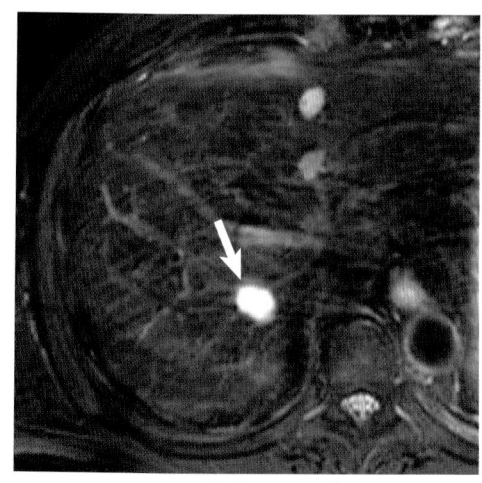

a. T2 強調 MR 画像

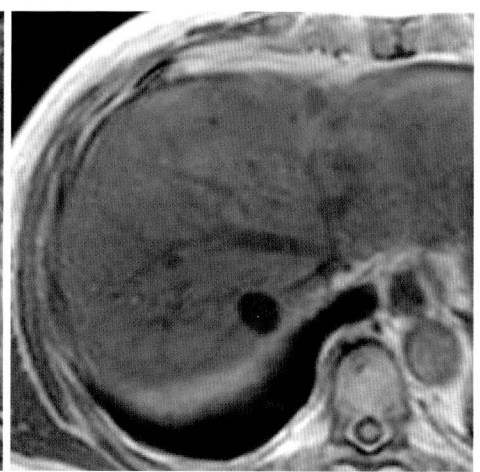

b. 造影前 T1 強調 MR 画像

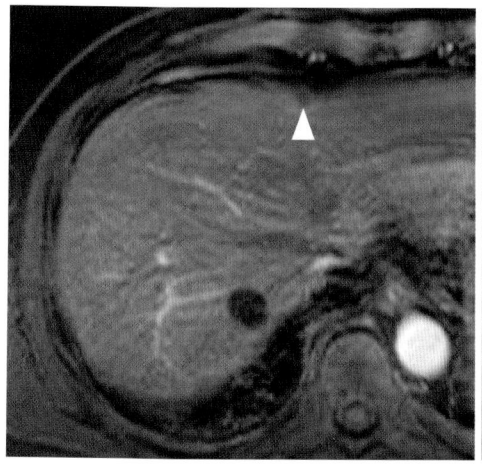

c. Gd-EOB-DTPA 造影 T1 強調 MR 画像
(動脈相)

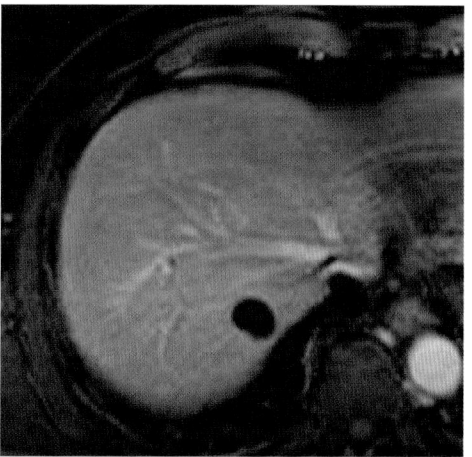

d. Gd-EOB-DTPA 造影 T1 強調 MR 画像
(門脈相)

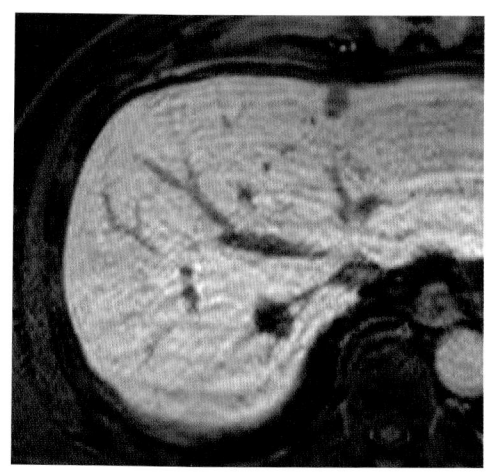

e. Gd-EOB-DTPA 造影 T1 強調 MR 画像
(肝細胞相)

### 図 71 肝嚢胞と肝血管腫；Liver cyst and liver hemangioma

肝 S7 に T2 高信号結節を認め（矢印），Gd-EOB-DTPA 造影 MRI では増強効果を認めず，肝嚢胞である．肝 S4 辺縁に認める結節（矢頭）は動脈相でリング状増強効果，門脈相では肝周囲と等信号に増強され，肝血管腫の所見である．

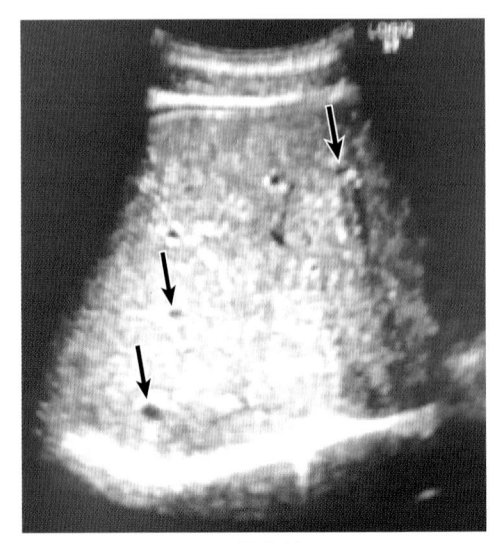

a. 超音波

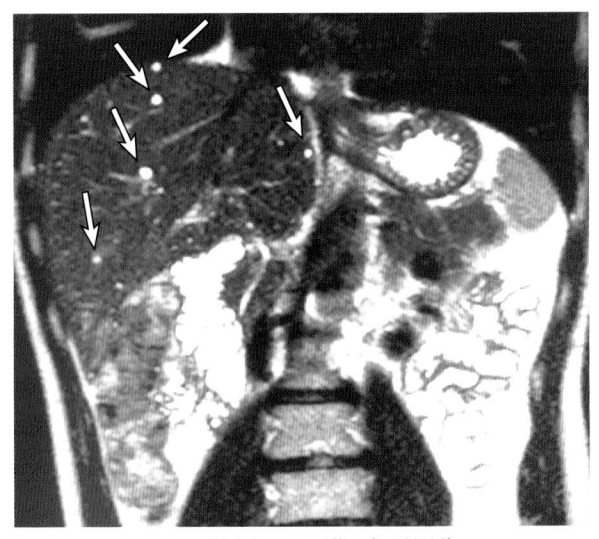

b. T2 強調 MR 画像（冠状断）

**図 72　胆管過誤腫；von Meyenburg complex 画像**

肝内には腹部超音波画像で無エコー（後方エコー増強を伴う）の囊胞構造が多発している（aの矢印）．T2 強調画像では高信号が多発している（bの矢印）．

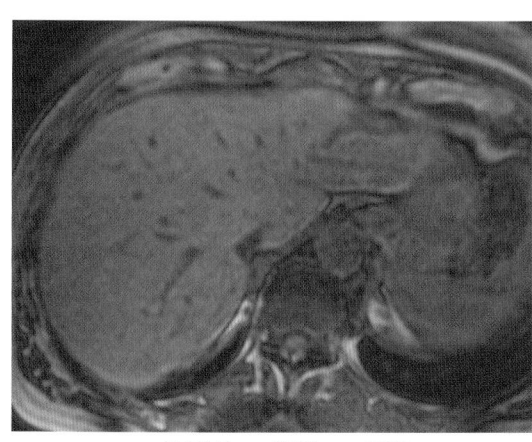

a. 造影前 T1 強調 MR 画像

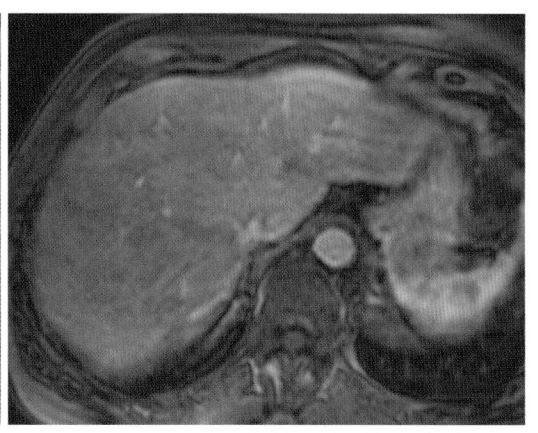

b. Gd-EOB-DTPA 造影 T1 強調 MR 画像（動脈相）

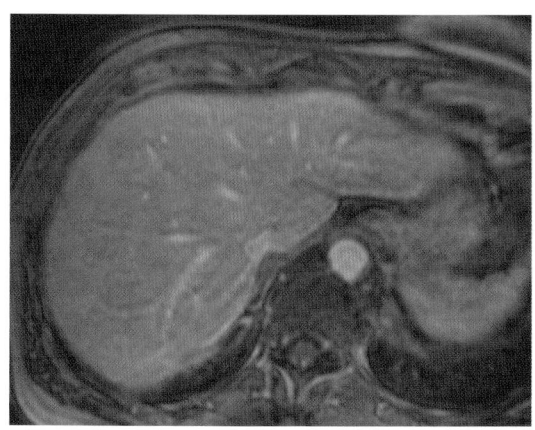

c. Gd-EOB-DTPA 造影 T1 強調 MR 画像（門脈相）

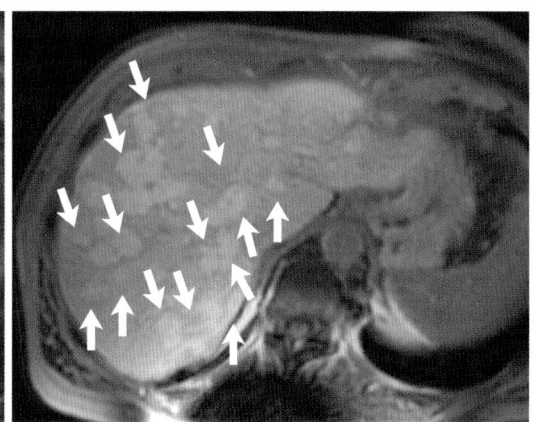

d. Gd-EOB-DTPA 造影 T1 強調 MR 画像（肝細胞相）

**図 73　肝細胞腺腫症；Hepatic adenomatosis**

肝 S8 から S7 に Gd-EOB-MRI の肝細胞相で高信号結節 10 個以上認め，肝細胞腺腫症（矢印）の所見である．この症例では動脈相や門脈相での増強効果は乏しく，肝実質と同程度である．

般には多血性（hypervascularity）で，内部に軟部組織と脂肪が認められる．脂肪はCTにおいて低吸収を示し，脂肪が肝内で高密度に存在した場合にマイナスのCT値を示す．MRIではT1強調画像のin-phaseからopposed-phaseにかけての信号減弱や脂肪抑制併用T1強調画像での結節の低信号化が見られる（図74）．しかし，腫瘍内の脂肪，血管，平滑筋の比率が変われば，画像上の特徴も変わる．Hogemannらの報告では，7例の血管筋脂肪腫症例において4例で脂肪組織を証明できたものの3例で組織的に脂肪は見られなかったとしている[145]．また血管成分の豊富さを反映する画像所見であるhypervascularityは7例の血管筋脂肪腫症例において4例でのみ見られたと報告されている[145]．

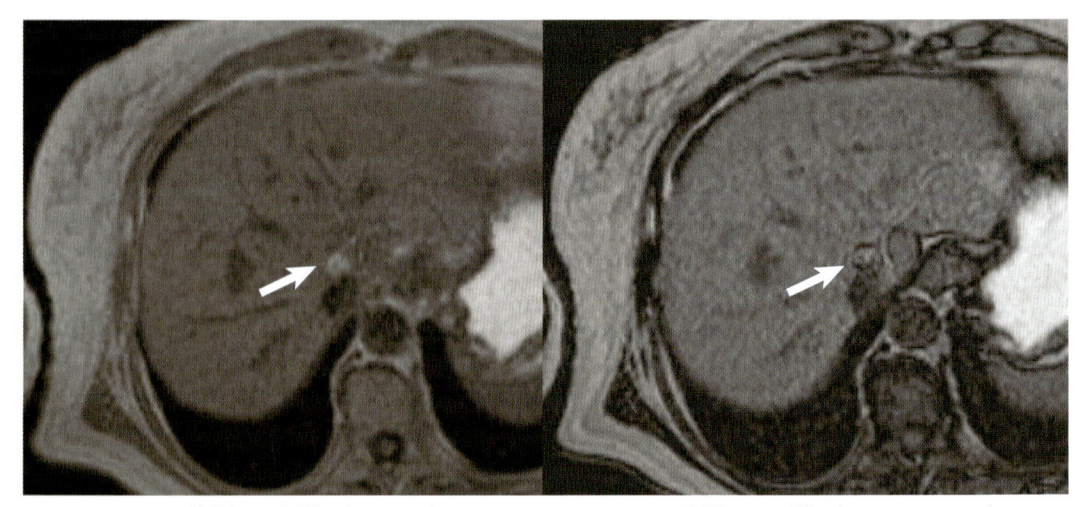

a. T1強調MR画像（In-phase）

b. T1強調MR画像（Opposed-phase）

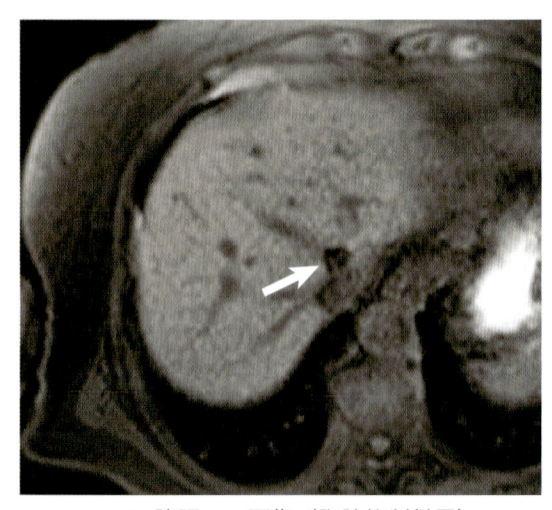

c. T1強調MR画像（脂肪抑制併用）

### 図74　肝血管筋脂肪腫；Angiomyolipoma of the liver（a〜c）

肝S1に小結節を認め，T1強調MR画像in-phaseで高信号を示し，opposed-phaseでは信号が減弱している（a，bの矢印）．脂肪抑制併用のT1強調MR画像では結節は低信号を示し（cの矢印），脂肪が含まれていることがわかる．

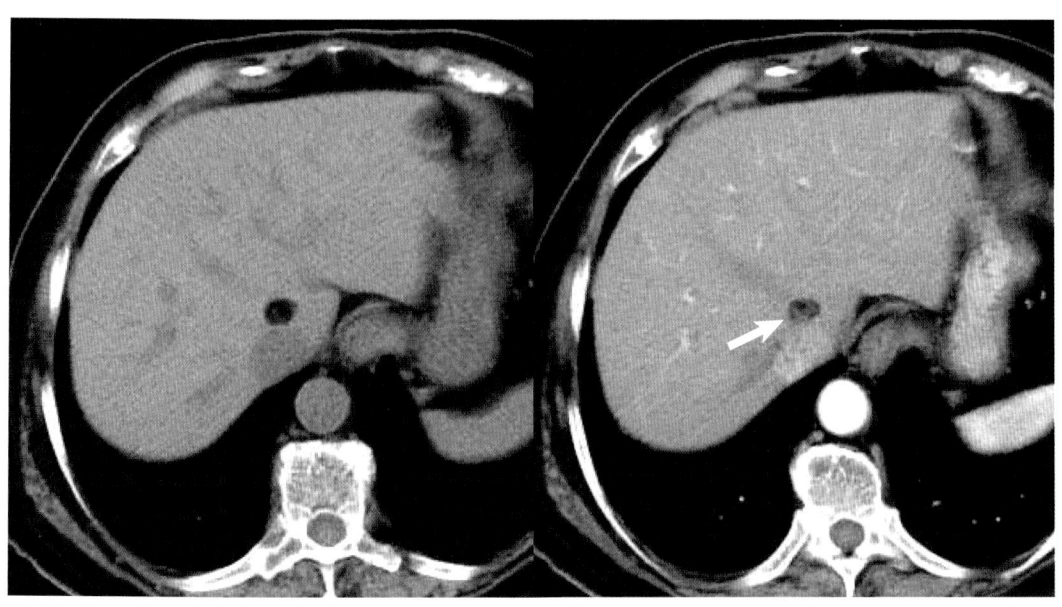

d. 造影前 CT

e. 動脈相 CT

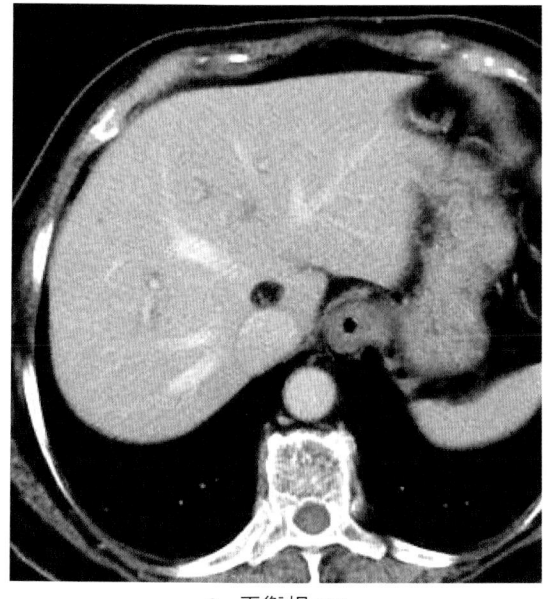

f. 平衡相 CT

CTでは動脈相で結節内部に一部増強を認めるが（eの矢印），結節内の大部分は脂肪濃度で増強はほとんど見られない．

図74 続き

図74 肝血管筋脂肪腫；Angiomyolipoma of the liver（d～f）

### f｜肝膿瘍（Hepatic abscess）

肝膿瘍とは，細菌やアメーバなどの感染により肝内に膿瘍を生じる病態である．病巣内の腔に膿が貯留し，辺縁に線維化した厚い被膜を伴うことが多く，造影後期相でのドーナツ様濃染（doughnut like ring enhancement）は，辺縁の線維化を反映したものである（図75，76）．

肝炎症性偽腫瘍（Inflammatory pseudotumor）という名称は，炎症細胞浸潤と線維化を主体とする炎症性腫瘍類似病変を意味する．病因として感染や閉塞性静脈炎が指摘され，発熱，炎症反応を伴い発症する例が多い[146]．臨床所見が参照できず，画像診断のみでの判断では，肝膿瘍やその他腫瘍性病変との鑑別が困難な場合がある．

肝の感染症にはさまざまな起因菌や寄生虫が存在する．肝エキノコックス症（hepatic echinococcosis）はエキノコックスという寄生虫によって引き起こされる感染症の一つで包虫症とも呼ばれる．キタキツネやイヌ，ネコなどの糞に混じったエキノコックスの卵を水や食物などからヒトが経口感染することによって起こる人獣共通感染症であり，肝臓に寄生する．石灰化を伴うことが多い（図77）．

### g｜限局性結節性過形成（Focal Nodular Hyperplasia：FNH）

欧米では女性に多いとされるが，本邦では男女を問わずまれな腫瘍で，単発が多く，中心の線維性瘢痕（中心星芒状瘢痕）が特徴的肉眼所見となる．限局性結節性過形成の発症年齢は全年齢に及ぶが，20〜40歳代の比較的若い女性に高頻度に認められる．小児期でも限局性結節性過形成はよく見られ，新生児でも発生することがある．

画像所見として車軸状の血管像（spoke wheel appearance）が特徴的である（図78）．これを反映してダイナミック造影CTにてまず結節の中心部が点状に染まり，速やかに車軸状に拡散して全体が濃染するのが観察できる場合がある．超音波では腫瘤中心にエコーレベルの低い線維性瘢痕（central stellate scar），腫瘤中心から腫瘤辺縁へ放射状に伸びる線維性隔壁（radiating fibrous septa）が認められる．また，カラードプラで車軸状血管が描出できる場合がある．LevovistやSonazoidを用いた高時間分解造影超音波では，非造影のドプラよりも血管構造の描出がよく，車軸状血管が描出でき，3D画像でも表示できるため，詳細な血管評価が可能となっている[147,148]（図79）．限局性結節性過形成では，腫瘍内に石灰化が見られることはまれで，悪性化することはほとんどないとされる．MRIのT2強調画像では中心の線維性瘢痕は80％で高信号になり，造影（Gd-DTPA）MRIでは平衡相まで濃染が遅延することが多い．また限局性結節性過形成は，クッパー（Kupffer）細胞を有する腫瘍であり，MRIのSPIO造影剤を用いた造影画像では，腫瘤内にSPIOが取り込まれて，周辺肝と同様に信号低下を示し，腫瘤の鑑別に役立つ．最近ではGd-EOB-DTPA（EOB）造影MRIが施行されることが多いが，肝細胞相で肝細胞のEOB取り込みが見られ（周囲肝と同等あるいは若干亢進も低下もあり得る），診断可能である[46,149]（図80）．

### h｜肝悪性リンパ腫（Hepatic lymphoma）

節外性リンパ腫のなかでも肝原発の悪性リンパ腫は極めてまれであり，Freemanら[151]は，その頻度を0.48％，男性が女性の2倍と報告している．肝原発悪性リンパ腫はほとんどがdiffuse large B cell typeであり，リンパ腫

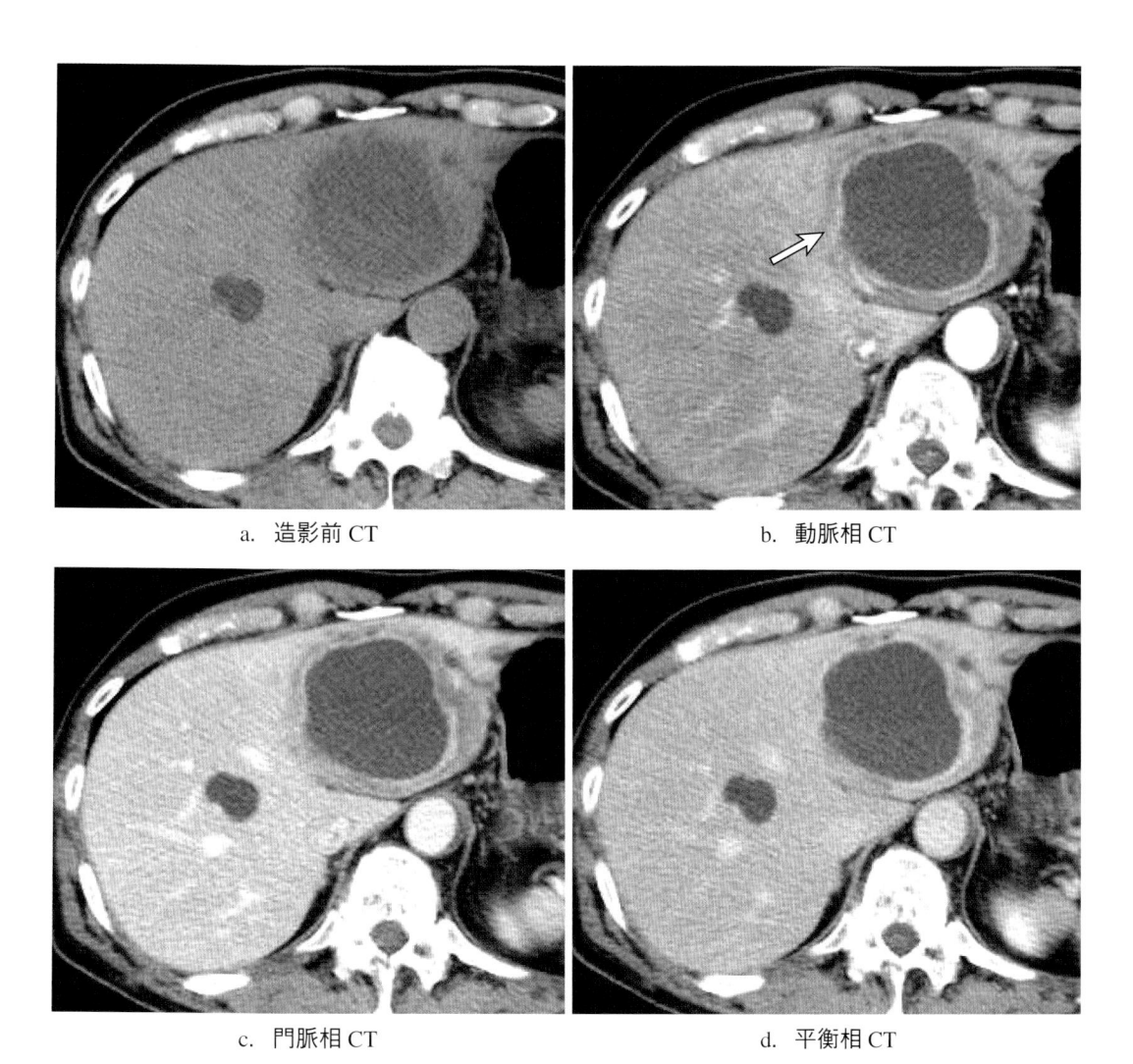

a. 造影前 CT
b. 動脈相 CT
c. 門脈相 CT
d. 平衡相 CT

**図 75　肝膿瘍；Hepatic abscess**

肝左葉外側区には巨大な腫瘤があり，大部分が低吸収で，辺縁は三層構造を示し増強されており（矢印），典型的な肝膿瘍の像である．動脈相では膿瘍の周囲に動脈性血流増加が見られる．肝 S8 の結節は囊胞である．

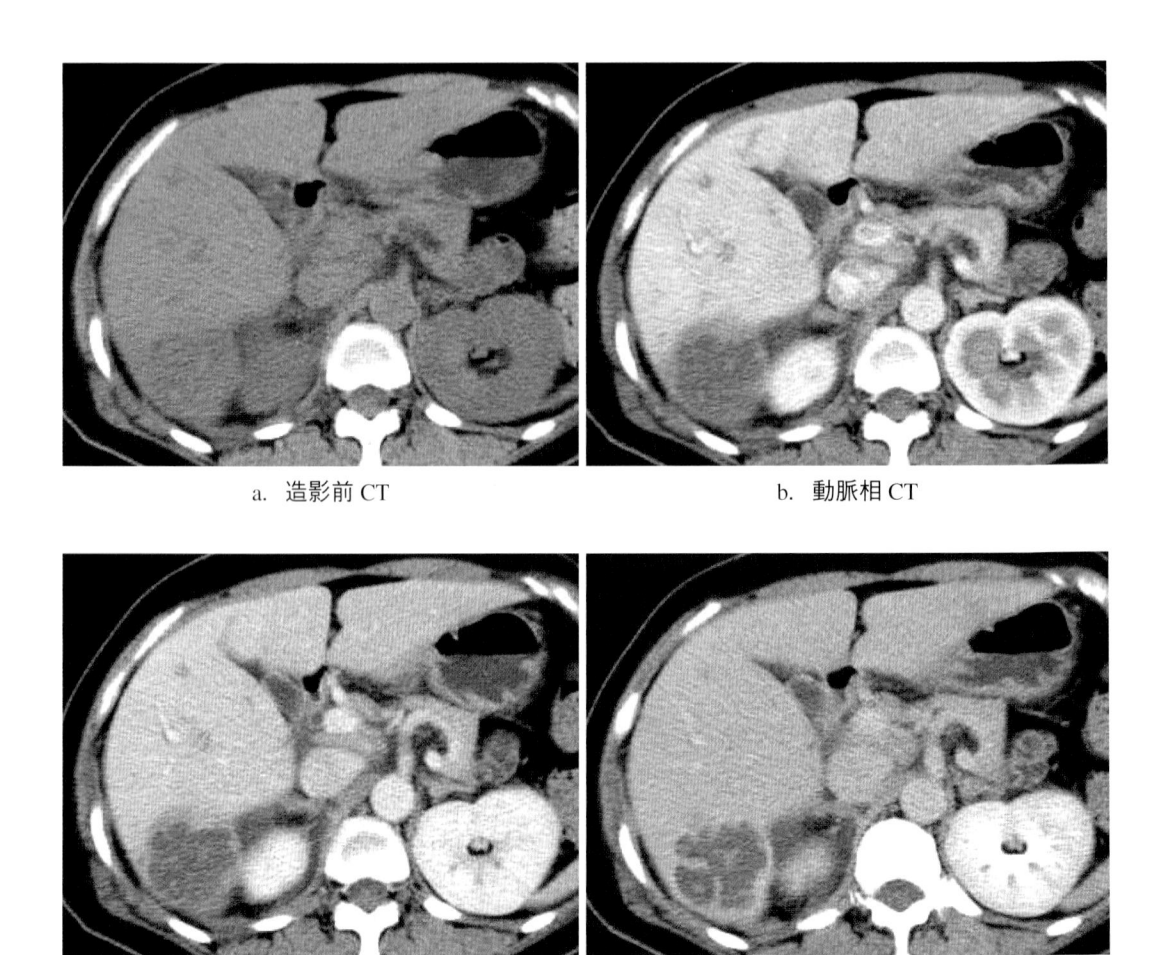

a. 造影前 CT
b. 動脈相 CT
c. 門脈相 CT
d. 平衡相 CT

**図 76　アメーバ性肝膿瘍；Amoebic liver abscess**

肝 S6 の腫瘤は，辺縁不明瞭で内部は不均一な低吸収主体の陰影である．造影後の門脈相から平衡相にかけて辺縁から内部の隔壁に増強が見られる．肝膿瘍の診断でドレナージを経皮的に試みるもうまくいかず，炎症所見や症状が進んだため手術された．内容は粘稠でクリーム色調であった．

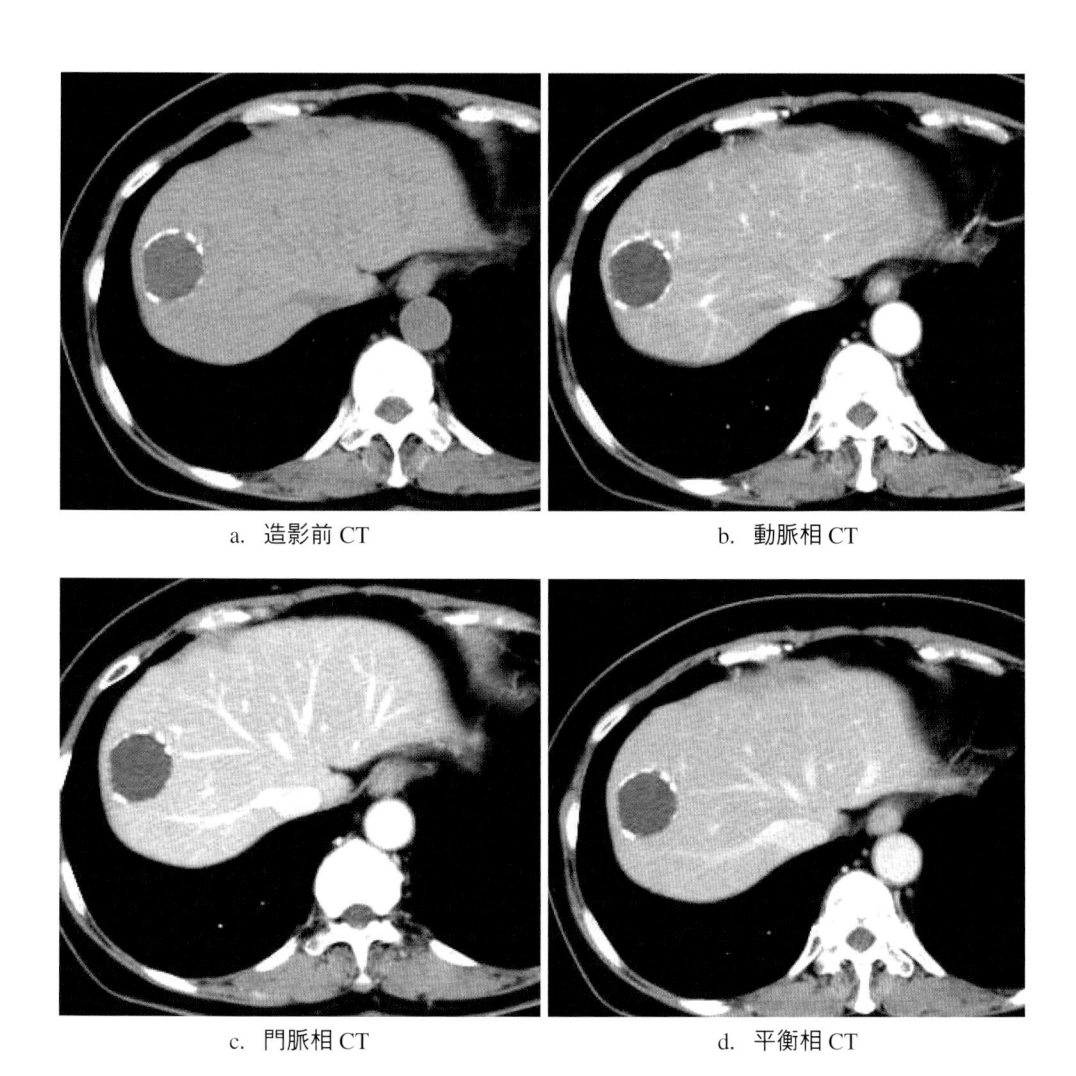

a. 造影前 CT
b. 動脈相 CT
c. 門脈相 CT
d. 平衡相 CT

**図77　肝エキノコックス症；Hepatic echinococcosis**

肝 S8 に腫瘤を認め，辺縁は石灰化があり，内部は均一な低吸収を示している．造影後に腫瘤には増強効果は見られない．

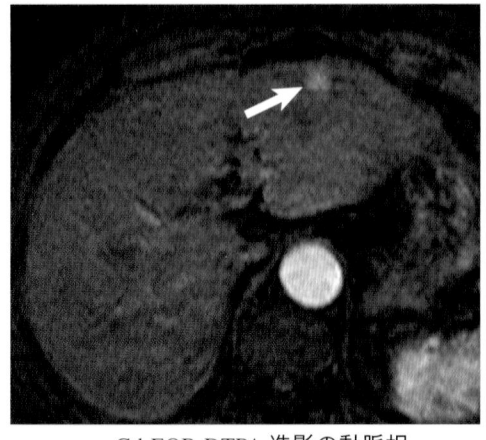

a. Gd-EOB-DTPA 造影の動脈相

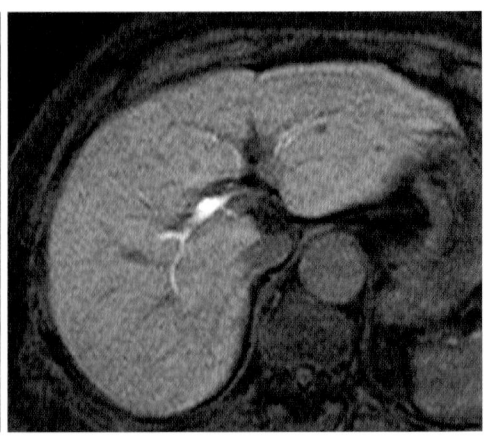

b. Gd-EOB-DTPA 造影の肝細胞相

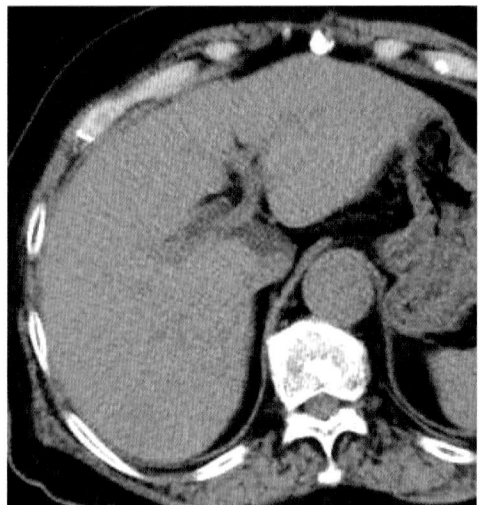

c. 造影前 CT

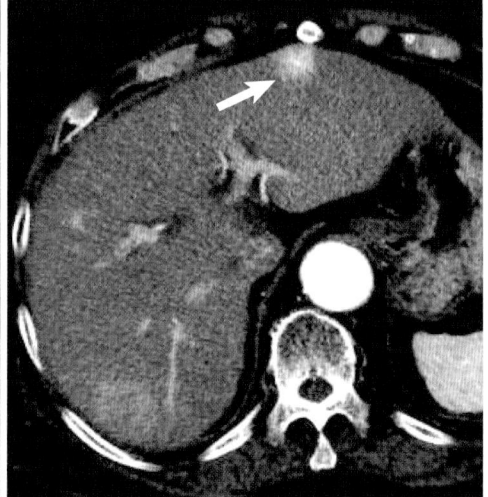

d. 動脈相 CT

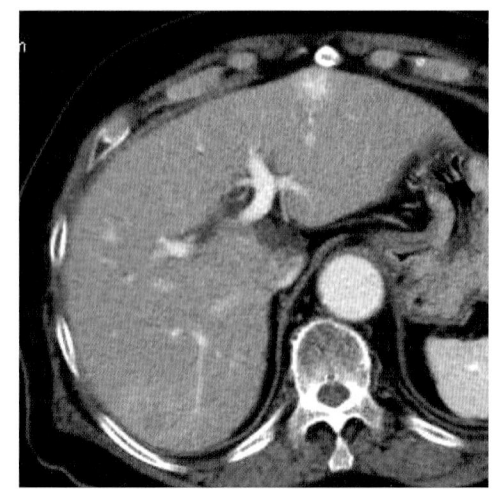

e. 門脈相 CT

### 図78 限局性結節性過形成；Focal Nodular Hyperplasia（FNH）

肝 S3 に腫瘤を認め，Gd-EOB-DTPA（EOB）造影 MRI の動脈相では濃染を示し（a の矢印），肝細胞相でも EOB の取り込みが見られる．被膜は見られない．CT では動脈相で濃染が見られるが，内部に車軸状の血管（d の矢印）が確認できる．これは FNH の画像として特異的と考えられる．CT の門脈相まで染まりは持続している．（放射線医学 消化器画像診断・IVR p.91, 金芳堂，2012 より転載）

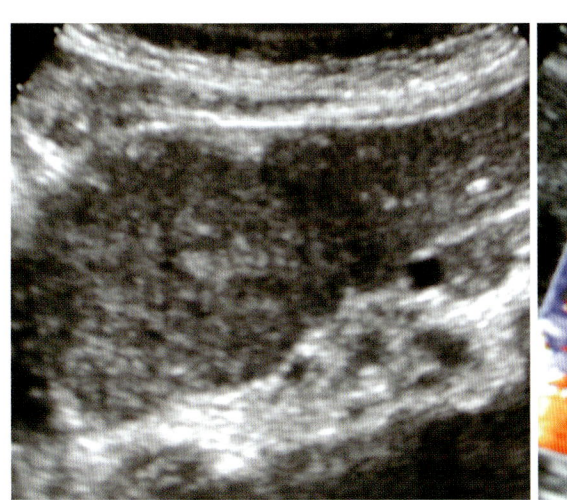

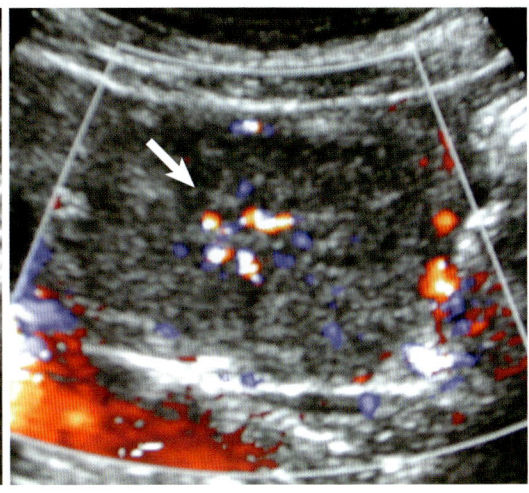

| a. 超音波Bモード | b. 超音波カラードプラ |

**図79 限局性結節性過形成；Focal Nodular Hyperplasia（FNH）**

Bモードの超音波では肝左葉外側区の結節の内部がEchogenicで，カラードプラでは車軸状の血管が描出されている（矢印）．

---

COLUMN

### FNH like lesion とは

　WHO分類ではFNHや肝細胞腺腫は硬変肝に出現しないとある（ただし現在のところ全世界的コンセンサスは得られていないと思われる）．FNH like lesionとは硬変肝にも存在しうる概念であり，臨床的基準は動脈相での濃染，門脈平衡相での周辺肝実質と同程度の造影である．悪性化のリスクはほとんどないとされるがFNH like lesionの10%に$\beta$-cateninが発現し，これは癌化するおそれがある[150]．

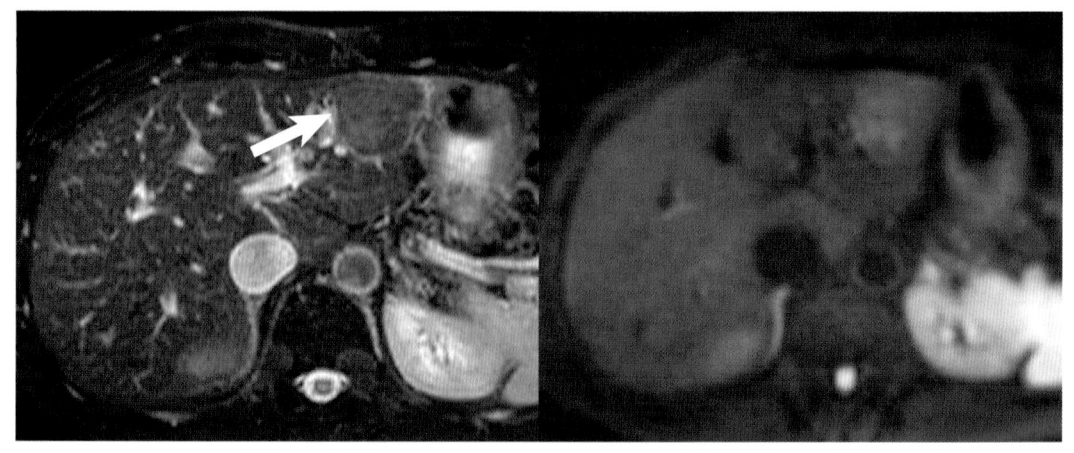

a. T2 強調 MR 画像

b. 拡散強調 MR 画像（DWI）

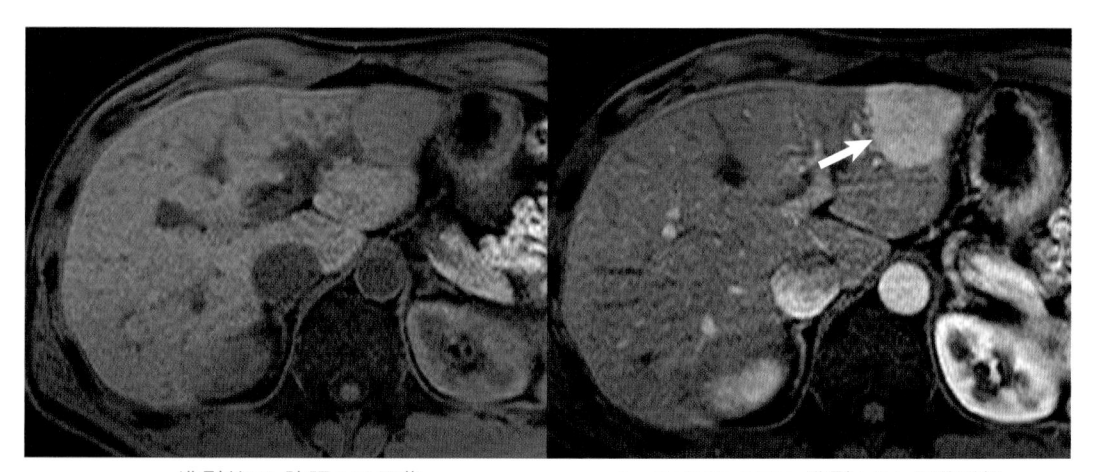

c. 造影前 T1 強調 MR 画像

d. Gd-EOB-DTPA 造影 MRI の動脈相

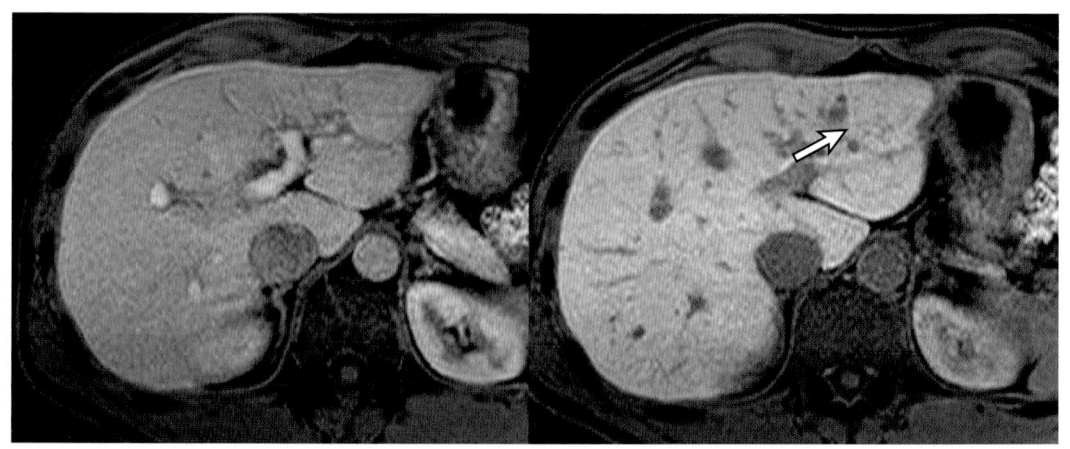

e. Gd-EOB-DTPA 造影 MRI の門脈相

f. Gd-EOB-DTPA 造影 MRI の肝細胞相

図 80　限局性結節性過形成；Focal Nodular Hyperplasia（FNH）（a〜f）

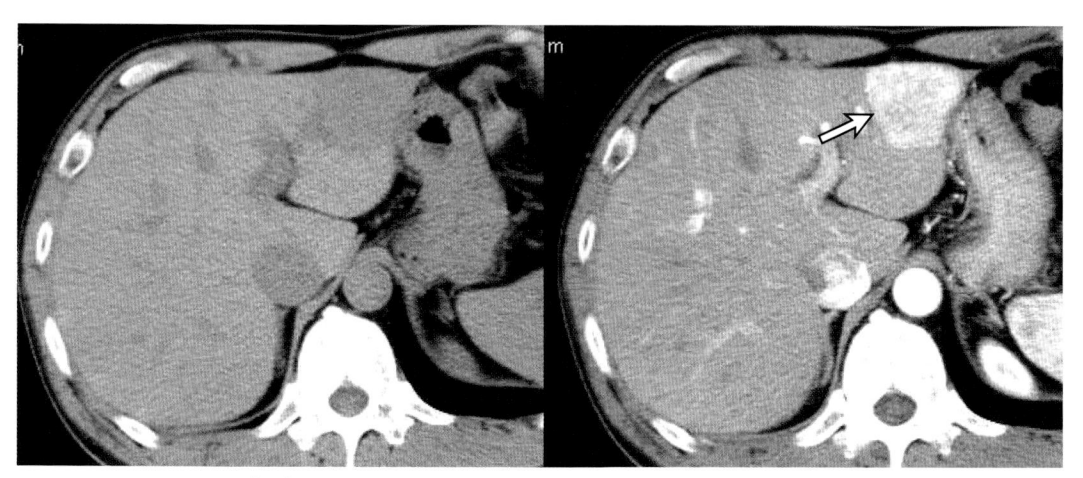

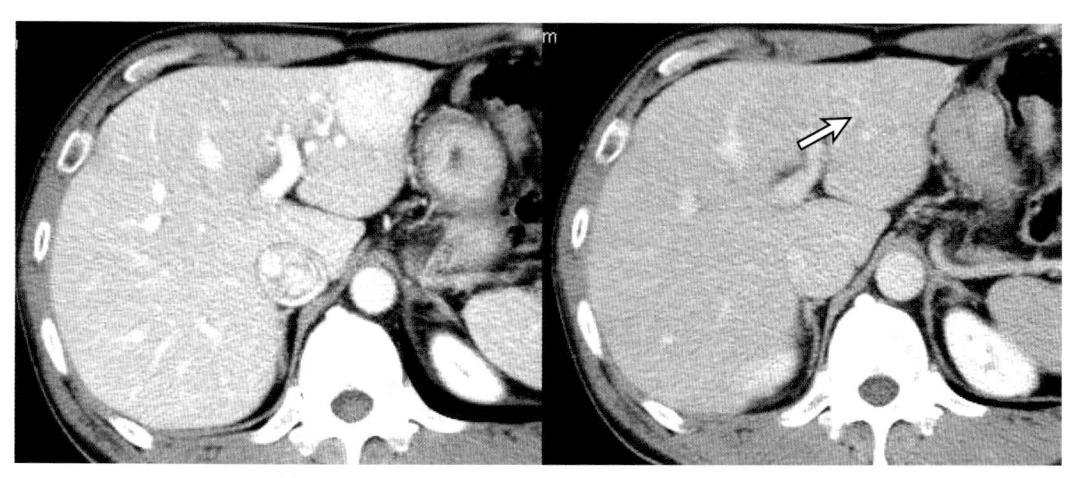

g. 造影前 CT　　　　　　　　　　h. 動脈相 CT

i. 門脈相 CT　　　　　　　　　　j. 平衡相 CT

図 80　続き

**図 80　限局性結節性過形成；Focal Nodular Hyperplasia（FNH）（g 〜 j）**

肝 S3 に腫瘤を認め，T2 強調 MR 画像ではほぼ等信号（わずかに高信号；a の矢印）を示し，Gd-EOB-DTPA 造影 MRI の動脈相では濃染を示し（d の矢印），肝細胞相では EOB の取り込みが見られる（f の矢印）．被膜は見られない．CT では動脈相で濃染が見られ（h の矢印），平衡相まで染まりは持続している（j の矢印）．

の発症に慢性ウイルス性肝炎が関与している可能性が指摘されている．特に，日本では肝炎ウイルス感染例が多い傾向にある[152, 153]．

画像所見としては，超音波では内部が均一な低エコーが多く，非造影 CT では低吸収，造影 CT では辺縁がリング状に増強されることが多い．なお，動脈相で強く染まるタイプと染まらないタイプの両者が存在する（図 81）．

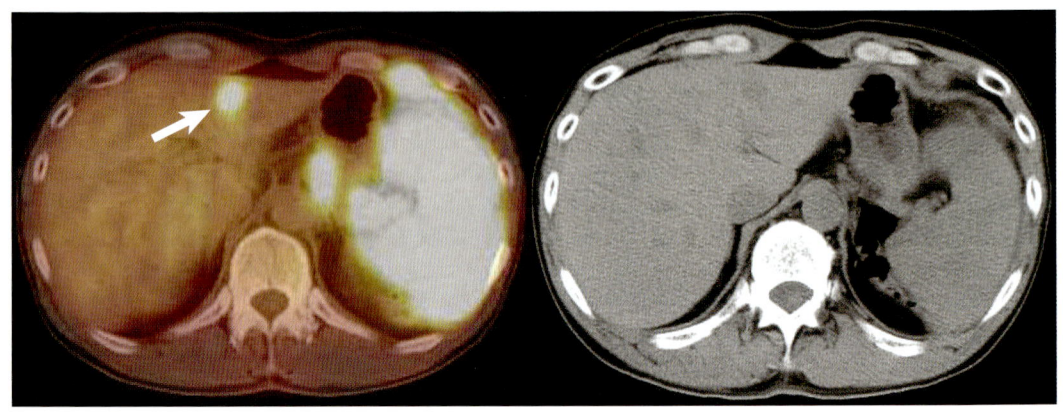

a. PET-CT

b. 造影前 CT

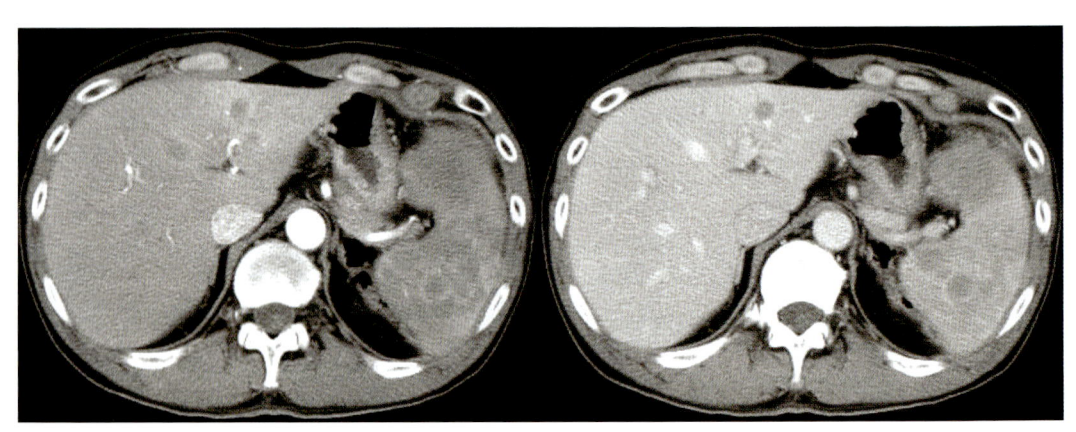

c. 動脈相 CT

d. 門脈相 CT

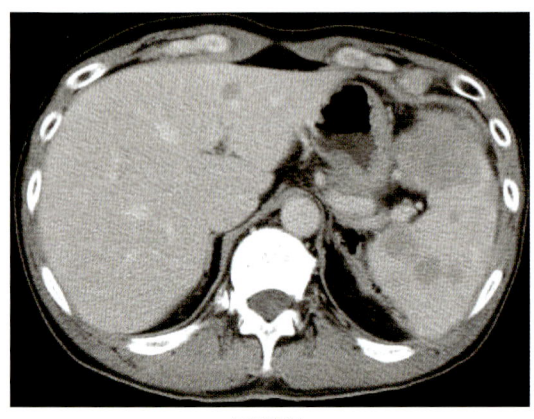

e. 平衡相 CT

**図 81 悪性リンパ腫；Malignant lymphoma（Diffuse large B cell type）**

肝 S3 の結節は矢印に示すように PET-CT で FDG の著明な集積亢進を認める（脾臓のリンパ腫と同等の集積亢進である）．造影 CT では動脈相から平衡相までの増強効果は弱い（脾臓のリンパ腫と同等の吸収値を示している）．なお PET-CT では胃にも病変が存在していることがわかる．

### i│肝癌肉腫（Hepatic sarcoma）

　肝原発の癌肉腫は非常にまれである．肝原発の癌肉腫については，定義に混乱が見られ，Craig らは肝癌肉腫とは肝細胞癌に非紡錘型肉腫成分が混在する腫瘍と定義し，non-hepatocyte の上皮性腫瘍に肉腫成分が混在するものは悪性混合腫瘍（malignant mixed tumor）として区別するべきとしている[154]．しかし WHO の定義では肝癌肉腫とは上皮性腫瘍の成分と肉腫成分とが混在する腫瘍であり，上皮性腫瘍成分は肝細胞由来であっても胆管細胞由来であってもよいとされている[155]．画像所見としては，超音波では低，等，高エコーがほぼ同程度あり，モザイク状のパターンを示す．非造影 CT では低吸収の内部に高吸収が混在し，不均一になることが多い．造影 CT では不均一に増強されることが多い．なお動脈相で強く染まるタイプと染まらないタイプの両者が存在する（図 82）．

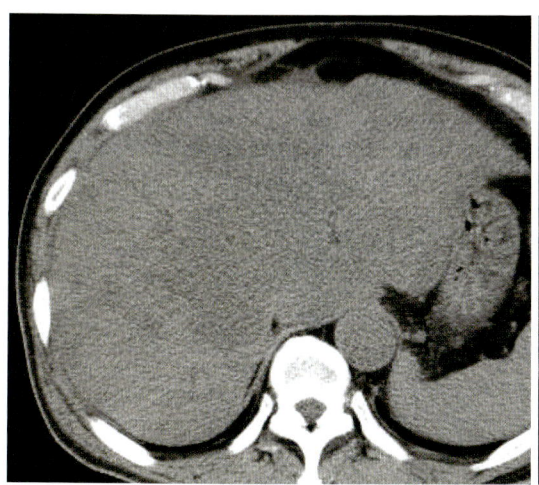

a. 造影前 CT

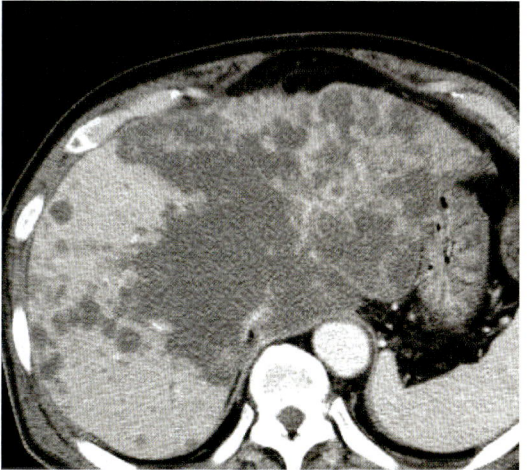

b. 動脈相 CT

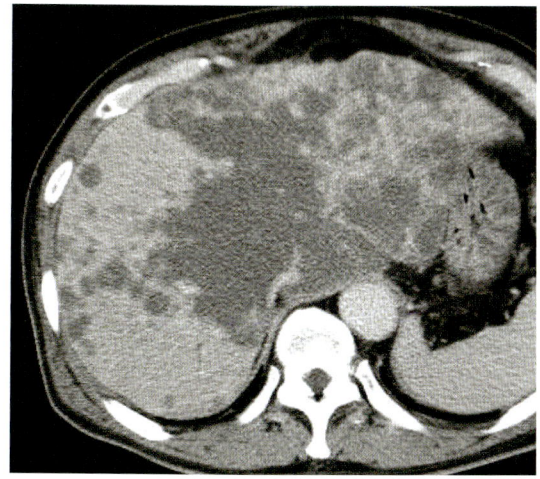

c. 平衡相 CT

**図 82　肝癌肉腫；Hepatic sarcoma**
造影前 CT では低吸収．造影 CT では周囲の肝と比べると低吸収で乏血性である．この症例では地図状に病変が分布している．

### j | 肝囊胞腺癌（Hepatic cystadenocarcinoma）

　肝囊胞腺癌の発生として Non-neoplastic cyst からの悪性化や囊胞腺腫からの悪性化などの報告がある．囊胞性パターンと内腔へ突出する充実性成分（壁在結節）が見られる（図83）．囊胞性部分は内容液の成分を反映して，粘度が高ければ MRI の T1 強調画像で高信号となり，粘度が低ければ低信号となる．

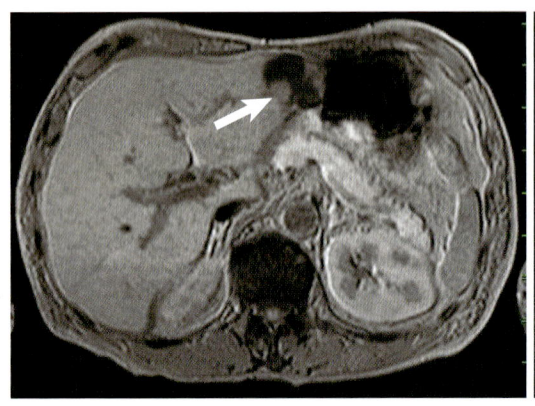

a. T1 強調 MR 画像

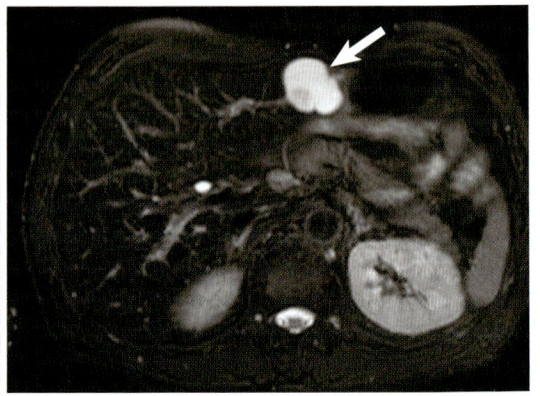

b. T2 強調 MR 画像（脂肪抑制併用）

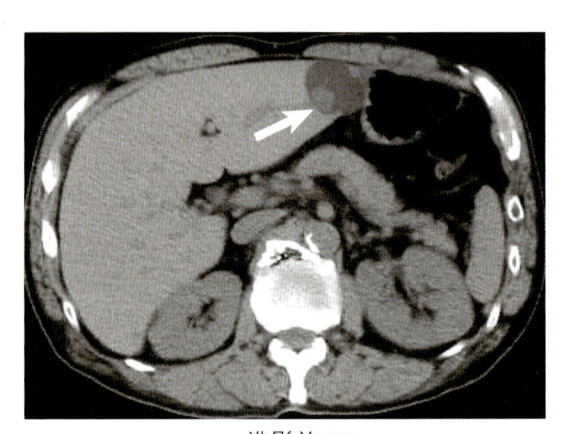

c. 造影前 CT

**図83　肝囊胞腺癌；Hepatic cystadenocarcinoma**

肝 S3 辺縁の分葉状の形態を示す腫瘤は内部に結節状の構造を認める（a の矢印）．腫瘤内部の他の部分は均一な高信号を T2 強調 MR 画像で示し囊胞成分を示す（b の矢印）．非造影 CT では腫瘤内の結節はやや高吸収を示す（c の矢印）．

# E 肝実質性変化

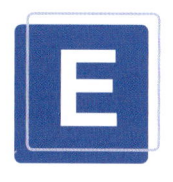

## a | 肝炎 (Hepatitis)

### ●急性肝炎 (Acute hepatitis)

急性肝炎とは肝細胞の変性・壊死，門脈域（グリソン鞘）の炎症性細胞浸潤をきたす病態で，超音波検査では肝実質エコーの低下や門脈壁の明瞭化，CTでは門脈周囲の濃度低下（periportal collar sign）[156]を示す（図84）．この門脈域周囲の濃度低下は浮腫を反映していると考えられる．

肝腫大を見た場合，急性・慢性肝炎のことが多いが，脂肪肝，びまん性の腫瘍浸潤（悪性リンパ腫やびまん性肝細胞癌など）やアミロイドーシスやヘモクロマトーシスなどの沈着症，心疾患に起因するうっ血肝なども鑑別に挙がってくる[157, 158]．

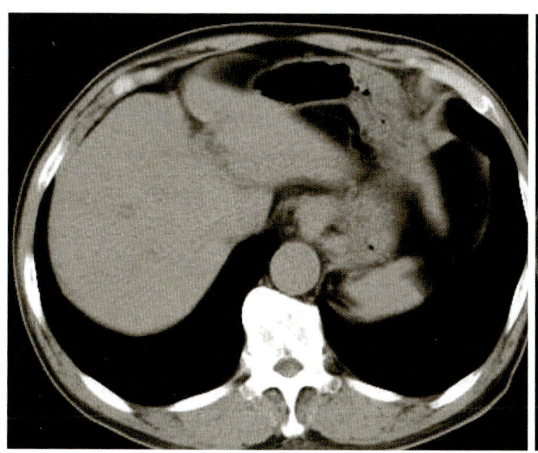

a. 造影前CT

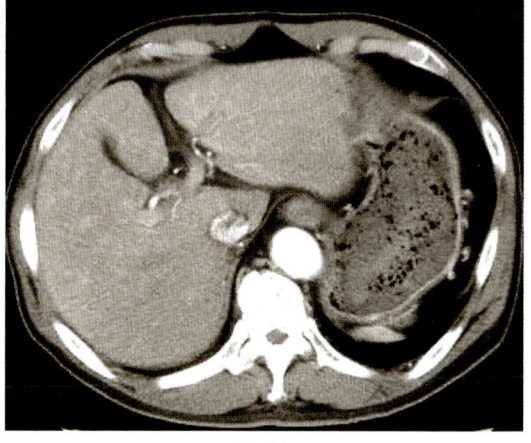

b. 動脈相CT

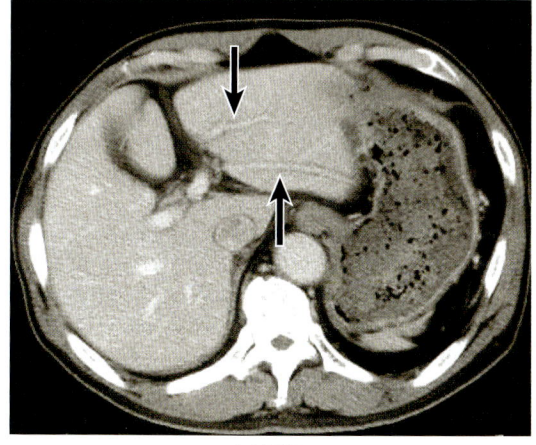

c. 平衡相CT

**図84 急性肝炎；Acute hepatitis**
造影前や動脈相では肝左葉外側区の門脈（P2, P3）周囲の低吸収は指摘できないが，平衡相では指摘することができる（cの矢印）．門脈域（グリソン鞘）周囲の濃度低下は浮腫を反映していると考えられる．

● 慢性肝炎（Chronic hepatitis）

　慢性肝炎とは，6か月以上の肝機能異常とウイルス感染が持続している病態で，組織学的には，門脈域を中心に持続性炎症があり円形細胞浸潤と線維化を認め，肝実質内には種々の程度の肝細胞の変性・壊死所見を認める．慢性肝炎の約80％がC型肝炎ウイルス感染を原因としている．慢性肝炎では肝硬変への移行の有無を確認することが重要であり，超音波検査やCT，MRIなどの画像診断法で肝臓の形態変化（肝辺縁の丸み，右葉の萎縮，外側区域や尾状葉の萎縮，内部の線維化の程度）の他，肝腫瘍や脾腫の有無などを調べる．

### b｜脂肪肝（Fatty liver）

　脂肪肝とは脂質代謝異常による中性脂肪（トリグリセライド）の肝細胞への過剰蓄積であり，一般に可逆性で肝機能障害の程度は軽度である．CTや超音波検査は肝への脂肪沈着の程度を簡易に評価することができる（ただしCT検査は被曝を伴うので必要最小限の施行に限られるべきである）．超音波検査では肝のエコーレベルの上昇（bright liver）（図85），肝腎コントラストの増強が特徴的である．CTでは肝実質濃度の低下（肝内血管と濃度が逆転することもある）を示す．正常肝のCT値は50～70HU程度で脾臓より10HU程度高いが，CT値がこの正常値より低い肝

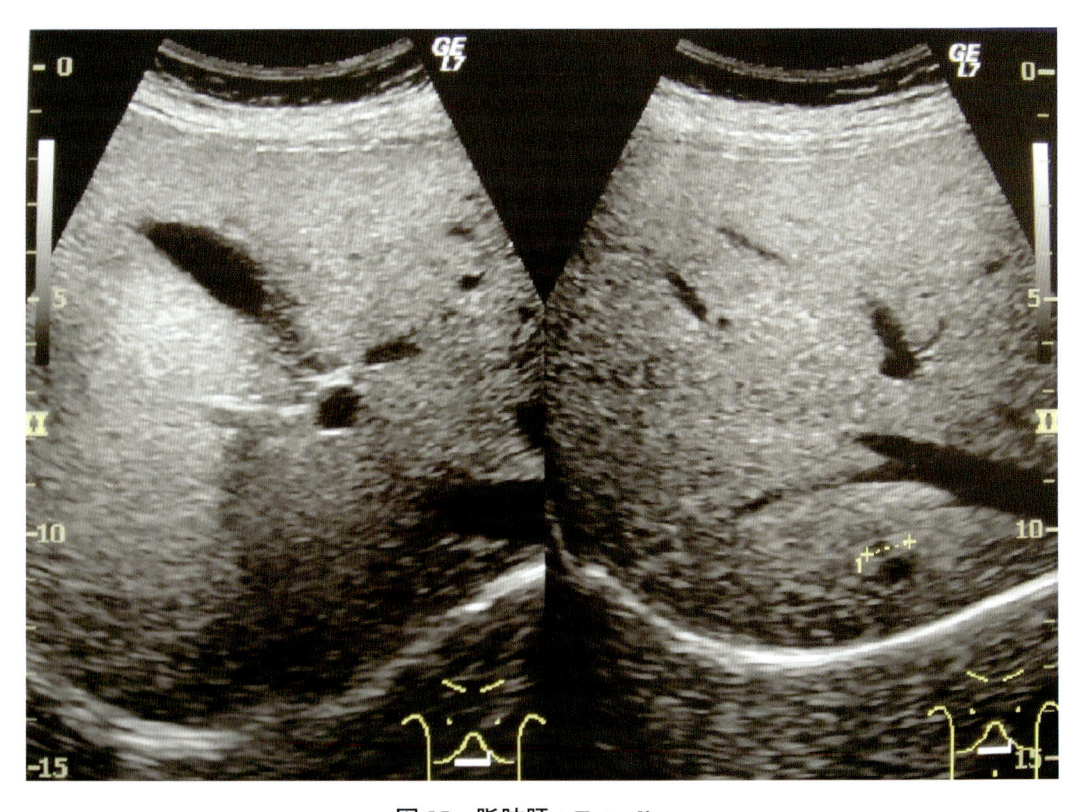

**図85　脂肪肝；Fatty liver**
超音波で肝実質のエコーレベルは上昇しbright liverと呼ばれる高輝度肝の状態である．肝深部のエコー減弱が強く横隔膜との境界は不明瞭である．図の中で計測されているのは肝囊胞である．

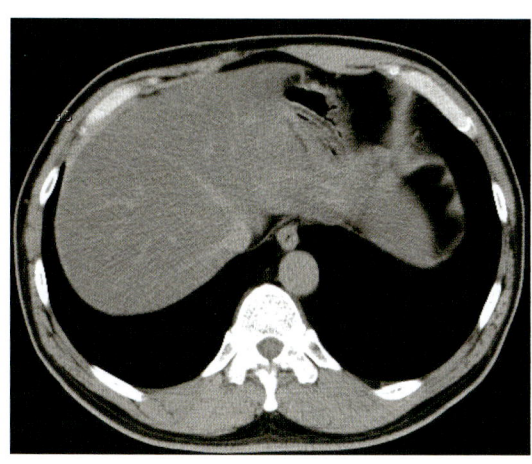

a. 造影前 CT

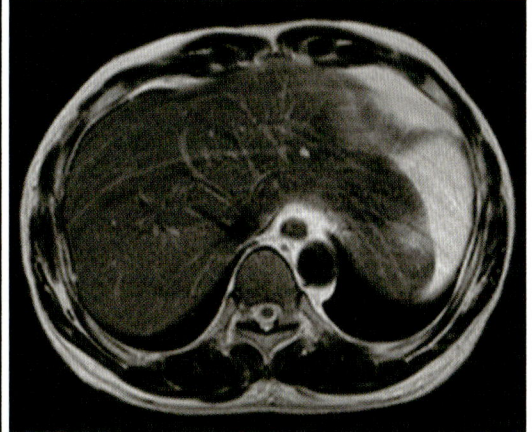

b. T2 強調 MR 画像

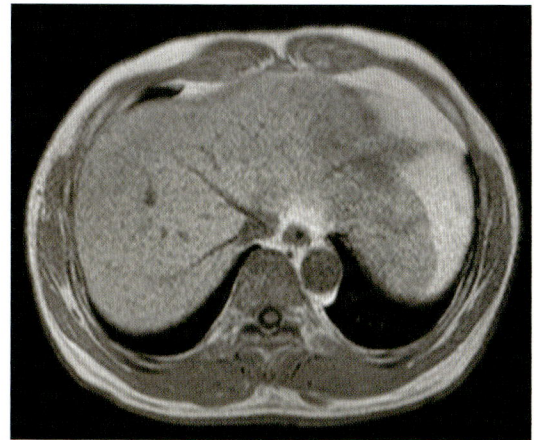

c. T1 強調 MR 画像（In-phase）

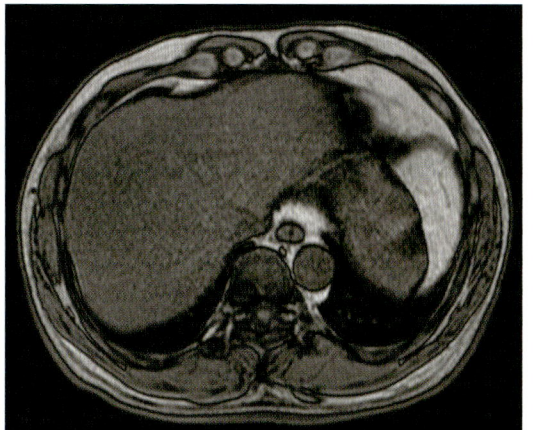

d. T1 強調 MR 画像（Opposed-phase）

**図 86　脂肪肝；Fatty liver**

a では肝実質は低吸収化しており，肝内血管は相対的に高吸収として見える．T1 強調 MR 画像の in-phase から opposed-phase で肝実質の信号低下が明瞭であり，肝実質への脂肪沈着と診断できる．

を見た場合，脂肪が沈着している可能性があるものの，脂肪沈着と断定することは困難である．これは炎症に伴う浮腫，線維化，腫瘍浸潤（悪性リンパ腫やびまん性肝細胞癌など），アミロイドーシスなどでも肝の低吸収化が生じるためである．MRI では，T1 強調画像の in-phase と opposed-phase の比較で，opposed-phase で肝実質の信号低下が認められる場合，肝実質への脂肪沈着があると判定される（図 86）．脂肪肝症例で，胆囊床周囲などの肝実質に，脂肪沈着の少ないところや，逆に沈着が目立つところが見られることがある．脂肪肝の一部で脂肪沈着が少ない領域は fat spared area といわれ，時に肝内結節と間違

a. 造影前 CT　　　　　　　　　　b. 造影前 CT

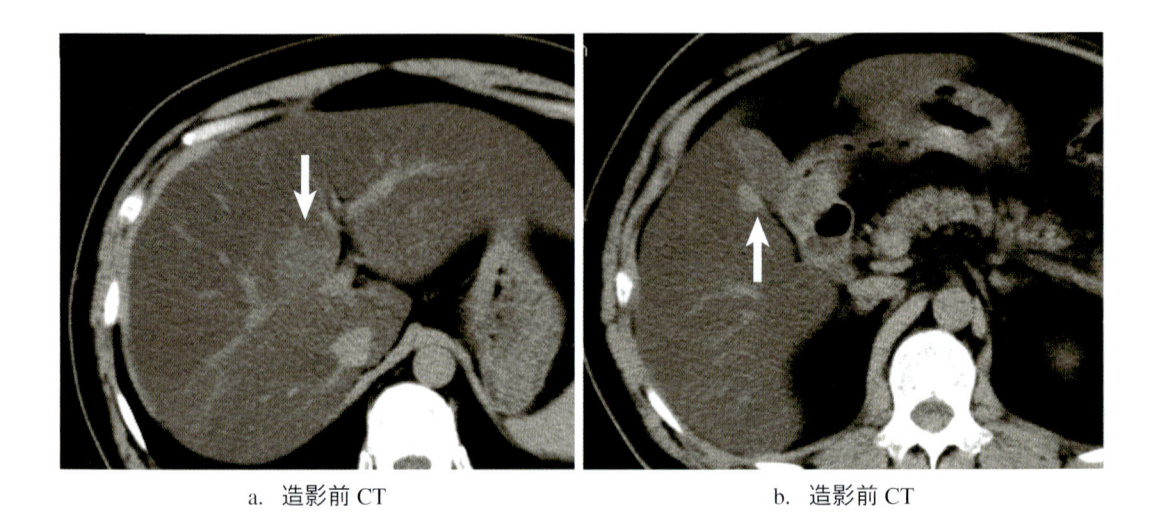

**図 87　脂肪肝（脂肪非沈着領域）；Fatty liver（Fat spared area）**

肝 S4 背側（a の矢印）や S5 の胆嚢周囲（b の矢印）に，脂肪沈着が少なく脂肪沈着のある肝実質よりも高吸収に見える領域を認める（Fat spared area）．腫瘤と間違わないように注意する必要がある．

われることがある（図 87）．また脂肪肝が不均一に生じる場合には，肝臓の濃度，信号が不均一になり，腫瘍病変が認識しづらくなることがあり注意が必要である．

### 非アルコール性脂肪性肝疾患（Non-alcoholic fatty liver disease：NAFLD）

最近，画像診断において脂肪肝の注目度が増しているのは，non-alcoholic fatty liver disease（NAFLD；非アルコール性脂肪性肝疾患）と呼称されるアルコール飲酒歴がなく，予後良好な疾患の存在が認識されてきたからである[159]．職場健診ではこの NAFLD が若年者を中心に年々増加している．

### 非アルコール性脂肪性肝炎（Non-alcoholic steatohepatitis：NASH）

飲酒歴がないか乏しいにもかかわらず，アルコール性肝炎と酷似する肝炎の組織学的変化を示し，慢性に経過して肝硬変となる症例が経験され，non-alcoholic steatohepatitis（NASH；非アルコール性脂肪性肝炎）と呼称され注意が喚起されている．NASH で注意しなければならない点は，単なる脂肪肝に比べ病気が進行性で治療に対する反応が悪く，肝硬変や肝細胞癌の発生が高率であるという点である[160]．NASH を疑った場合，肝炎ウイルス陰性の肝障害，飲酒歴がなく，肥満，高脂血症，耐糖能障害などを合併しているか，また画像検査で脂肪沈着を確認する必要があるが，これらの既往や検査のみでは単純性脂肪肝との鑑別は難しく，現時点において最終的な NASH の診断は肝生検（肝細胞の ballooning，Mallory 体，中心静脈・細胞周囲の線維化など）に委ねられる．また，進行した NASH では，脂肪沈着がなくなり，線維化が中心になっている場合がある（burned out NASH）．

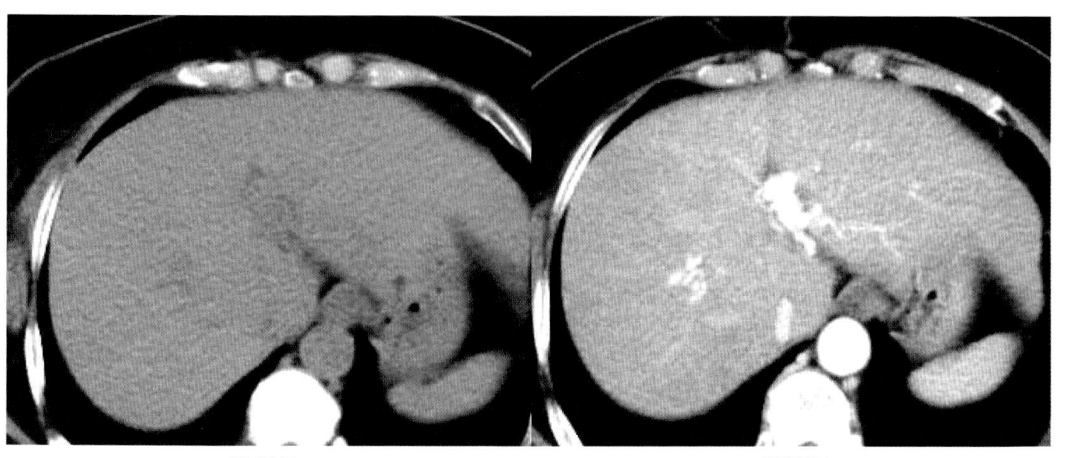

a. 造影前 CT　　　　　　　　　　　b. 動脈相 CT

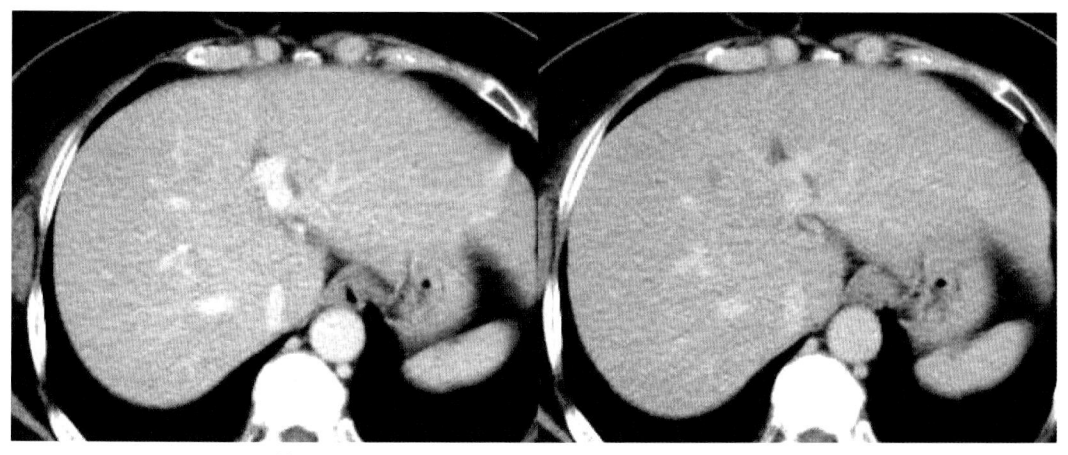

c. 門脈相 CT　　　　　　　　　　　d. 平衡相 CT

次頁へ続く

**図 88　非アルコール性脂肪性肝炎；Non-alcoholic steatohepatitis（NASH）（a 〜 d）**
造影前には肝の CT 値の低下が認められる．造影 CT では，肝実質の増強効果は門脈相でも強くはない．T1 強調 MR 画像の in-phase から opposed-phase で肝実質の信号低下が認められ，肝実質への軽度脂肪沈着が疑われる．この症例では肝細胞機能が低下していると思われ，肝細胞相における Gd-EOB-DTPA 造影剤の取り込み（肝実質の濃染）はよくない（h）．

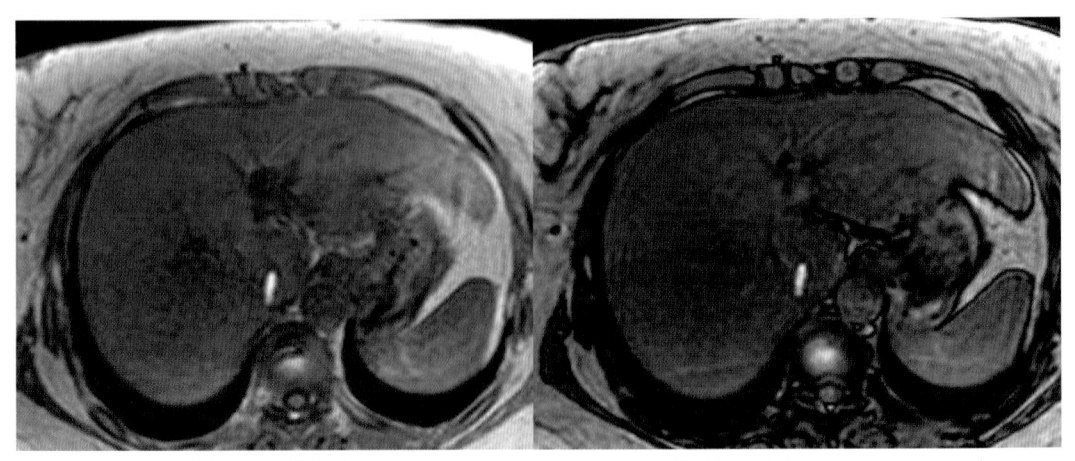

e. T1強調MR画像（in-phase）　　　　　f. T1強調MR画像（opposed-phase）

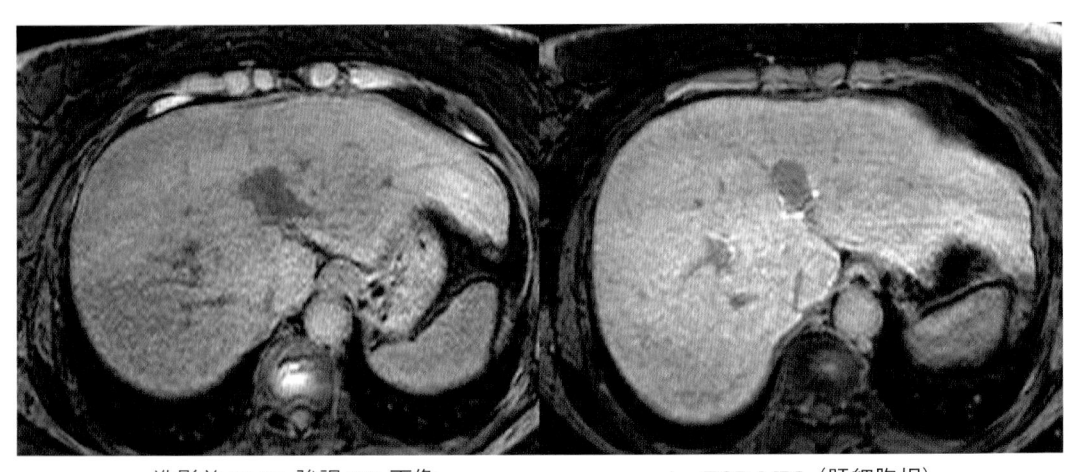

g. 造影前3D-T1強調MR画像　　　　　　h. EOB-MRI（肝細胞相）

**図88** 続き

**図88 非アルコール性脂肪性肝炎；Non-alcoholic steatohepatitis（NASH）（e〜h）**
造影前には肝のCT値の低下が認められる．造影CTでは，肝実質の増強効果は門脈相でも強くはない．T1強調MR画像のin-phaseからopposed-phaseで肝実質の信号低下が認められ，肝実質への軽度脂肪沈着が疑われる．この症例では肝細胞機能が低下していると思われ，肝細胞相におけるGd-EOB-DTPA造影剤の取り込みはよくない（h）．

NASHは肥満者の罹患率が非肥満者に比べて非常に高く，肥満人口の増加，脂肪肝の増加に伴いNASHの増加が示唆されている．また，NASHは小児にも発症し肝硬変への進行を認めるほか，インスリン抵抗性の関与があるといわれている．その発生機序として，何らかの原因で脂肪沈着が生じた後に，肝へ酸化ストレス，脂質の過酸化，エンドトキシンなどが関与するという，いわゆる2nd hitというストレスが加わり，NASHに移行すると推定されているが，いまだに詳細はわかっていない．

NASHの検査としては脂肪肝の検出が必要で，CT所見としては肝のCT値の低下が認められる（図88）．脂肪肝の経過観察には，通常超音波検査と単純CTが用いられる．また非造影MRIも有効であり，opposed-phase画像で脂肪の豊富な組織がin-phase画像と比べて信号低下を示すことを利用して脂肪肝を評価することができる．NASH症例では約90％が内臓脂肪型肥満を有しているが，画像のみでは通常の脂肪肝との鑑別は困難で，最終的には病理診断が必要となる．つまり社会歴や生化学データをあわせて判断して慢性変化が疑われる症例（ALT高値例，メタボリック症候群など）は肝組織生検に移行することになるが，現実的にNASHの診断のために全例で肝生検を施行することは困難であり，非侵襲的な診断法が望まれている．動物実験で，Gd-EOB-DTPAを投与するとTmax（造影剤投与後MRI信号が最大を示すまでの時間）やT1/2（Tmaxの半分のMRI信号を示すまでの時間）が，脂肪肝あるいは正常肝に比してNASHでは有意に延長し，鑑別できる可能性がある[36]．その他に，画像診断による非侵襲的なNASH鑑別の可能性を探るべく造影超音波（Levovist）や肝シンチグラフィによる検討がなされてきたが，現時点ではどの画像診断がNASHの非侵襲的な診断法としてAdvantageを持つか確定的結論は出ていない．

### まだら脂肪肝（Irregular fatty liver）

肝臓への脂肪沈着が肝臓全体に均一に起こらず，不均一になる場合がある．これをまだら脂肪肝という（図89）．さまざまな分布の沈着が生じうるので注意が必要であるが地図状，区域性に分布することが多い．特に結節状の沈着部あるいは非沈着部が生じた場合には，画像上腫瘍性病変との鑑別が必要となることがある．もしこの不均一な領域が腫瘍性の浸潤所見と迷う場合，不均一な低吸収域内に脈管が正常に走行していれば脂肪沈着領域と判断でき，腫瘍との鑑別の一助になる（図90）．

### 脂肪非沈着領域（Fat spared area）

前述のように，脂肪肝と考えられるCT値の低下が肝の大部分に認められるにもかかわらず，正常または脂肪沈着が軽度な部分（胆嚢床近傍[161]や肝左葉内側区背側の肝門側に好発）をfat spared areaと呼称する（☞図87）．画像所見としてCTでは脂肪化を免れた部分が，脂肪化を示す肝実質と比較し高濃度として認識される．すなわち脂肪沈着が低濃度化するために対照的に高濃度として認識されることになる．fat spared areaは上記の好発部以外にも肝左葉外側区域の背側（S2）や尾状葉（S1）や肝門部付近などにも生じることがある．これらが生じる成因の一つとして右胃静脈還流異常の関与が示唆されている[162,163]．一方で右胃静脈還流異常は，逆に非脂肪肝症

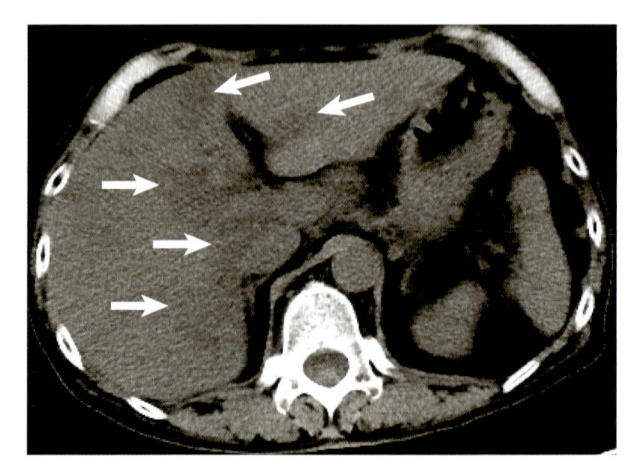

**図89 まだら脂肪肝；Irregular fatty liver**

造影前 CT では肝実質に不均一な低吸収領域が散在しており（矢印），まだらな脂肪浸潤を示している．

例での限局性脂肪肝の原因にもなりうる[164]．異所性静脈還流で重要な点は，肝実質の限局的な濃度の変化部分が画像診断で肝の腫瘍のように見えること，すなわち偽病変（pseudo-lesion）の原因となることである[165]．異所性静脈還流は経動脈的門脈造影下 CT（CTAP）では門脈血流欠損域，肝動脈造影下 CT（CTHA）で濃染域を示すが，超常磁性酸化鉄製剤である SPIO 造影 MRI はクッパー細胞の取り込みを見ているため他の肝実質と同様に信号の低下を示し，診断に有用である．なお異所性静脈還流以外にも，動脈門脈シャントにおいても門脈血流低下により fat spared area を生じることがある[166]．

Sappey's vein の還流域（体壁から鎌状靱帯を経由し肝 S4 前面肝表直下に流入する還流域）には非脂肪肝症例に限局性脂肪沈着を生じうることが知られている[167, 168]が，脂肪肝症例において fat spared area が生じることは非常に少ないとされる．

## 限局性脂肪浸潤（Focal fatty infiltration）

脂肪沈着が類円形あるいは結節性に生じる場合があり（focal fatty infiltration），脂肪成分を含む腫瘍性病変との鑑別が必要となることがある[169]．肝左葉内側区域（S4）に脂肪沈着が限局した場合には，focal fatty infiltration を念頭に置く必要がある．本症の成因は明らかではないが，前述のように右胃静脈還流異常による局所的な循環障害などにより肝細胞の代謝異常が起きたものと推定されている[164]．特に S4 後面や肝円索近傍，胆嚢床周囲などが好発部位とされる．また胃術後の患者の 2% にこの所見が生じるといわれている[170]．

アルコールによる肝障害を持つ患者では，肝硬変の再生結節への脂肪沈着が CT で低濃度として見られることがある．高分化型肝細胞癌でも結節内に脂肪成分が見られることがあり，肝硬変や慢性肝炎において限局性の脂肪沈着を見た場合には脂肪変性を伴う肝腫瘍の可能性も考える必要がある[171]．

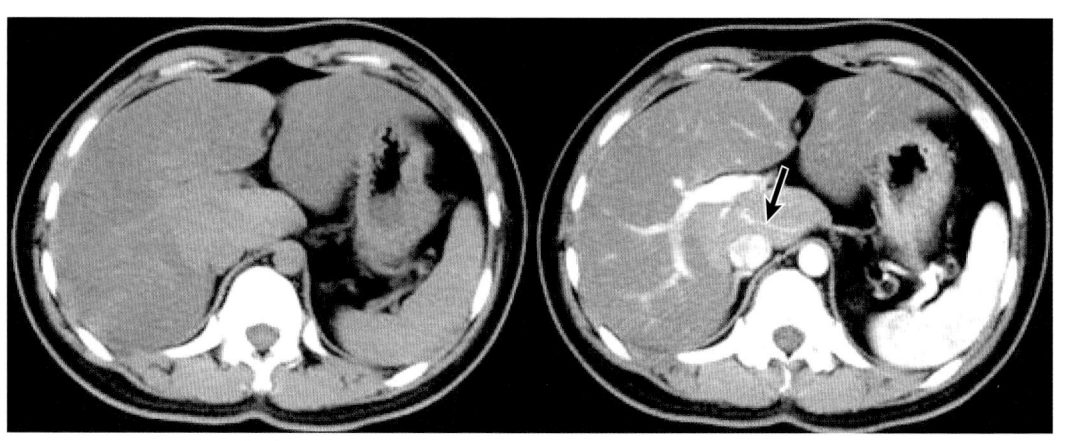

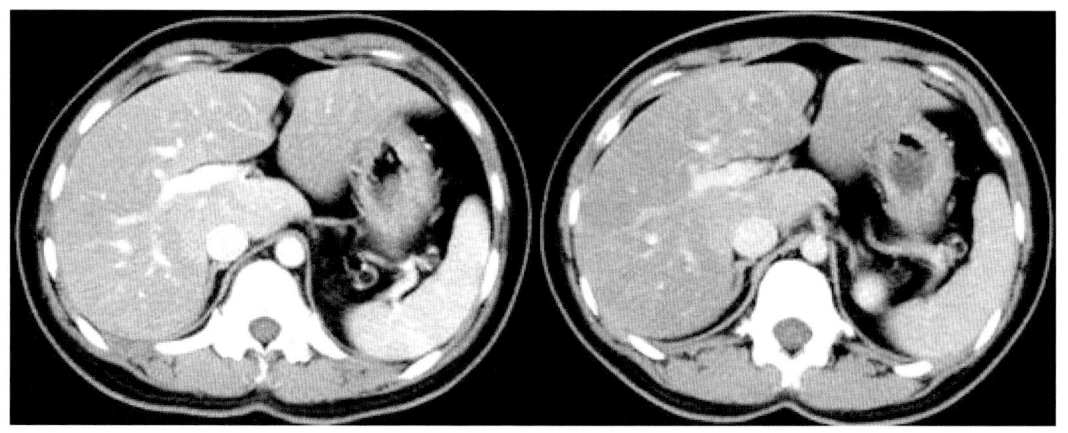

a. 造影前 CT　　　　　　　　b. 動脈相 CT

c. 門脈相 CT　　　　　　　　d. 平衡相 CT

**図90　まだら脂肪肝；Irregular fatty liver**

肝 S1 は a で他の肝実質より高吸収であり，腫瘤状に見えるが，b ではその腫瘤内を貫通する血管が見られ（矢印），腫瘍性病変ではなく，脂肪肝において脂肪化を免れた領域（S1）であることがわかる．

### 区域性脂肪浸潤（Segmental fatty infiltration）

葉ないし区域性に脂肪沈着が見られる場合，segmental fatty infiltration と称する．門脈血栓や門脈腫瘍栓，動脈門脈シャントや肝静脈梗塞の際にも CT で肝に区域性の低吸収を示すことがあるため鑑別が必要となる[172, 173]．葉ないし区域性の形状は特徴的であり，低濃度の内部に血管の正常走行などの正常構造があれば，CT および MR 診断としては比較的容易といえる（図91）．

### c｜肝硬変（Liver cirrhosis）

肝硬変とは，慢性肝炎により肝細胞の壊死と再生が繰り返され，線維成分が増生（線維化）し肝臓が硬くなった病態である．成因としては，日本では C 型慢性肝炎によるものが最も多く，その他に B 型慢性肝炎，アルコール性肝障害，自己免疫性肝炎，非アルコール性脂肪性肝炎などによるものがある．

肝硬変の症状には黄疸，浮腫，腹水，脳症，食道静脈瘤，出血傾向，肝細胞癌の発生などがある．肝硬変でも肝機能がある程度保たれているものは代償性肝硬変といい，肝機能がしだいに低下すると非代償性肝硬変になる．さらに進行すると，黄疸や脳症が進行した肝

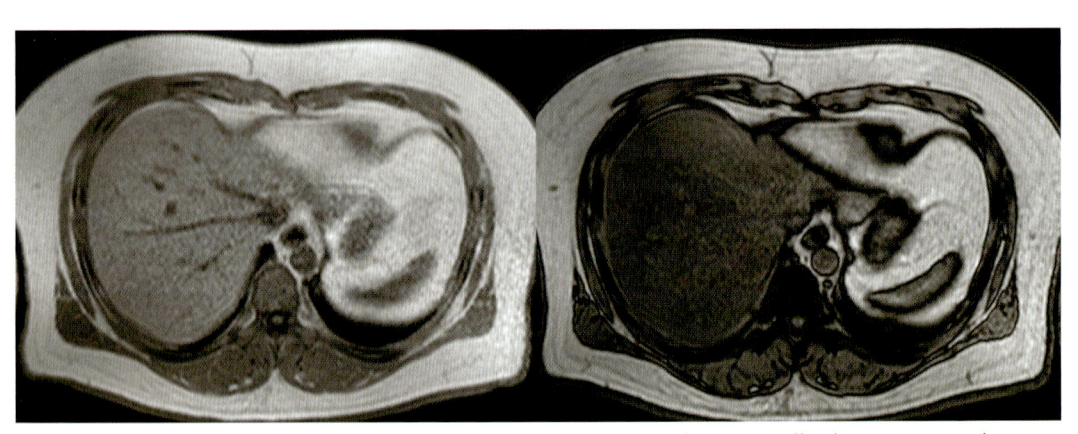

a. T1 強調 MR 画像（In-phase）

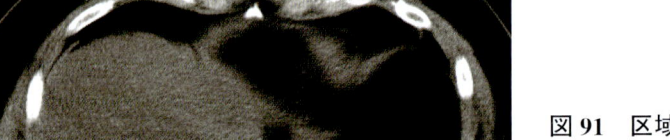

b. T1 強調 MR 画像（Opposed-phase）

c. 造影前 CT

**図91　区域性脂肪浸潤；Segmental fatty infiltration**

肝右葉は中肝静脈を境として区域性に T1 強調 MR 画像（opposed-phase）にて肝実質の信号が in-phase より低下している．造影前 CT でも肝右葉は中肝静脈を境として区域性に低吸収域化している．

不全，静脈瘤などからの消化管出血，肝細胞癌が起こり，主な死因となる．

肝硬変の画像診断所見として重要な点は，腫大した肝左葉と萎縮した肝右葉の形態変化，鈍化した肝辺縁や肝表面の凹凸などが見られることである（図92）．

腹部超音波検査では，肝臓の再生結節を示す低エコー結節や肝実質の不均一（粗雑像），門脈圧亢進を反映した胆嚢壁の肥厚を認める（胆嚢静脈に門脈血流が逆流するため）．左葉の腫大については，腹部超音波検査で尾状葉（S1）が大動脈の位置まで達していれば，左葉腫大と判定する．

アルコール性肝硬変では，再生結節が小さく均一に分布するため，両葉が腫大し，実質は粗くなく，表面の凹凸も目立たない．

また肝硬変では，傍臍静脈や左胃静脈の拡張・脾後腹膜短路など，側副血行路（静脈瘤）の形成も認める．これは門脈圧亢進に伴う変化であり，門脈圧亢進は圧が200mmH$_2$O以上を指す．門脈に流れ込む脾静脈圧亢進により脾腫が出現する．ほか門脈圧亢進により腹水（肝臓でのアルブミンなどの蛋白合成能の低下），胆嚢壁肥厚がCTやMRI，超音波で描出される．門脈圧亢進症における側副血行路には次のようなものがあり（表12），これらの静脈に瘤を形成することがある（図92）．門脈圧亢進の診断や門脈血行動態の把握に，腹部超音波，超音波内視鏡，CT angiography，MRI（造影ないし非造影 MR angiography）などが用いられる．

肝機能評価として，臨床的にChild-Pugh分類（☞表9，46頁）が用いられることが多く，血清ビリルビン値，血清アルブミン値，プロトロンビン活性値，脳症の有無と程度，腹水の有無と程度で評価される．ICG15分停滞率は肝機能評価因子として有用とされ，特に術後の死亡の予測因子として優れている．

肝硬変の本質としての肝の線維化を画像化することは重要であるが，現在は研究段階である．肝硬変の症例ではT1値の延長（T1WIでの肝実質の低信号化）を認めることが多いとの意見があるが，Goldbergらのratでの実験では，線維化はT1値に影響しないとしている[174]．

肝線維化の画像診断として次に示すMRエラストグラフィとUSエラストグラフィ（Fibroscanなど）がある．

## MRエラストグラフィ（MR elastography）

肝線維化の程度は肝硬変患者の予後や肝細胞癌発生と関連しているが，早期の線維化は診断が困難である．Disse腔から線維化が起こるとされ，肝硬変でも線維化が改善することがある．肝生検は0.02mLとわずかな部分を見ているにすぎず，肝全体を反映している

**表12 門脈圧亢進症における側副血行路**

1. 門脈—左胃静脈—胃・食道静脈瘤—奇静脈・半奇静脈—上大静脈
2. 門脈—肝内門脈左枝—臍静脈—臍傍周囲皮下静脈—上腹壁静脈—内胸静脈—上大静脈
3. 門脈—臍傍周囲皮下静脈—下腹壁静脈—股静脈—外腸骨静脈—総腸骨静脈—下大静脈
4. 門脈—下腸間膜静脈—上直腸静脈—痔静脈—中・下直腸静脈—内腸骨静脈—下大静脈

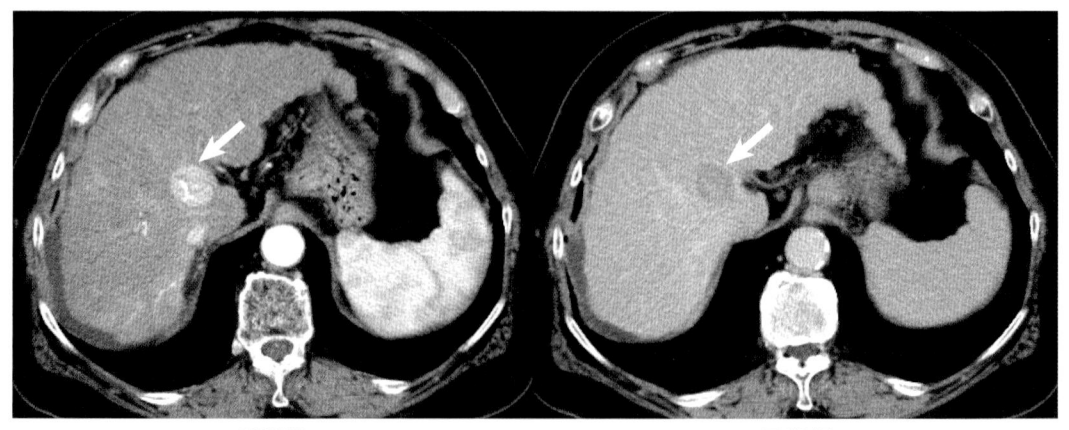

a. 動脈相 CT

b. 平衡相 CT

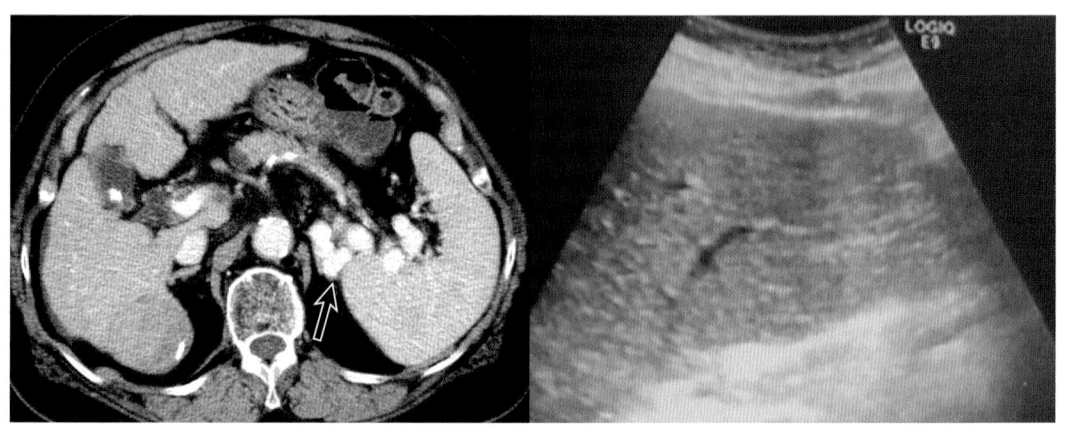

c. 平衡相 CT

d. 超音波

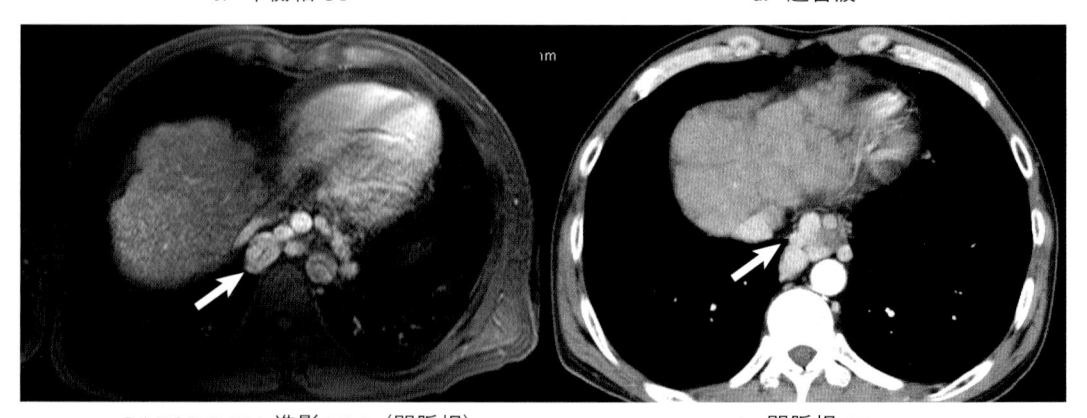

e. Gd-EOB-DTPA 造影 MRI（門脈相）

f. 門脈相 CT

**図92　肝硬変；Liver cirrhosis**

肝の辺縁は凹凸があり，肝右葉は萎縮し，肝周囲に腹水貯留が見られる．肝 S1 に動脈相 CT で早期濃染（a の矢印）を示し，平衡相 CT で washout（b の矢印）を示す肝細胞癌が見られる．a や b のスライスとは別のスライス（c）では平衡相 CT において門脈圧亢進による脾腎静脈シャント（c の矢印）と脾腫が見られる．なおこの症例では胆囊内に石灰化した胆石も見られている．超音波（d）では肝表面の凹凸や肝実質のエコー不均一（粗雑）像が見られる．a-d と別症例であるが，食道の周囲に累々と静脈拡張が見られ，食道静脈瘤の所見である（e と f の矢印）．

わけではない（全肝は1〜2L）．MRエラストグラフィは，外部加振装置で振動を人体に伝播させるデバイスを用いて肝に対して振動を与えながらMRIで組織の弾性（elasticity）を測定するシステムである．MRエラストグラフィは腹水があっても測定可能であり，再現性も担保されている[175]．Yinらは，健常者と線維化が進行している患者において，肝臓の硬さの値（Shear stiffness）に有意差があると報告している[176]．線維化の程度を表す組織的なGradeはF0〜F4までの5段階あり，F4は肝硬変を指す[177]．

## USエラストグラフィ（Fibroscanなど）

USエラストグラフィで肝の硬さを知ることができる．硬さを知る原理は弾性（バネ）を想像すると理解しやすい．一定の距離を縮めるのに必要な圧力はStrain modulusと呼ばれ，USエラストグラフィは超音波の放射圧や剪断波による肝の歪み（strain）を測定するものである．フランスで開発されたUSエラストグラフィであるFibroscanは，1cm程度の突起物がプローブの先端についており，そこから出る線状の超音波で肝臓の硬度の測定を行う．簡便であるが，Bモードがないためエラストグラフィを施行する際には技術（慣れ）が必要である[178]．FibroscanではStiffness値（liver stiffness measurement：LSM）を用いて肝の固さを評価する．しかし，Fibroscanは炎症を反映してしまう欠点があり，疾患によってカットオフ値が異なり，急性肝炎ではLSMが炎症の消退とともに低下する．また心不全によってLSMは高くなる（中心静脈圧上昇で高くなる）．肝左葉は心臓の動きの影響で測定が困難であり，また腹水症例でも測定困難となる．

Bモードを併用したUSエラストグラフィの評価には大きく分けて定性（ひずみを見る＝変形を見る）と定量（伝播速度を見る）がある．定性的評価にreal time tissue elastography（RTE）があり，組織の粗さを見ることができる．Fibroscanと異なり炎症の影響を受けないため，肝組織の線維化の評価には優れているが，定量できないことが弱点であった．しかし近年，RTEはヒストグラムを利用したLF indexという数値を算出することができるようになり，定量的評価が可能となった．USエラストグラフィはMRエラストグラフィと比べると低コストで簡便である．

### d｜鉄沈着症（Hemochromatosis）

体内に鉄が過剰に蓄積する状態のことを鉄過剰症と呼ぶ．鉄過剰症は鉄の沈着のパターンで大きく2つに分類される．すなわち網内系細胞のみの沈着と，網内系細胞のみならず実質細胞にまで沈着する場合とがあり，前者をヘモジデローシス，後者をヘモクロマトーシスと呼ぶ[179]．ヘモクロマトーシスの背景疾患は，①遺伝的素因を持つもの（原発性ヘモクロマトーシス），②無効造血をきたす貧血や，鉄の過剰投与に伴うもの（続発性ヘモクロマトーシス）がある[180]．鉄の過剰投与は骨髄異形成症候群・再生不良性貧血といった難治性貧血の治療で輸血を受け，鉄が過剰に体に取り込まれることによって生じることがある．

鉄が沈着するとCT値が高くなる．肝臓のCT値は正常で22HUから72HUであり，72HU以上は高度の鉄沈着を示すと報告されている[181]．MRIではT1強調画像，T2強調画像とも肝が低信号化する（図93）．

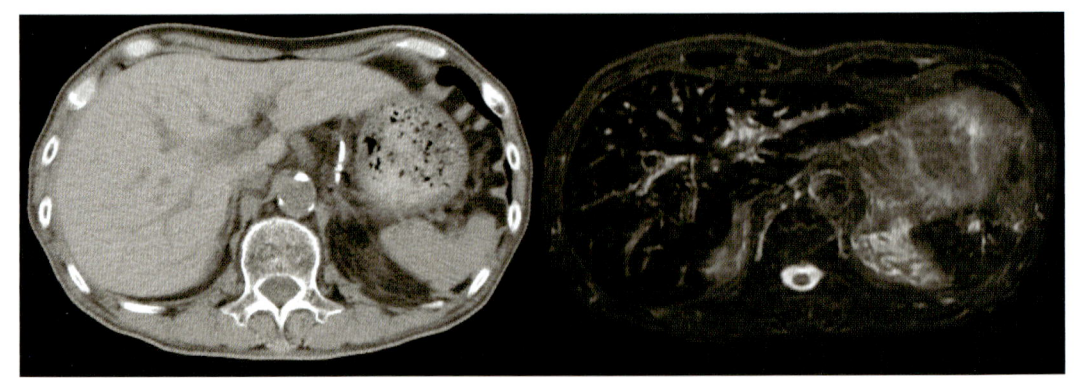

a. 造影前 CT

b. T2 強調 MR 画像（脂肪抑制併用）

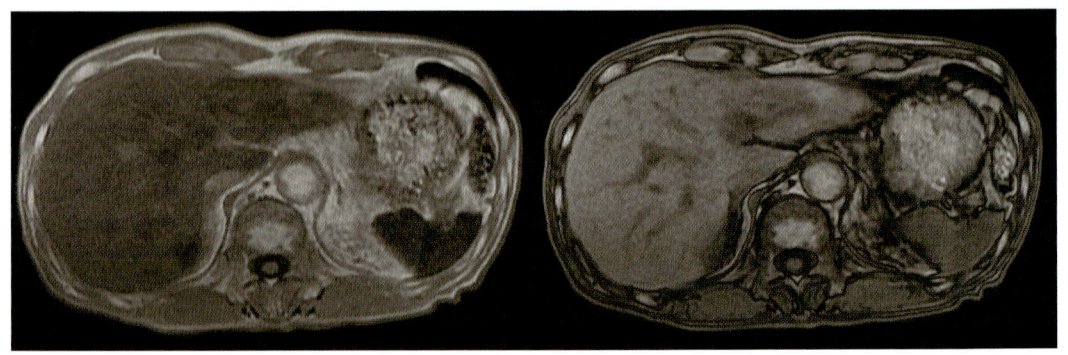

c. T1 強調 MR 画像（In-phase）

d. T1 強調 MR 画像（Opposed-phase）

**図 93　ヘモクロマトーシス；Hemochromatosis**

a の造影前 CT では肝実質が高吸収（75HU）を示し，b の T2 強調 MR 画像や c の T1 強調 MR 画像（in-phase）で肝臓，脾臓の信号低下を認め，ヘモクロマトーシスと考えられる．この症例では T2*強調画像による定量解析が行われ（画像示さず），肝臓の T2*値＝10.2msec，R2*値（T2*値の逆数）＝98.0Hz で高度な鉄沈着が見られることがわかった．d の opposed-phase では TE が短いために鉄による信号低下が軽度である．

### e｜銅沈着症（Wilson 病；ウィルソン病）

　ウィルソン病は常染色体劣性遺伝型式を示す銅の代謝異常であり，肝障害（反復性の黄疸，急性肝炎様の一過性の肝障害，自己免疫性肝炎，劇症肝炎，慢性肝疾患など），神経障害，精神症状およびこれらの症状が組み合わさった病状を呈する疾患である．神経症状として運動異常（振戦，稚拙な協調運動など）や筋固縮性ジストニア（仮面様顔貌，筋固縮，歩行困難，仮性球麻痺症状），精神症状（神経症性の行為，人格障害など）がある．体内の銅の蓄積が多いため，カイザー・フライシャー輪（Kayser-Fleischer rings；角膜のデズメ膜への銅の沈着）が見られることがある．

　ウィルソン病の診断は血清銅の低値，血清セルロプラスミン値の低値，尿中への銅の排泄量の増多，カイザー・フライシャー角膜輪の存在，肝組織での銅含有量の増多による．銅の生化学的検査だけでは診断を確定できないことがあり，分子遺伝学的検査も行われる

ことがある.

ウィルソン病の肝では，超音波検査において肝辺縁不整，肝実質エコー不均一が観察されることが多く，肝周囲脂肪層の増加も見られることがある．肝硬変症例では肝萎縮が見られるが，ウィルソン病による肝硬変ではウイルス性肝硬変より，尾状葉萎縮が目立つことがポイントであるとされる．また門脈周囲組織の肥厚も超音波検査で見られることがある．肝内に多発性の結節が見られることもあり，これらの結節は超音波検査では高エコーあるいは低エコー，CTでは造影前に高吸収，造影後に低吸収，MRIではT2強調画像で低信号を示すことが多い[182]．

### f｜アミロイドーシス　肝アミロイドーシス（Amyloidosis, Amyloidosis of the liver）

アミロイドーシスは，線維性構造を呈する異常タンパクであるアミロイドが細胞外へ沈着し，各臓器障害をきたす疾患である．肝へのアミロイド沈着は，血管壁型，実質型，その両者の3つに分類され，軽鎖（タンパク質

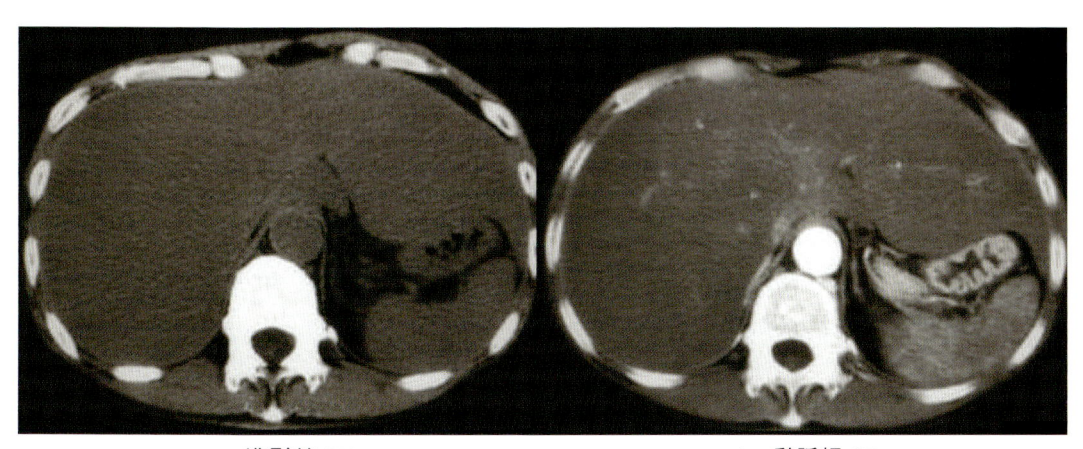

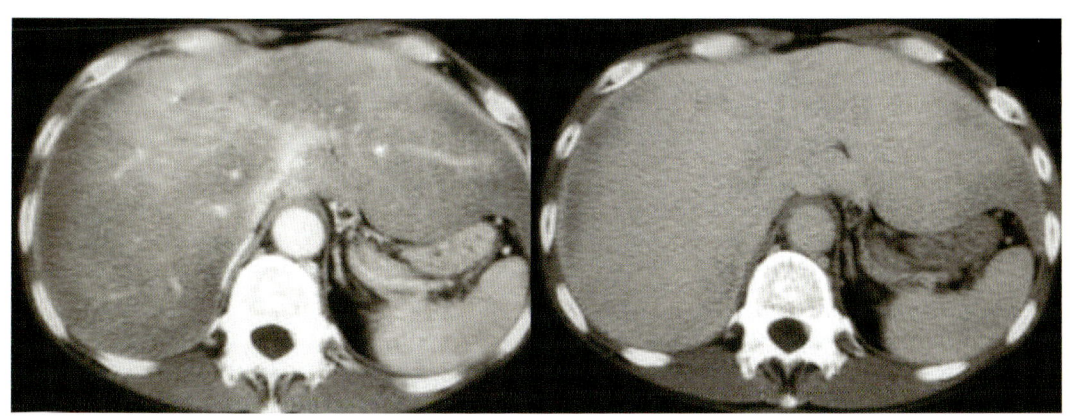

a. 造影前CT　　　　　　　　b. 動脈相CT

c. 門脈相CT　　　　　　　　d. 平衡相CT

**図94　肝アミロイドーシス；Amyloidosis of the liver**

肝臓は腫大し，aで肝実質は低吸収化している．造影後にはcで肝実質の造影が不均一で肝内の血管（門脈・静脈）は狭小化が見られる．

を構成するサブユニットが大小2個ある場合に分子量の軽いほうを呼ぶ）の場合は実質型が多い．実質型沈着はDisse腔という類洞の血管周囲腔に沈着し，類洞や肝細胞を圧排するため画像上で肝腫大や肝静脈の狭小化が見られるが，アミロイドーシスとしての臨床症状は乏しい場合が多い[183]．アミロイド沈着部はCTで低吸収を示す（図94）．また，アミロイドの沈着量に相関して，MRIの信号はT1強調画像，T2強調画像ともに低下するとされている．

> **POINT**
>
> **肝蓄積病（liver storage disease）における肝実質の低濃度**
>
> 　脂肪肝でもアミロイドーシスでも肝実質の濃度が低下する．しかし，脂肪肝では造影CTで門脈や肝静脈などの静脈系が正常に走行しているのに対して，アミロイドーシスでは沈着したアミロイドによって静脈系が圧迫されて狭小化している．また，血管系の圧迫や間質に溜まったアミロイドによって造影剤の広がりや排泄が悪いなどの画像所見で鑑別は可能である．

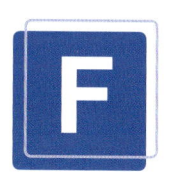

# F 肝画像診断における偽病変：血管病変

## a｜シャント（Shunt）

### ●動門脈シャント（Arterio-portal Shunt：A-P シャント）

　動門脈シャント（A-Pシャント）は動脈と門脈の短絡路を通じて類洞が動脈性に過剰供血される状態である．ダイナミックCTやMRIなどの動脈相において，シャントを通じて動脈から門脈に流入した造影剤によって，同門脈支配領域の肝実質が限局性に濃染されるため，画像上，多血性腫瘍との鑑別が問題となる．肝臓では末梢のレベルで動脈と門脈が隣り合っており，腫瘍や治療による反応でこれらが交通する（A-Pシャントを生じる）ことがあるため腫瘍近傍のA-Pシャントが大きい場合，肝動脈塞栓術が困難になる場合がある．治療時においては，A-Pシャントは肝被膜に接し，楔状に分布することが多く，これが鑑別のポイントになる．またA-PシャントはCTやMRIの造影平衡相，CTAPで造影剤の洗い出しが見られないことが多く（動脈相以外では周辺肝実質と同様の濃染パターンを呈することが基本である），これは多血性の肝細胞癌との鑑別ポイントとなる（図95）．

　多血性腫瘍（たとえば肝細胞癌）かA-Pシャントか迷った時に2回以上CTやMRIなどの画像検査が施行されていれば，その変化を見ると判断できることがある．つまり経過で濃染部位が小さくなるとA-Pシャントといえる．初回の画像検査（ダイナミックCTやMRI）でwashoutの見られない小型の早期濃染結節が見られた場合には，肝細胞癌かA-Pシャントか判定ができないことがある（図96）．SPIO造影MRIでは，肝細胞癌が造影剤取り込み低下を示すのに対して，A-Pシャントは取り込みを示す（周辺肝と同等の取り込みを示すことが多いが，A-Pシャントが長期に続くと同部の肝機能異常により軽度の取り込み低下を示すこともある）．またGd-EOB-DTPA造影MRIの肝細胞相でも肝細胞癌が造影剤取り込み低下を示すのに対し，A-Pシャントは取り込みを示す（周辺肝と同等の取り込みを示すことが多いが，A-Pシャントが長期に続くと軽度の取り込み低下を示すこともある）．

### ●門脈大静脈シャント（Portosystemic shunt：PSS）

　門脈大静脈シャントとは門脈系と全身性静脈系の間に短絡血管が生じ，異常な交通路が形成された状態をいう（図97）．肝外性シャントと肝内性シャントに分類され，肝外性シャントのほうが多い．胃腸管からの静脈血が肝臓を経由せず直接体循環に流入するため，必要な栄養素が肝臓に供給されないか肝臓による代謝が行われない．症状は出血の他，毒性物質により，体重減少，嘔吐，下痢，沈鬱，発育遅延，食欲不振，多飲多尿，尿酸アンモニウム結石，神経症状，肝性脳症などがある．

　治療は血管造影下のカテーテルによる塞栓（IVR）や外科手術で，シャント血管の結紮

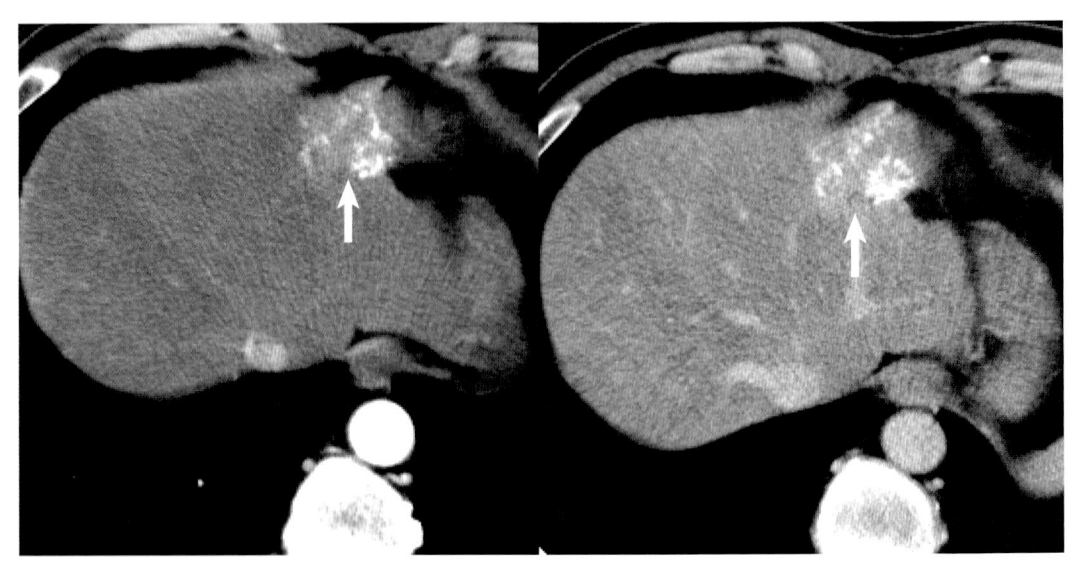

a. 動脈相 CT

b. 平衡相 CT

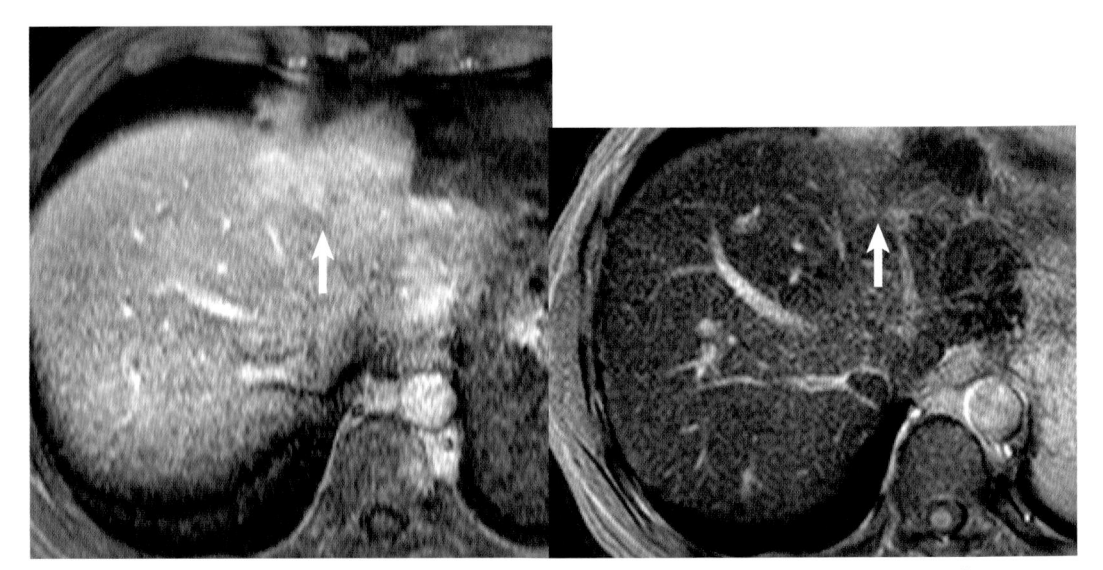

c. Gd-DTPA 造影 MRI の動脈相

d. SPIO 造影 T2* 強調 MR 画像

**図 95　動門脈シャント（A-P シャント）；Arterio-portal Shunt（a 〜 d）**

肝 S6 と肝左葉外側区に早期濃染域を認める（a, c, e, g の矢印）．肝左葉外側区には以前肝細胞癌の治療で TACE が施行され，lipiodol が沈着しているが不均一な沈着である．その近傍の早期濃染なので肝細胞癌の再発が疑われたが，平衡相 CT で washout が見られず，SPIO 造影 MRI では T2* 強調画像でわずかに高信号に見えるも，シャントと考えて経過を見た．Follow-up の CT では同部に再発は認めていない．シャントが慢性化すると，その支配域の肝実質のクッパー細胞機能が少し低下して T2* 強調画像で淡い高信号に見えることがある．

1 肝臓　151

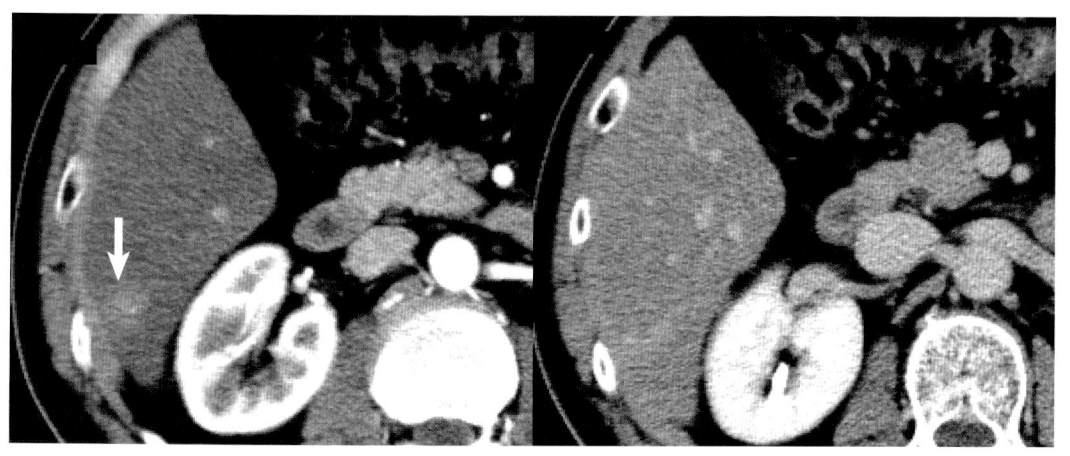

e. 動脈相 CT

f. 平衡相 CT

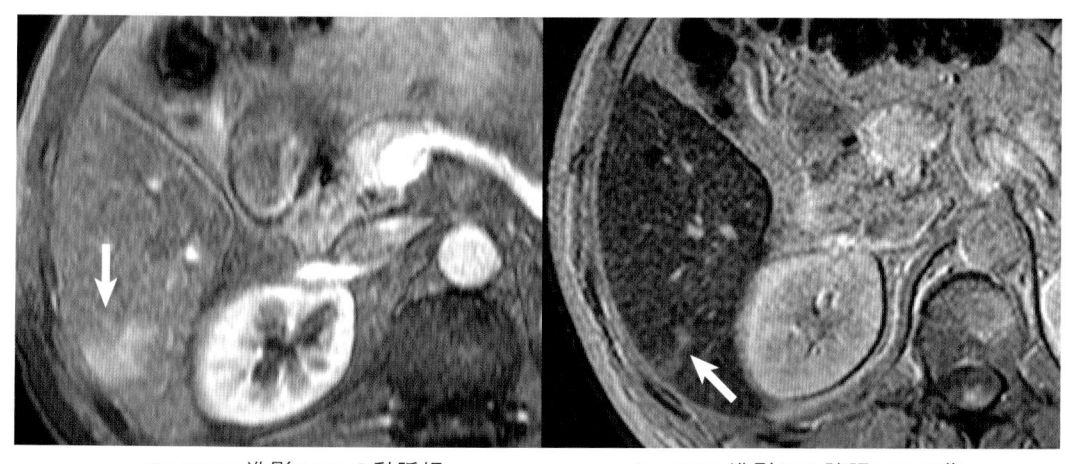

g. Gd-DTPA 造影 MRI の動脈相

h. SPIO 造影 T2* 強調 MR 画像

図 95　続き

### 図 95　動門脈シャント（A-P シャント）；Arterio-portal Shunt（e〜h）

一方，S6 の早期濃染域（e, g の矢印）は楔状の形状であり，SPIO 造影 MRI では肝と等信号でクッパー細胞が機能していると考えられるため腫瘍ではなくシャントと診断できる．なおこの症例では SPIO 造影 MRI（h）でシャントの背側にシャントにともなう細長いクッパー細胞の機能低下域があり（矢印），T2* 強調画像で細長い高信号域を認める．

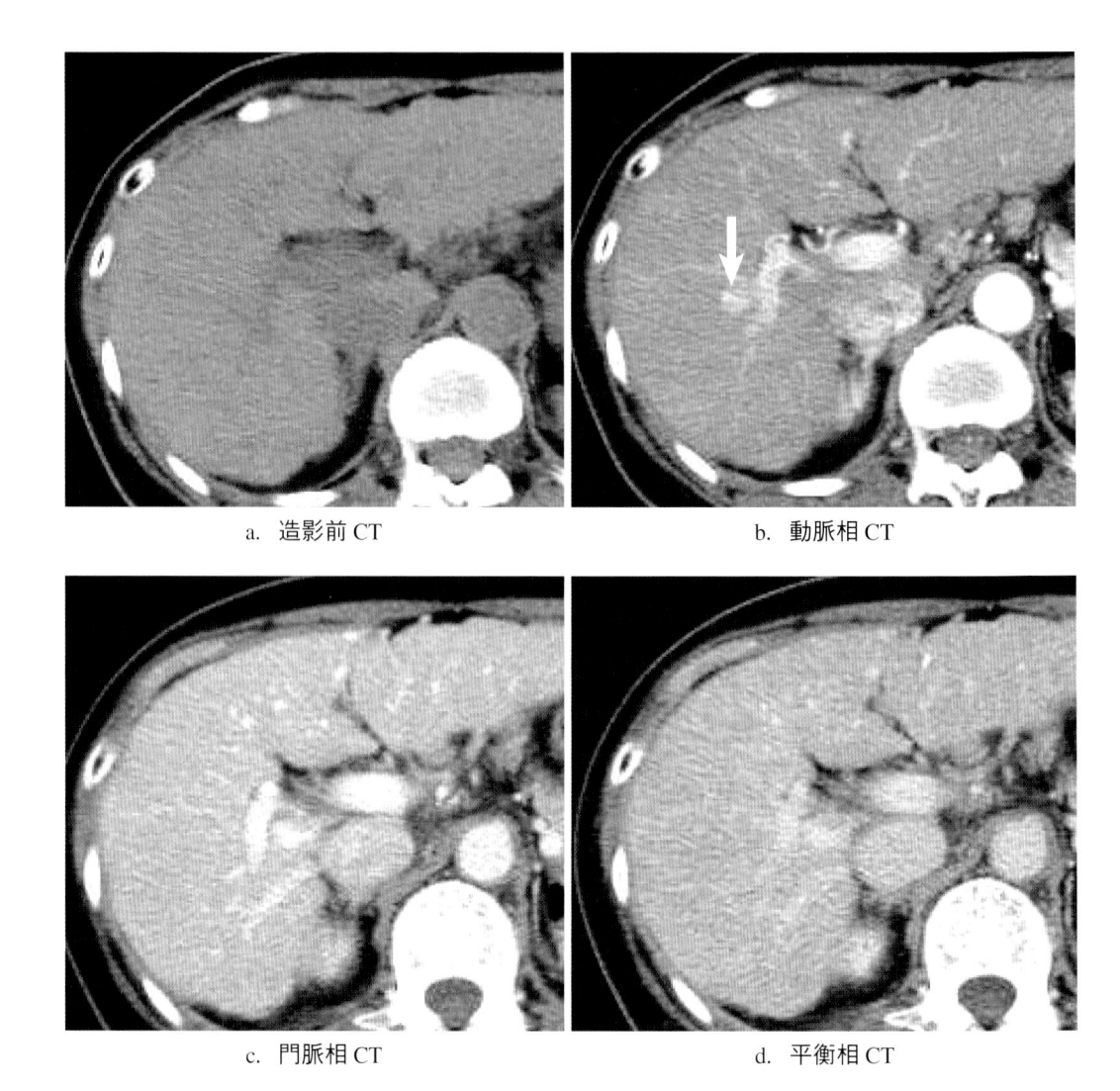

a. 造影前 CT
b. 動脈相 CT
c. 門脈相 CT
d. 平衡相 CT
e. 造影前 CT（RFA 施行後）

**図 96 動門脈シャント（A-P シャント）との鑑別が困難な多血性肝細胞癌の CT；Difficulty in distinguishing hepatocellular carcinoma from arterio-portal shunt**

矢印のように血管と同程度に増強される結節状の早期濃染があるが，門脈相や平衡相でのwashoutが見られず，多血性肝細胞癌かシャントかの判定は困難である．この患者は生検で肝細胞癌と診断され，RFA が施行された（e）．

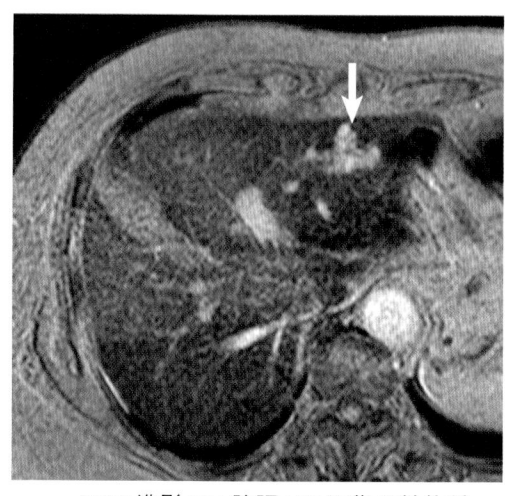

a. SPIO 造影 T2* 強調 MR 画像の軸位断 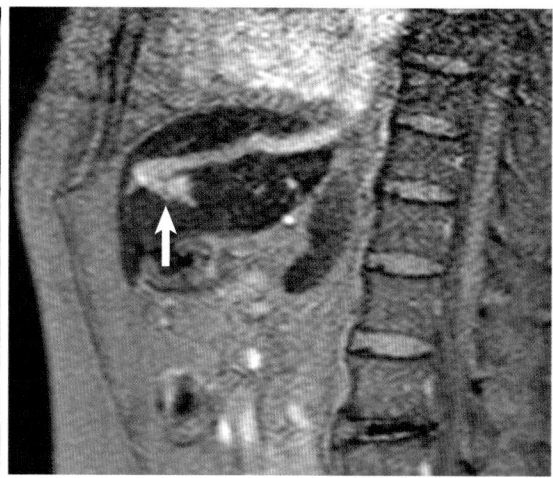　　b. SPIO 造影 T2* 強調 MR 画像の矢状断

**図 97　門脈大静脈シャント；Portosystemic shunt（PSS）**

肝左葉外側区には SPIO-MRI の T2*WI で不整形の高信号を認める（a の矢印）．矢状断で見ると，左肝静脈に還流してることがわかり（b の矢印），P-V シャント（門脈瘤を合併している可能性もある）と考えられる．SPIO-MRI の T2* 強調画像では血管が高信号化するため，高信号の血管異常として認識できる．

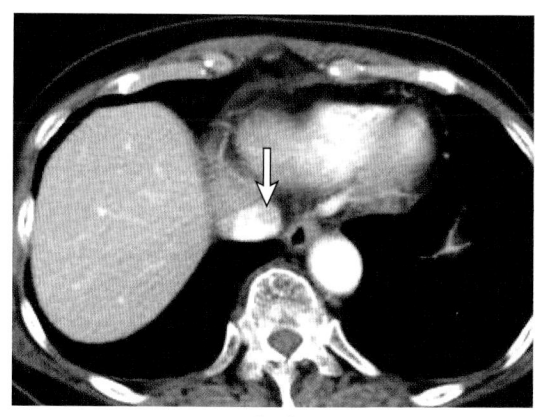

a. 造影 CT 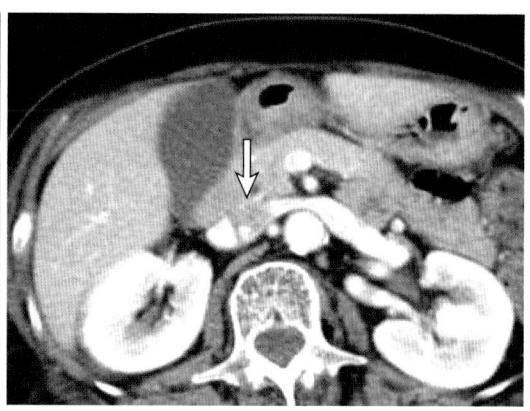　　b. 造影 CT

**図 98　層流；Laminar flow**

下大静脈に層流による造影不良域が見られる（矢印）．

を行う．内科治療では毒性物質による影響を抑えることが中心である．

### b｜層流（Laminar flow）

層流（laminar flow）とは，異なる種類の液体が混ざらずに運動して作り出す流れのことである．造影CTやMRI検査において，造影剤と血液が十分に混ざり合わずに分布することがあり，診断上での偽病変となることがあるため注意が必要である．腹部画像診断においては，造影CTやMRIで撮像タイミングが平衡相より早めであると，両側腎静脈から帰ってくる造影剤と，下肢から帰ってくる造影剤を含まない血液が下大静脈内で層流になり，混じり合っていない場合がある．層流が下大静脈内で見られると造影剤を含まない血液の層が血栓様の所見を示すことがある（図98）[184]．肝臓では脾静脈から早く帰ってくる造影剤が門脈左壁から門脈左枝に流れ，上腸間膜静脈より遅れて帰ってくる血液が門脈右壁から門脈右枝に流れる層流を作るために，門脈内の左右で濃度が異なる場合がある．このような所見が見られた場合の対処法として，超音波検査での確認が最適であるが，本来は造影タイミングの遅い時期（平衡相）の像も撮像すれば鑑別に困ることも少ない．

また，経カテーテル的治療で薬剤を注入する際に，層流によって目的の部位へ十分に薬剤が分布しない可能性があることに注意する必要がある．

### c｜肋骨（Rib bone）

肝の外側で肋骨と接している部分では，肋骨におされた肝実質が時にCT上低吸収化し，偽病変となるので注意が必要である（図99）．

### d｜門脈瘤（Portal vein aneurysm）

門脈瘤には肝外性と肝内性がある．肝外性は上腸間膜静脈と脾静脈の合流部位に多く，肝内性は門脈右枝に多い．原因として先天性のものと，門脈圧亢進症に伴う二次性のものがある．合併症がなく門脈圧亢進もなければ，特に肝内型は破裂の危険性もなく，手術適応もない．CT，MRI，超音波いずれでも門脈の瘤状拡張から診断可能である（図100）．

### e｜門脈血栓（Portal vein thrombosis）

門脈血栓症はさまざまな疾患を背景として，肝内外の門脈に血栓を形成し，その結果，門脈圧亢進症，ショック，肝不全などを呈する疾患である．一般的に静脈血栓形成の要因として，血管内皮の障害，血流異常や血液凝固能の亢進，線溶能の低下，血小板の数的・機能的異常などの血液性状の変化があるが，これらの要因がさまざまに関与して門脈に血栓が形成される．

急速に血栓が形成され，門脈本幹が閉塞する場合は重篤な状態に陥り，死に至る場合がある．血栓が上腸間膜静脈まで進展すれば，腸管壊死に陥ることもあり，速やかな診断と治療が必要である．急性期の症状が消失した後，肝門部に求肝性側副血行路（cavernomatous transformation of portal vein）＊が形成され，

---

＊ Cavernous transformation of portal vein（CTPV）：肝外門脈閉塞により肝十二指腸間膜内のperibiliary and periportal capillary plexusの小静脈が拡張して側副血行路として発達したもので，求肝性である．後天的な門脈閉塞に続発するとされ原因として門脈血栓が多い．

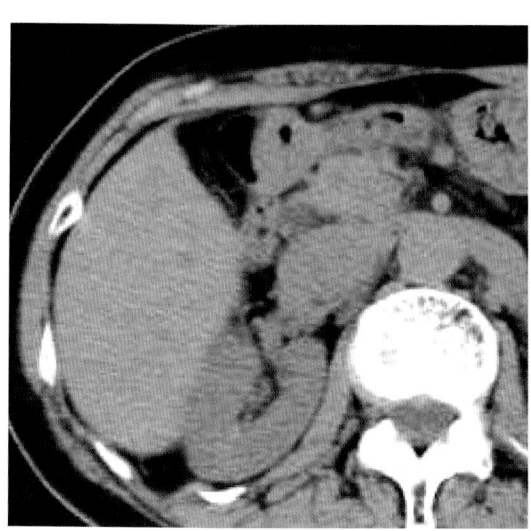

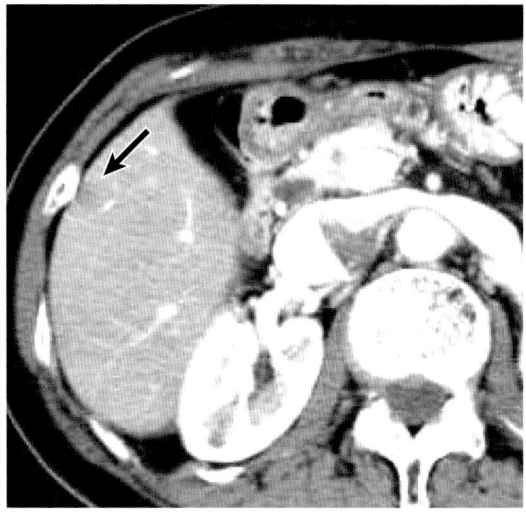

a. 造影前 CT

b. 動脈相 CT

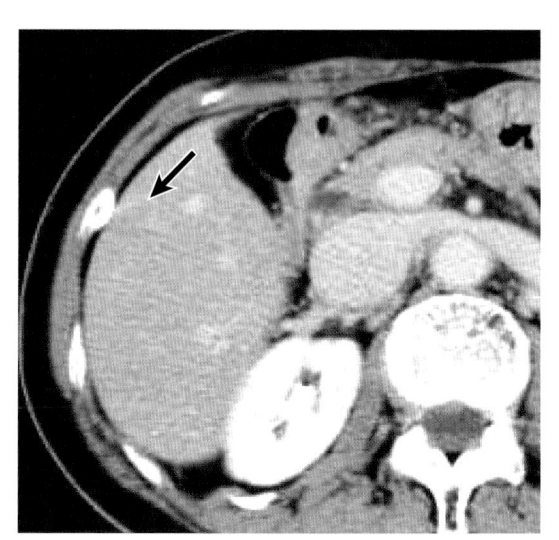

c. 平衡相 CT

**図 99 肋骨による偽病変；Pseudolesion due to rib bone compression**
肝の外側で肋骨と接している部分の肝実質が低吸収化しているが（b や c の矢印），偽病変である．

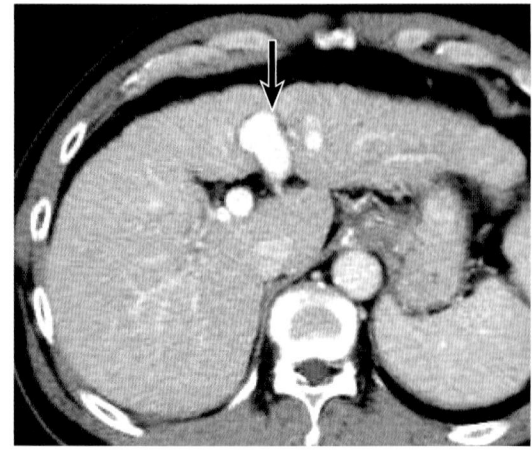

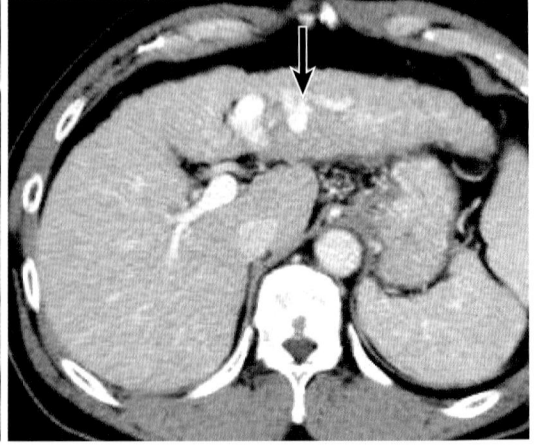

a. 門脈相 CT　　　　　　　　　b. 門脈相 CT

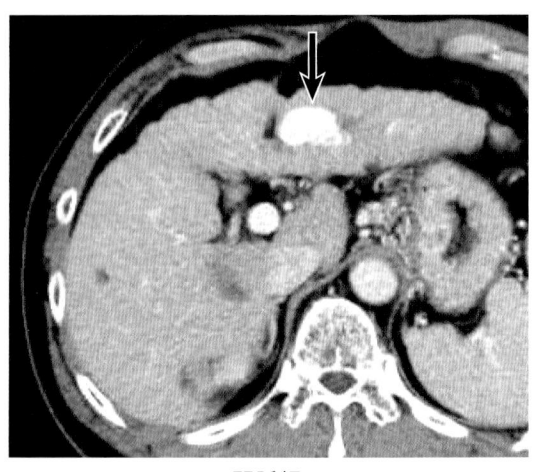

c. 門脈相 CT

**図100　門脈瘤（a から c へ頭尾方向）；Portal vein aneurysm**
門脈臍部から S3 区域の門脈（P3）にかけて瘤形成を認める（a 〜 c の矢印）．

肝外門脈閉塞症（extrahepatic portal vein obstruction：EHO）に移行すると長期にわたり門脈圧亢進症に対する治療が必要である．

　小児から成人までさまざまな年齢で見られ，性差はない．発生頻度は剖検例で 0.05 〜 0.5％とされ，比較的まれな疾患である．

　小児では，新生児臍炎，急性虫垂炎，腹膜炎などの感染症が原因であることが多い[185]．

感染症では血液凝固能が亢進し，線溶系が抑制される．さらに小児では容易に脱水に陥りやすいため，血栓症を発生しやすくなる．

　成人では，門脈圧亢進症に合併したものが最も多く，特に肝硬変が最も頻度の高い基礎疾患である．肝細胞癌，膵癌などの悪性腫瘍に続発する門脈血栓は肝硬変についで多く，成人の門脈血栓症の 21 〜 24％を占める[186]．

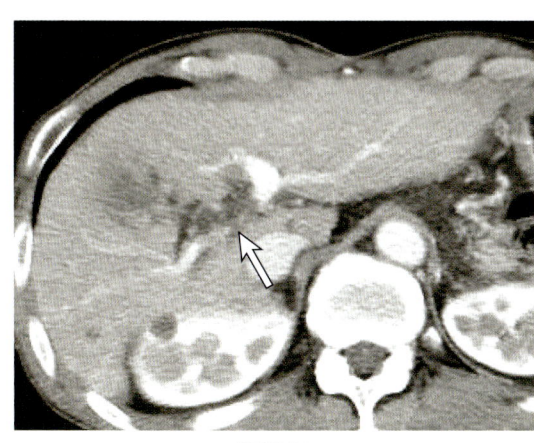

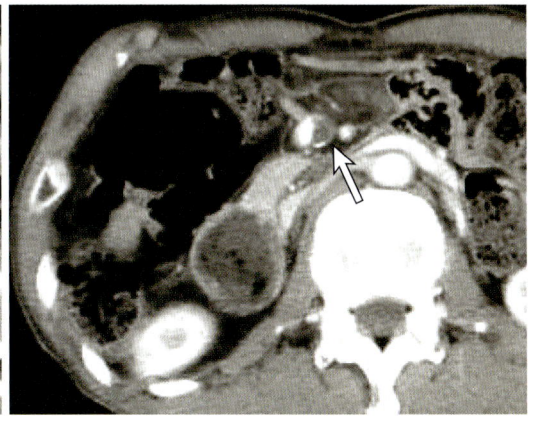

a. 門脈相 CT　　　　　　　　　　b. 門脈相 CT

**図 101　門脈血栓；Portal vein thrombosis**

門脈右枝に血栓を認め（a の矢印），その近傍にも低吸収（炎症による）が見られる．上腸間膜静脈内にも血栓が低吸収として認められる（b の矢印）．

腫瘍の門脈への直接浸潤，機械的圧迫，手術操作や放射線治療による門脈周囲の線維化が血栓形成の原因として指摘されている．

以前，門脈血栓症は血管造影（腹腔動脈，上腸間膜動脈，経皮経肝的門脈，術中門脈造影）で侵襲的に診断されたが，現在は非侵襲的に超音波検査や超音波ドプラ，腹部 CT 検査，MRI 検査で診断が可能である（図 101）．超音波検査では新鮮な血栓は低エコーに，器質化とフィブリン塊形成は高エコーに描出される．超音波ドプラ検査により，門脈内腔の血流や側副血行路の血流方向を確認することも可能である．造影 CT において門脈血栓は造影効果のない低吸収領域として描出され，門脈相のタイミングで評価すると血栓と造影剤とコントラストが高くなり効果的である．非造影 CT では新鮮血栓ならば血栓が高吸収域として見られるが，血栓の形成時期によりさまざまな吸収値を示すため，非造影 CT のみの門脈血栓評価は困難である．MRI は血栓の性状を評価可能で，急性の門脈血栓は T1，T2 強調画像ともに高信号を示す[187]．一方，陳旧性の門脈血栓は T1 強調画像でさまざまな信号を示し，T2 強調画像では低信号を示す．門脈血栓を画像上わかりやすく反映させるには血管のみを描出することが有効で，3D CT や MR angiography が有用である．

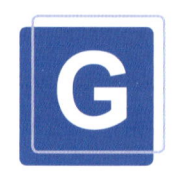

# G 肝外傷性変化
(Traumatic injury of the liver)

　外傷には，刃物などによる鋭利な外力による鋭的外傷と交通事故や転落外傷で多く見られる鈍的外傷がある．肝臓は血流が豊富な臓器で，重症外傷の場合には腹腔内に大量に出血する．右肋骨骨折，貧血，右上腹部痛の患者では，肝外傷を疑い造影CT検査を行う必要がある．造影CTでは，肝内の外傷部分は正常肝と比べて低吸収に見える（図102）．この造影不良域（低級域）の範囲により，下記の肝損傷分類を的確に行わなければならない（図103）．

- Ⅰ型（肝被膜下損傷）：肝被膜の連続性が保たれている（腹腔内出血を伴わない）ものをいう．ただし，少量の腹腔内出血を認める場合でも，損傷の形態が肉眼的，画像診断的に被膜下血腫または中心性破裂と判断されるものはこれに含める．

- Ⅱ型（表在性損傷）：深さ3cm以内の損傷をいう．3cm以内なら通常深部の太い血管および胆管損傷はない．縫合する場合，死腔を残さず縫合可能である．左外側区域の損傷では3cmでも貫通していることがあるのでその場合，表在性か深在性かの判定は術者の判断に委ねられる．

- Ⅲ型（深在性損傷）：深さ3cm以上の深部に達している損傷をいう．
  a) 単純型；創縁や破裂面など損傷の形態がsimpleで，組織挫滅の少ないもので組織の壊死は伴わない．
  b) 複雑型；創縁や破裂面など損傷の形態が複雑で，組織挫滅が広範に及ぶもので組織の壊死を伴うものはここに入る（図102）．

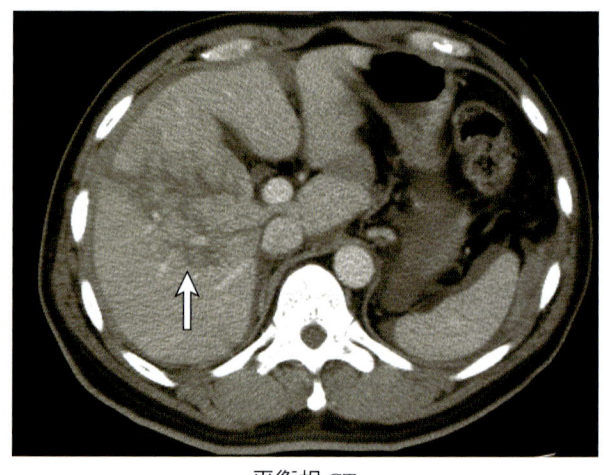

平衡相CT

**図102　複雑型深在性肝損傷；Traumatic injury of the liver（日本外傷学会肝損傷分類Ⅲb）**

肝被膜に裂傷部がある．肝右葉の損傷で肝深在部まで低吸収が広がる（矢印）複雑型深在性損傷（日本外傷学会肝損傷分類Ⅲb）である．

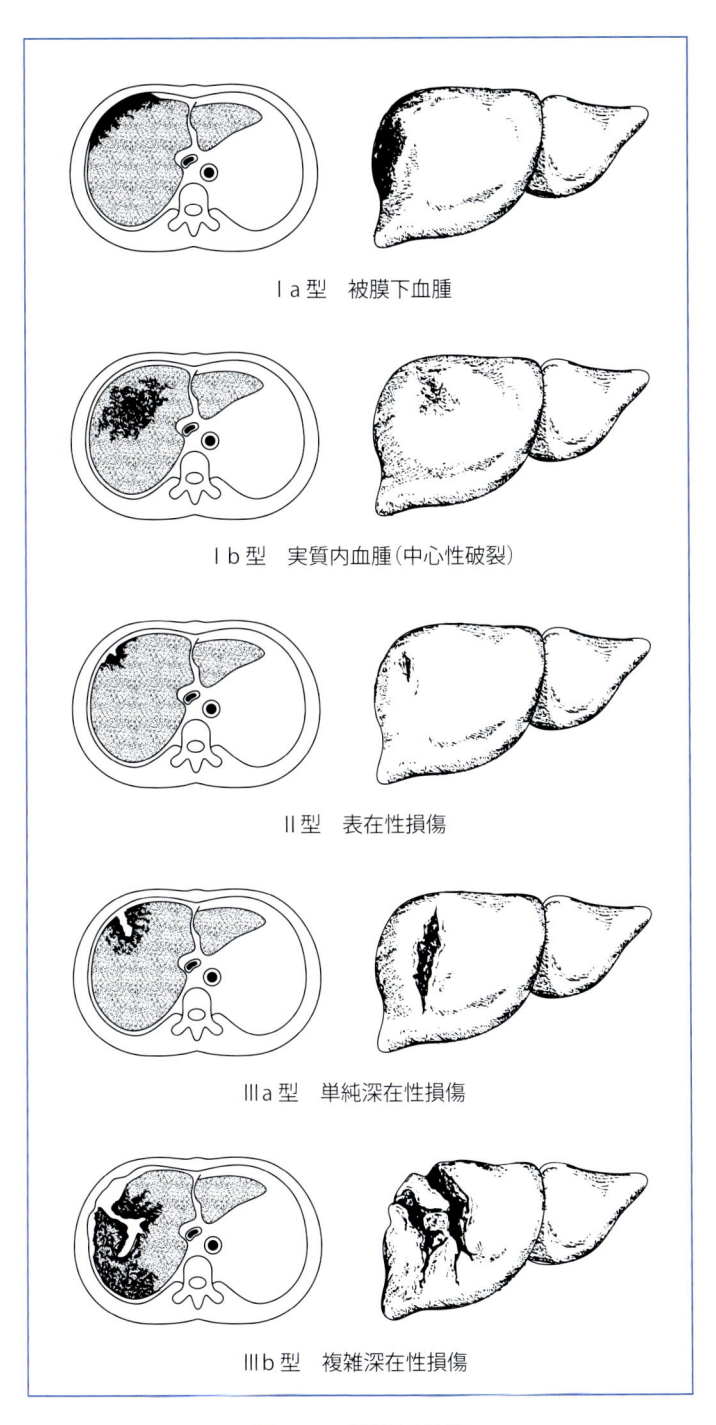

**図 103　肝損傷分類**

Ⅰa型　被膜下血腫
Ⅰb型　実質内血腫（中心性破裂）
Ⅱ型　表在性損傷
Ⅲa型　単純深在性損傷
Ⅲb型　複雑深在性損傷

（日本外傷学会肝損傷分類委員会：日本外傷学会肝損傷分類 2008．日外傷学会ホームページより）

# 2. 胆　道

## A 胆道系の解剖（図104）

　胆嚢は胆汁を貯留する袋で，底部，体部，頸部の3部に区分される．長径7～10cm，短径2～4cm，容量30～50mLで胆嚢上面は肝下面に接し，一部胆嚢壁の結合織で胆嚢床に固定され，胆嚢遊離面は漿膜に覆われている．胆嚢頸部はS状に細くなり胆嚢管へ移行する．胆嚢管は胃肝靱帯を走り総肝管に合流するまでの部分であり長さ2～4cmで，80％が肝と十二指腸の間で，20％は十二指腸または膵内で総胆管に合流する．肝内胆管は肝管合流部から上流で，第1次分枝は肝管で，第2次分枝の区域胆管は右肝管から2本，左肝管から

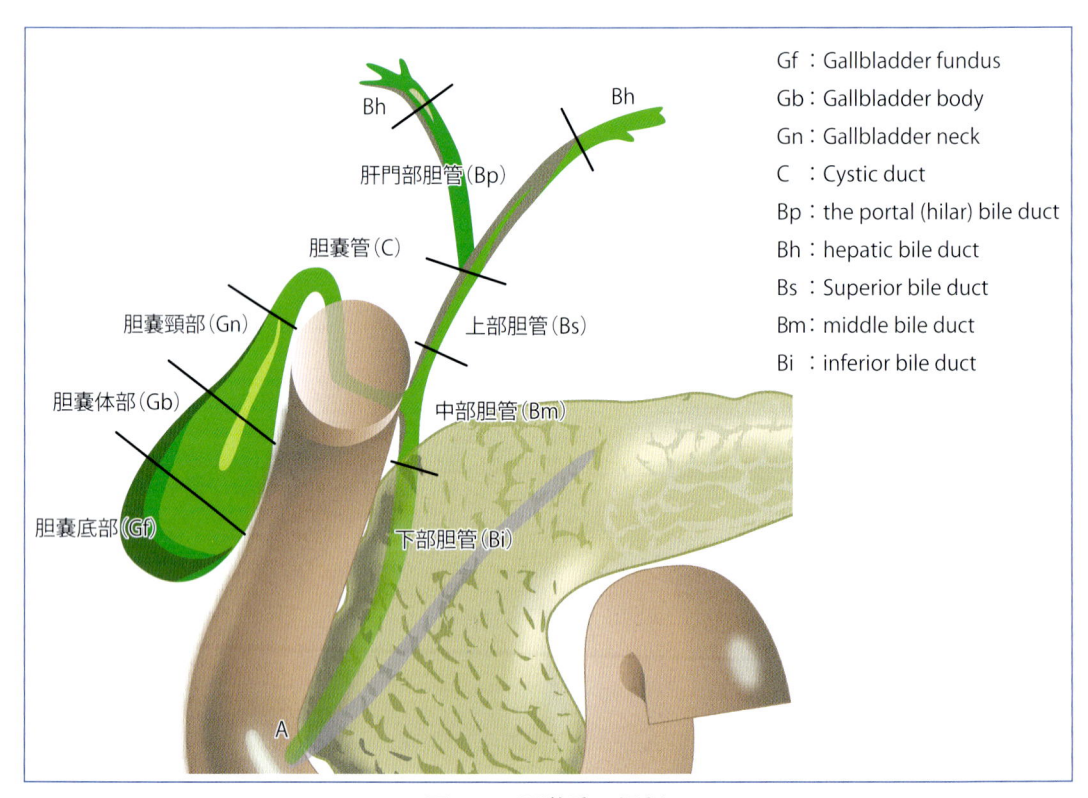

Gf：Gallbladder fundus
Gb：Gallbladder body
Gn：Gallbladder neck
C ：Cystic duct
Bp：the portal (hilar) bile duct
Bh：hepatic bile duct
Bs：Superior bile duct
Bm：middle bile duct
Bi ：inferior bile duct

**図104　胆道系の解剖**
（日本医科大学武蔵小杉病院・放射線科部長・市川太郎先生のご厚意による．）

2本に分枝し，それらが2分枝して8本の領域胆管（第3次分枝）となる．左右肝管は肝門部で合流し，総肝管となる．総肝管は胆嚢管が合流する部までをさす．総胆管は胆嚢管と総肝管が合流して形成され，肝十二指腸間膜内を走行し十二指腸へ開口する．十二指腸流入部にはオッディ（Oddi）の括約筋があり（図104のA），膵液と胆汁の排泄を調整している．

> **POINT**
>
> **胆道系の画像診断（超音波ではどこまで見えるか？）**
>
> 　超音波検査は胆嚢を観察する意味では第一選択の画像検査であり，胆嚢以外にも左右肝管から分枝する2次分枝まで観察可能であるが，下部胆管は条件が良くなければ観察困難となる．一方，後述するMRCPは下部胆管まで描出され，かつ非侵襲的な検査方法であり，日常の検査としても多用されている．

# B 胆嚢・胆道系腫瘍
(Gall-Bladder and Bile duct tumor)

### a | 胆管癌（Bile duct cancer）

胆管癌は胆管の上皮から発生する悪性腫瘍である．発生する部位により，肝内胆管癌と肝外胆管癌に分けられる．胆管癌は浸潤性発育や胆管内発育を示す場合や腫瘤を形成するものがある．最近の画像診断の進歩により胆管癌を早期に発見することも可能となり，存在部位や Staging を正確に診断できる．

### 胆管癌の画像診断

**（1）超音波検査（Ultrasonography）**

胆管の拡張を調べ，外科的処置が必要かどうかを判定できる．最初に行われるべき非侵襲的検査である．

**（2）CT（Computed Tomography）**

胆管の拡張程度・部位，腫瘍の存在部位や拡がりを客観的に見ることができる．造影CTでダイナミック・スタディ（dynamic study）を行えば，得られた早期動脈相から容易に動脈の3次元構築像が得られるので，これで主要動脈への浸潤がないと判断できれば，癌の壁外進展を診断する目的で行う血管造影は不要である（図105, 106）．CTはリンパ節転移の診断に信頼性が高い．手術適応を考慮する上で最も重要なのは周囲の大動脈（No.16）リンパ節転移の有無である．No.16リンパ節転移が術前のCTで検出される場合の予後は極めて不良である．

### イオトロクス酸点滴後 CT（Drip infusion cholangiography CT：DIC-CT）

DIC-CT は静脈から点滴によりイオトロクス酸（ビリスコピン®）を，おおむね60分ぐらいで滴下させ，その後に CT で胆嚢を含め，肝から十二指腸付近までを撮影する検査である．イオトロクス酸は静注後，胆道系に排泄される造影剤であり，エコーや CT，MRI よりも総胆管の描出がよいことが知られている（図107）[188]．また肝内胆管の末梢の描出にも優れるが，造影剤の副作用がやや多いため，生体肝移植ドナー候補者，胆管癌術前（図108），腹腔鏡下胆嚢摘出術前，胆汁瘻の確認（図109）などに適応を限定すべきである．なお胆道閉塞などで黄疸が強い場合は，イオトロクス酸が胆汁に排泄されないため，DIC-CT の適応はない．

**（3）MRI**

胆管の拡張や病変の存在部位・拡がりを非造影 MRI でも描出することが可能である．特に MR 胆管膵管撮像（Magnetic resonance cholangiopancreatography：MRCP）の有用性が高い（図110）．

### MRCP とは

周囲臓器の信号がほとんどなくなるような T2 強調の強い画像を用いて，水分を内容する胆嚢や胆管，膵管などを高信号の管状物として描出するのが MRCP である．MRCP を含めた MRI 検査は胆石，胆管結石や膵臓の嚢胞性病変の診断に有用であり，内視鏡を用いて行う逆行性胆管膵管造影と比較し，苦痛がなく，また合併症もない非侵襲的な検査法で

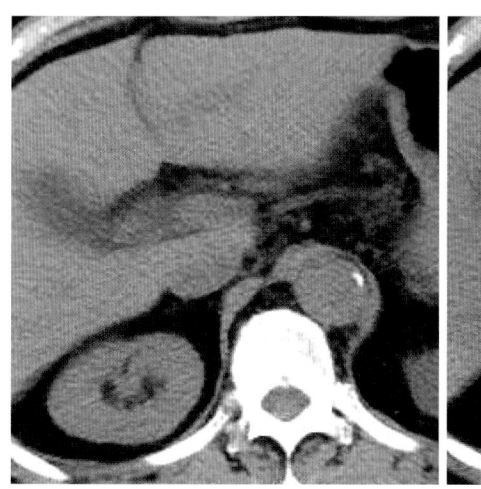

a. 造影前 CT
b. 早期動脈相 CT 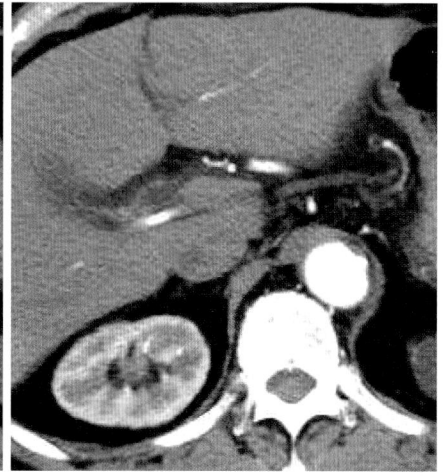
c. 後期動脈相 CT 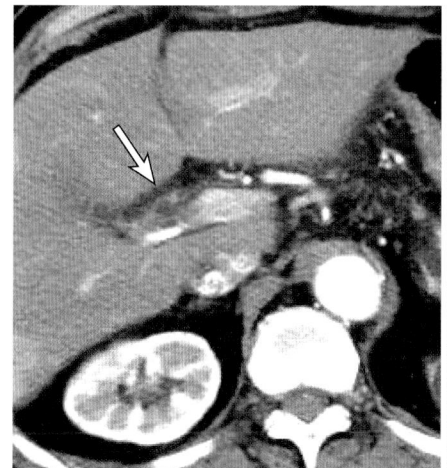
d. 門脈相 CT 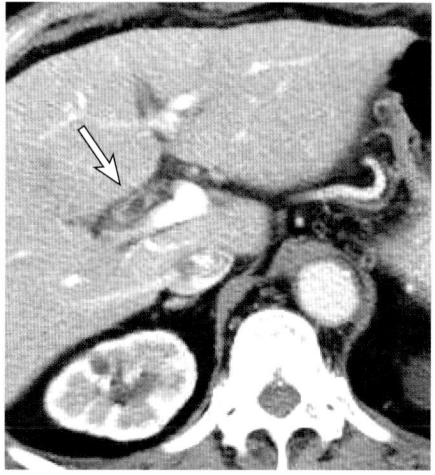
e. 平衡相 CT

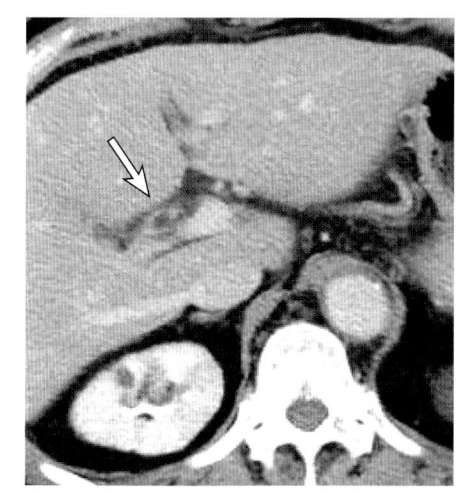

**図 105　胆管癌；Bile duct cancer（a 〜 e）**

総肝管の壁の一部（矢印）に肥厚があり，後期動脈相から門脈相，平衡相にかけて増強されている．

次頁へ続く

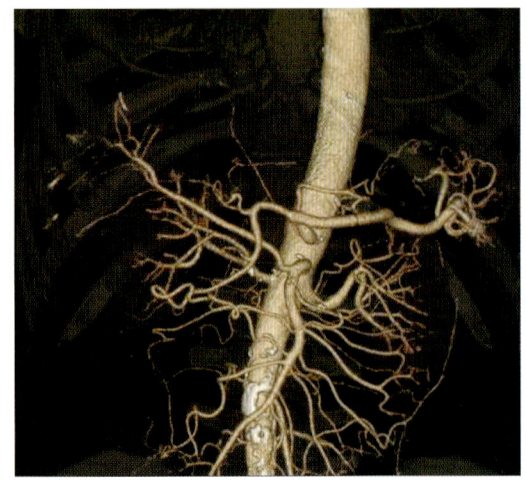

f. 早期動脈相から再構成した CT angiography（動脈像）

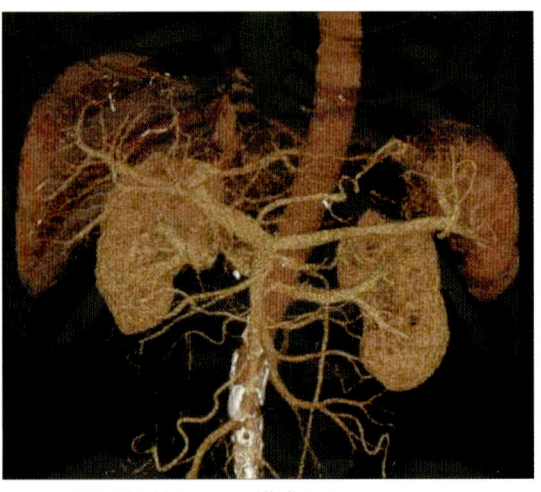

g. 後期動脈相から再構成した CT angiography（門脈像）

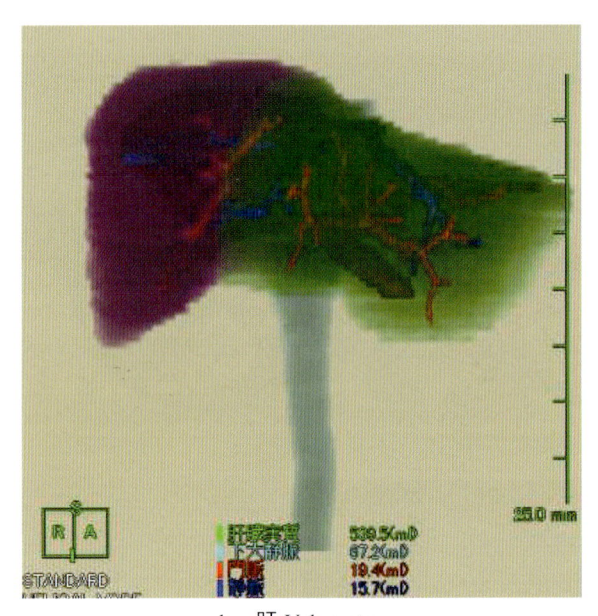

h. 肝 Volumetry

図 105　続き

### 図 105　胆管癌；Bile duct cancer（f 〜 h）

CT angiography では肝動脈や門脈に浸潤（encasement）は見られない．CT のデータをワークステーションに送り，再構成した肝 Volumetry であるが，肝左葉の体積は 539mL（h の緑の領域），肝右葉の体積は 748mL（h の紫の領域）であった．

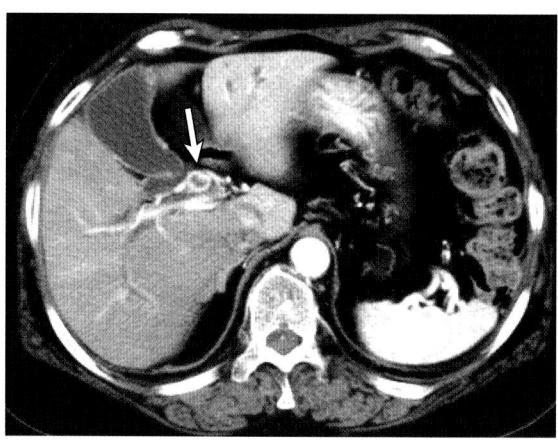

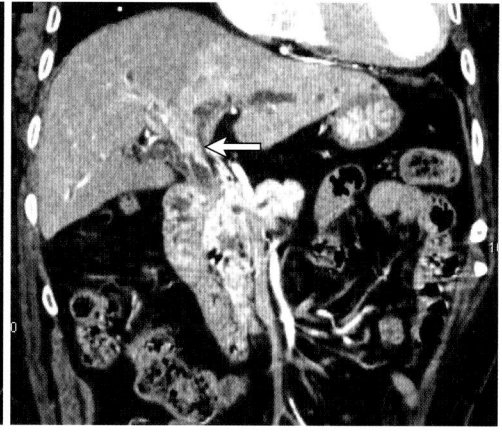

a. CT後期動脈相（横断像）　　　　b. CT後期動脈相（冠状断）

**図106　胆管癌；Bile duct cancer**

横断像では総肝管にリング状の濃染を認める（aの矢印）．この部分が胆管癌であるが，進展範囲が把握しづらい．冠状断では胆管癌の進展が頭尾方向に明瞭に指摘でき（bの矢印），左右肝管が別々に閉塞していることがわかる（いわゆる泣き別れ状態）．胆管癌は総肝管から肝内胆管右枝と左枝に進展していた．

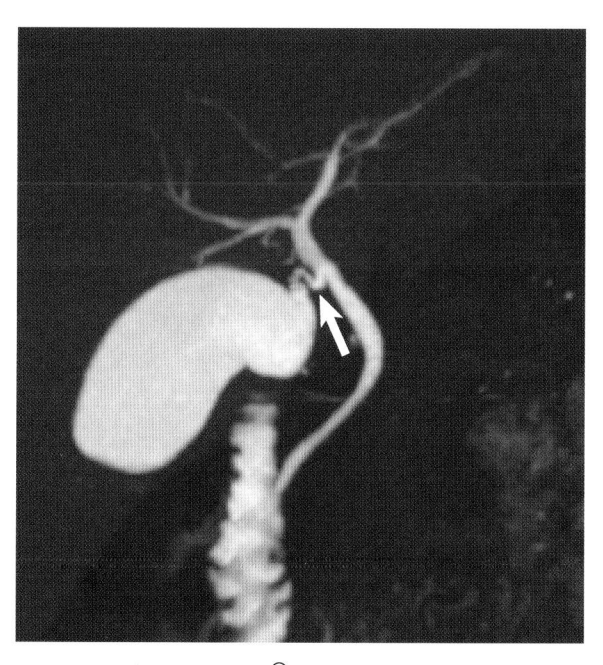

**図107　イオトロクス酸（ビリスコピン®）点滴後CT；Drip infusion cholangiography CT（DIC-CT）**

Maximum intensity projection（MIP）を用いた胆道系正常像である．総胆管の描出も良好である（矢印）．

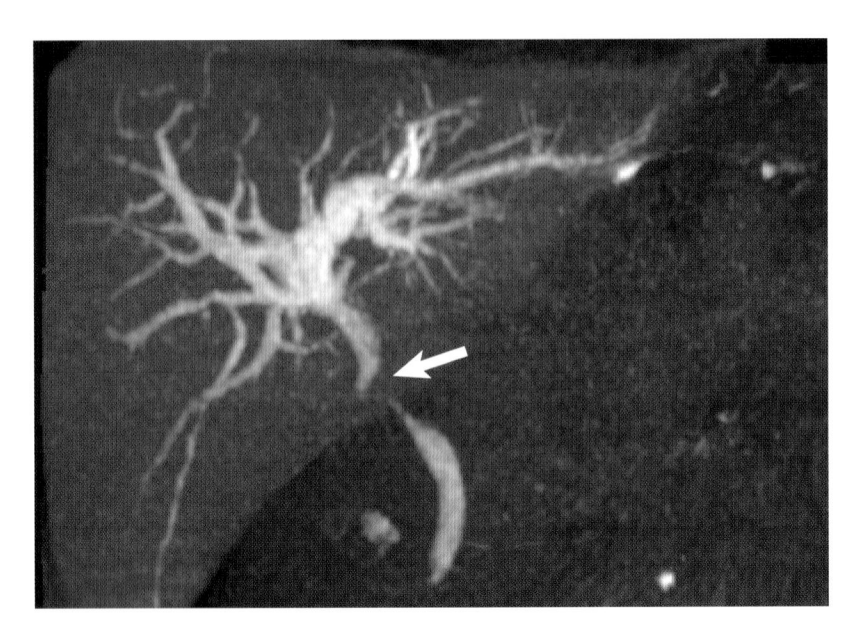

**図 108　胆管癌；Bile duct cancer**
DIC-CT MIP 像では総肝管に高度な狭窄病変があり（矢印），それより上流の胆管拡張を認める．

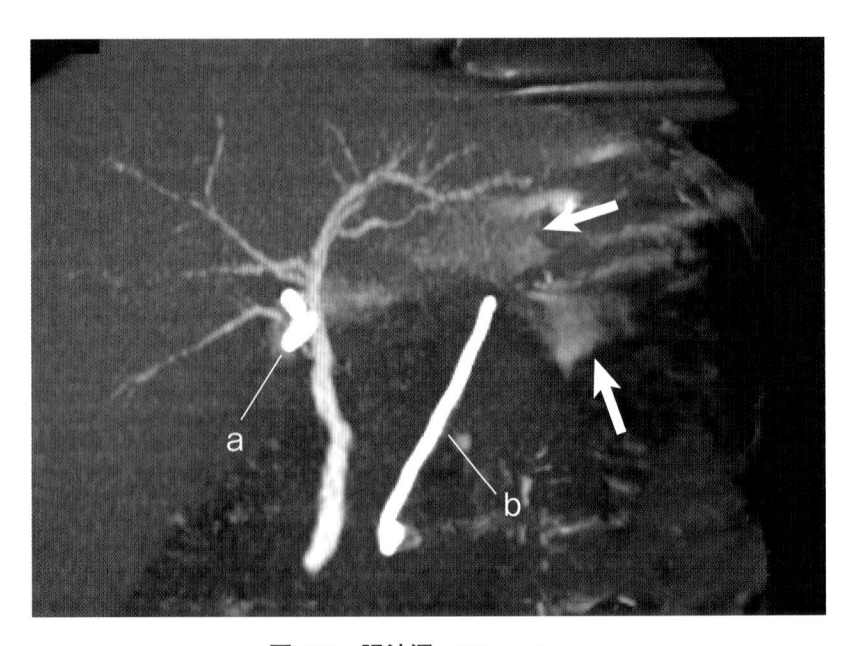

**図 109　胆汁漏；Bile leakage**
胆嚢摘出術施行から3日後の DIC-CT MIP 像である．a は胆嚢摘出の際の外科クリップであり，b はドレーンチューブである．肝下面に胆汁漏が淡い高吸収（矢印）として認められる．

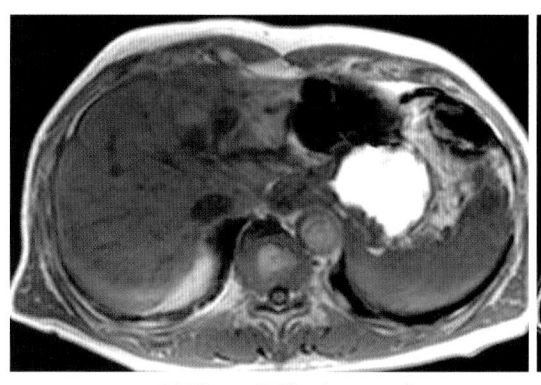

a. T1強調MR画像（in-phase）

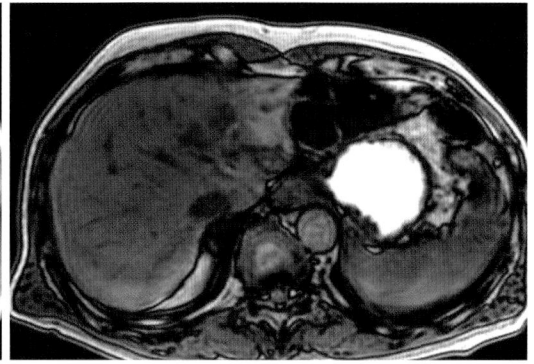

b. T1強調MR画像（opposed-phase）

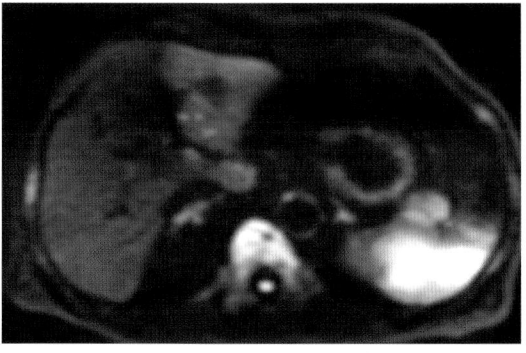

c. MRIの拡散強調画像

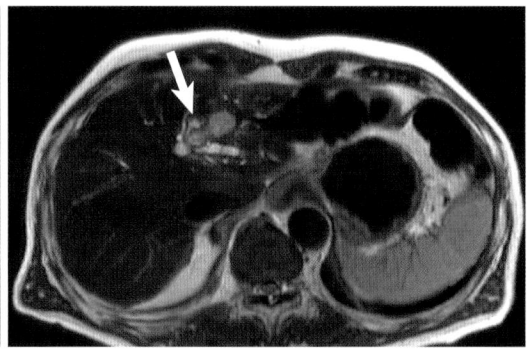

d. T2強調MR画像

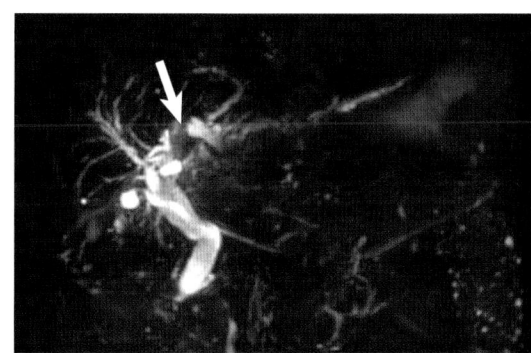

e. MRCP

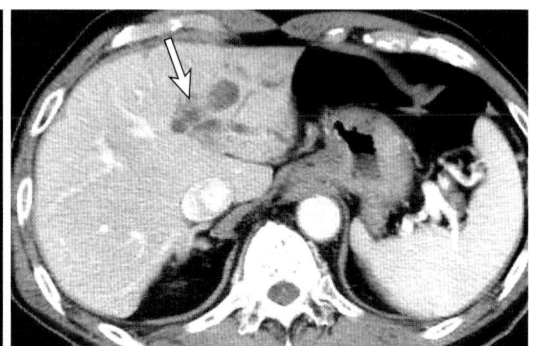

f. 門脈相CT

**図110　胆管癌；Bile duct cancer**

門脈臍部近傍の肝内胆管 B3 に腫瘤（d，e の矢印）を認める．T2 強調 MR 画像，MRCP で淡い高信号（肝実質の信号と比べて）として認識できる．造影 CT でもこの腫瘍は乏血性腫瘍として描出されている（f の矢印）．

ある．消化管の内容液がT2強調MR画像で高信号として描出され，胆管，膵管の描出と重なることがあるため，消化管内の水信号の抑制目的で，ボースデル®やフェリセルツ®を使用することが多い．

**(4) 経皮経肝胆道造影；Percutaneous transhepatic cholangiography（PTC）**

胆管狭窄部よりも上流の胆管に経皮的に直接針を刺し，造影剤を注入する方法である．胆管の狭窄・閉塞の詳細を調べ，腫瘍の存在部位や拡がりを確認できる．同時に黄疸の治療として，PTCD（percutaneous transhepatic cholangiodrainage；経皮経肝胆道ドレナージ術）を施行することが多い．また，この経路から胆管にファイバースコープを挿入し，胆管の内腔を直接観察可能で，そこから組織片を採取して腫瘍の精査をすることもできる（経皮経肝胆道鏡検査；percutaneous transhepatic cholangioscopy：PTCS）．

**(5) 内視鏡的逆行性胆管膵管造影法；Endoscopic retrograde cholangiopancreatography（ERCP）**

内視鏡を十二指腸まで挿入し，直視下に胆管と膵管の出口である十二指腸乳頭から細いチューブを挿入し，造影剤を注入して胆管や膵管を調べる方法で，胆管狭窄部より下流からの情報を得ることができる．

### 胆管癌の病期（Stage）と治療

- Ⅰ期：胆管の中に癌がとどまる．治療としては外科療法を行う．
- Ⅱ期：胆管の隣接臓器（膵臓，肝臓，十二指腸，胆嚢など）への浸潤が疑われるか，あるいは胆管の近傍のリンパ節に転移をしている．治療としては外科療法を行う．
- Ⅲ期：胆管の隣接臓器に明らかに直接浸潤するが，その範囲が近傍にとどまっている．また，Ⅱ期より遠くのリンパ節に転移している場合も含む．治療としては可能な場合は外科療法を行う．放射線療法を組み合わせることもある．
- Ⅳ期：Ⅲ期より遠くまで浸潤がある場合，肝臓への転移が陽性の場合，腹膜播種陽性の場合である．治療は化学療法が中心となる．

### b｜胆嚢癌（Gall-Bladder cancer）

胆嚢癌は画像診断の進歩に伴い，早期に発見されることが増えている．60歳以上に多く，男女比は1：2～3と女性に多い．胆嚢癌の半数以上に胆石を合併し，胆道癌（胆嚢癌と胆管癌）の発生と膵胆管合流異常（膵管と胆管が十二指腸壁外で合流する先天性の奇形）の関係も知られている．胆嚢癌は早期のうちはほとんど症状が現れず，また血液検査上でも変化が見られないことが多いが，胆嚢結石を合併している場合，胆石の症状（疝痛など）で見つかる場合がある．胆嚢癌が進行してくると，右上腹部の痛み，食欲不振，体重減少，黄疸の出現などが見られる．癌の可能性が疑われる場合，CEAやCA19-9などの腫瘍マーカーが役に立つ場合がある．

胆嚢癌の画像診断として腹部超音波検査が最も優先される．腹部超音波検査では胆嚢癌は胆嚢壁の隆起や不整な壁肥厚として描出されるが，胆嚢内の数mmの微小な病変についても発見が可能である．10mm以上の胆嚢の隆起や壁肥厚が1つの目安となり，このサイズを超えた場合や増大が確実に（ある程度，早い増大速度で）認められた場合，癌が存在する可能性を考慮する．胆嚢癌の診断となれば，癌の大きさ，リンパ節・胆管・血管・肝臓などへの浸潤や他臓器への転移などを見るため

| | |
|---|---|
| a. 造影前 CT | b. 早期動脈相 CT |
| c. 門脈相 CT | d. 門脈相 CT |

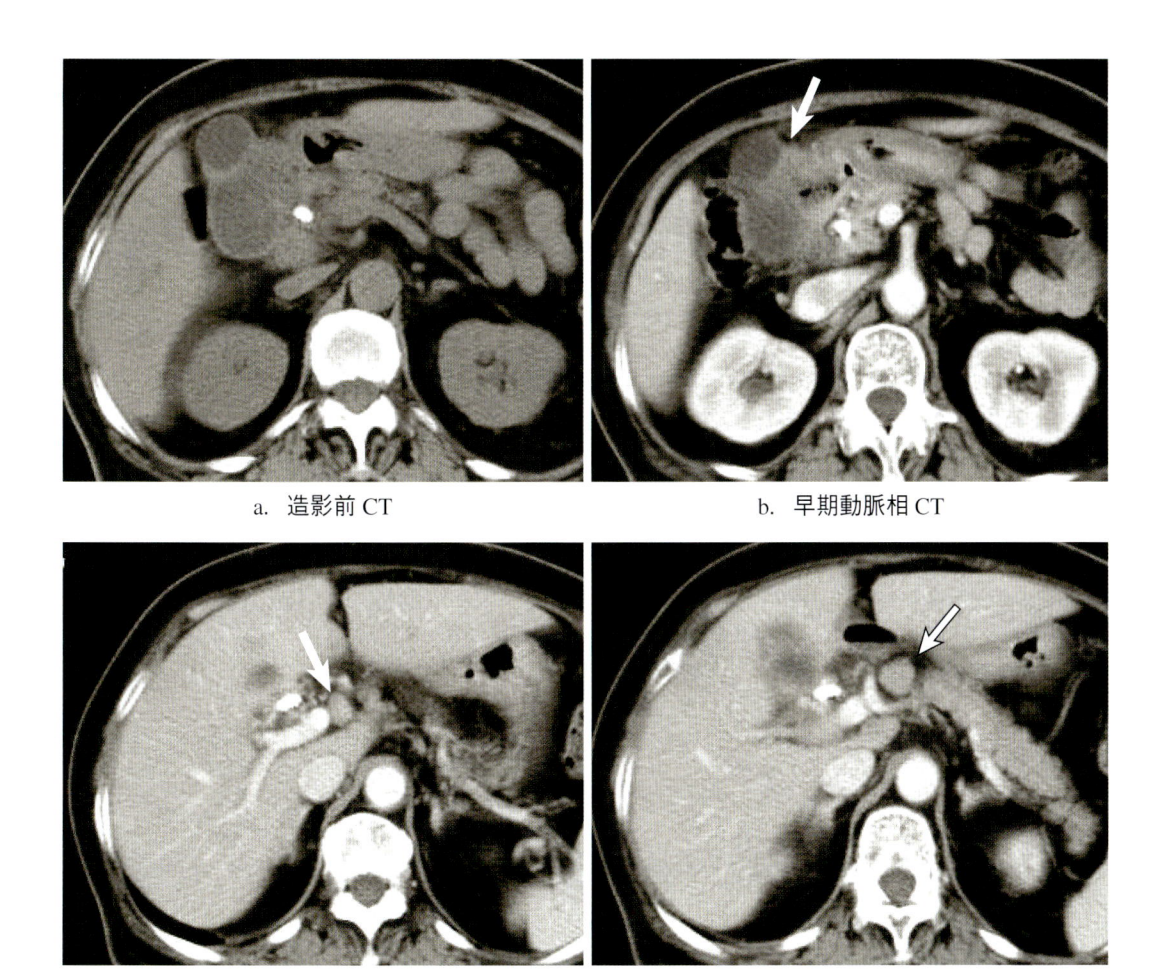

**図 111　胆嚢癌；Gall-Bladder cancer**

胆嚢癌の十二指腸浸潤を認める（b の矢印）．肝門部や膵頭周囲にリンパ節転移（c, d の矢印）が見られる．

に，CT，MRI（特に MRCP），超音波内視鏡検査（EUS），内視鏡的逆行性胆管膵管造影（ERCP）などの検査が行われる（図 111, 112）．

### c 胆嚢ポリープ（Gall-Bladder polyp：GB polyp）

胆嚢ポリープは，胆嚢の内側にできる隆起性変化の総称で，健康診断や人間ドックの際に腹部超音波検査で偶然に見つかることが多い．形態から有茎性ポリープと亜有茎性ポリープ，広基性ポリープなどに分類され，亜有茎性ポリープ・広基性ポリープは有茎性ポリープよりも癌が含まれる可能性は高い．成分から見ると，胆嚢ポリープの中で最も多いのはコレステロールポリープである．胆汁に含まれるコレステロールが胆嚢粘膜に蓄積し隆起したもので多発することが多い．過形成ポリープは胆嚢上皮細胞が過剰に増殖したもの，炎症性ポリープは上皮細胞の下にある粘膜固有層の増殖によるもので慢性胆嚢炎などにより発生するが，これらは良性のポリープ

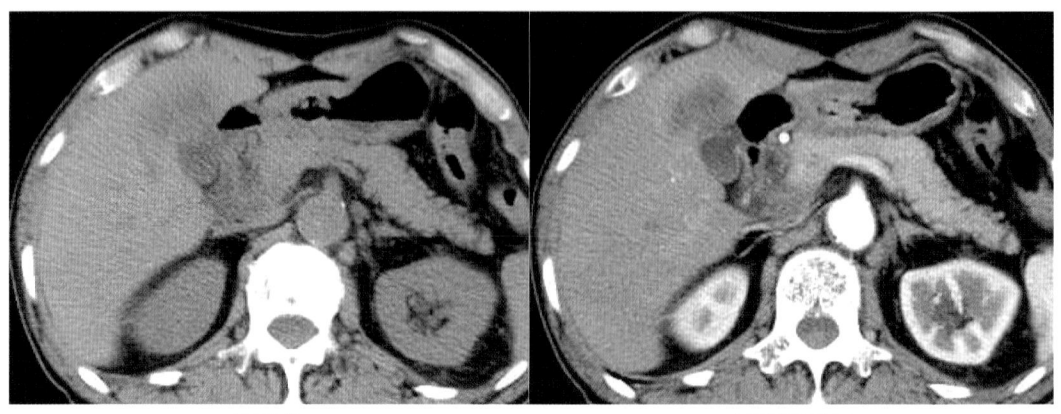

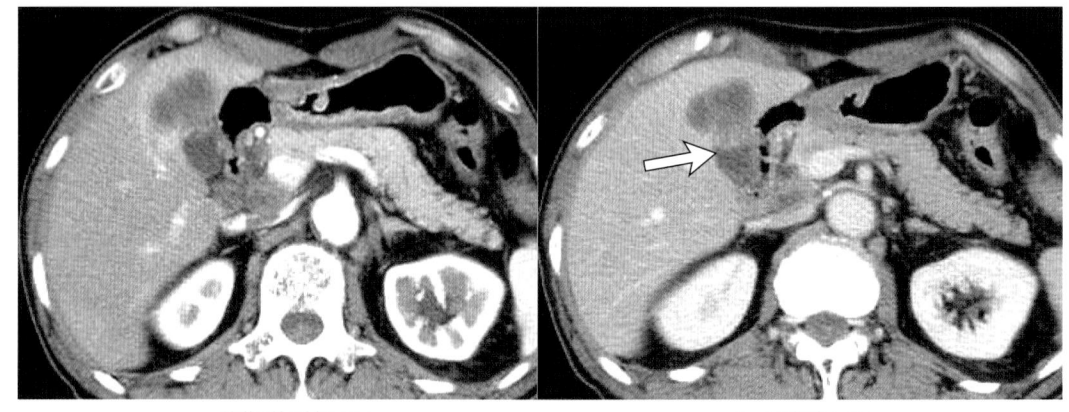

a. 造影前 CT
b. 早期動脈相 CT
c. 後期動脈相 CT
d. 平衡相 CT

**図 112　胆嚢癌；Gall-Bladder cancer（a～d）**

肝内直接浸潤（dの矢印），肝転移（hの矢印）が手術的に確認された．肝ダイナミックCTでは胆嚢の腫瘍は描出されるも，超音波より空間分解能は低い（超音波画像は示さず）．肝転移は乏血性の腫瘍であり低吸収であるが，囊胞と比べると辺縁が不明瞭である（hの矢印）．

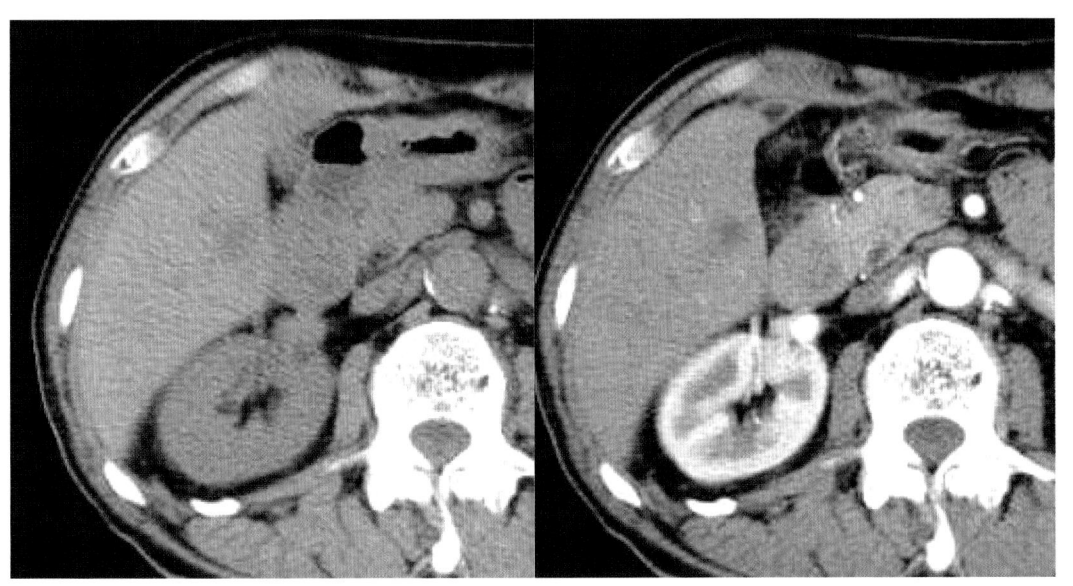

e． 造影前 CT

f． 早期動脈相 CT

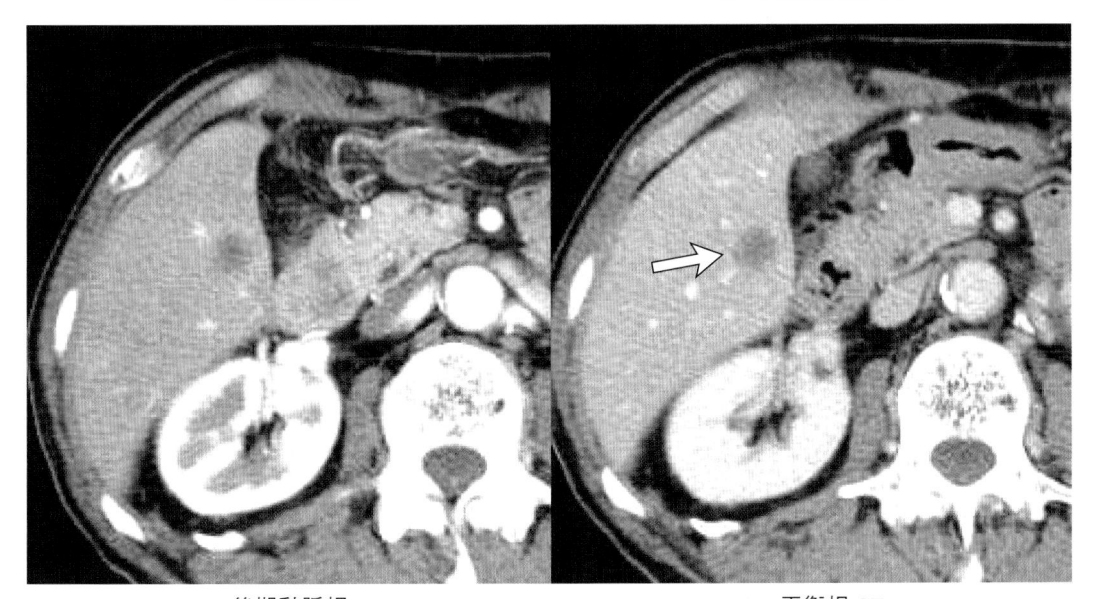

g． 後期動脈相 CT

h． 平衡相 CT

図 112　続き

### 図 112　胆嚢癌；Gall-Bladder cancer（e〜h）

肝内直接浸潤（d の矢印），肝転移（h の矢印）が手術的に確認された．肝ダイナミック CT では胆嚢の腫瘍は描出されるも，超音波より空間分解能は低い（超音波画像は示さず）．肝転移は乏血性の腫瘍であり低吸収であるが，嚢胞と比べると辺縁が不明瞭である（h の矢印）．

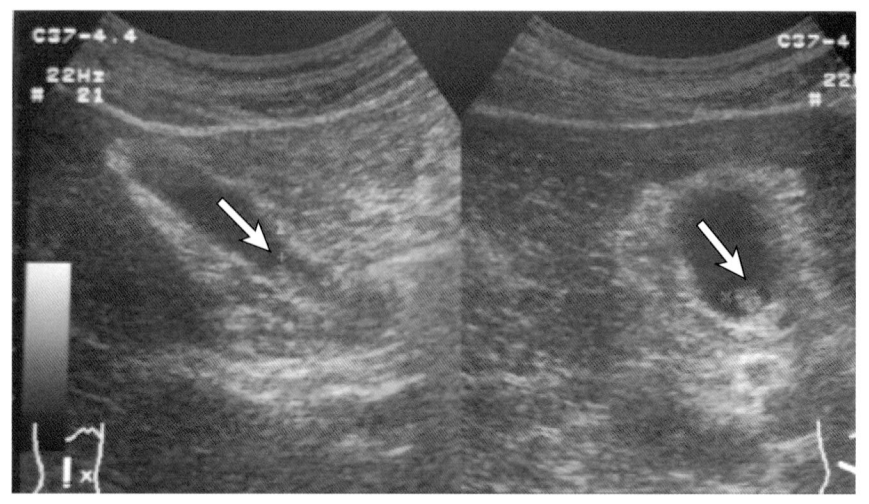

a. 超音波（Bモード長軸）　　b. 超音波（Bモード短軸）

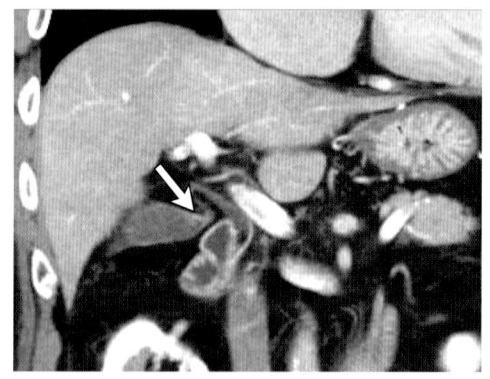

c. 動脈相CT（冠状断再構成） 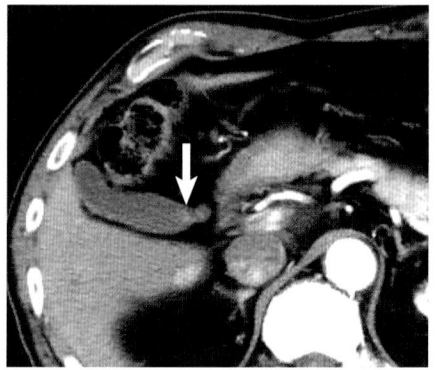　　d. 動脈相CT（軸位断）

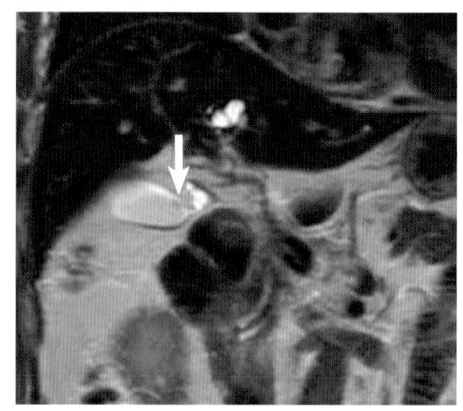

e. T2強調MR画像（冠状断） 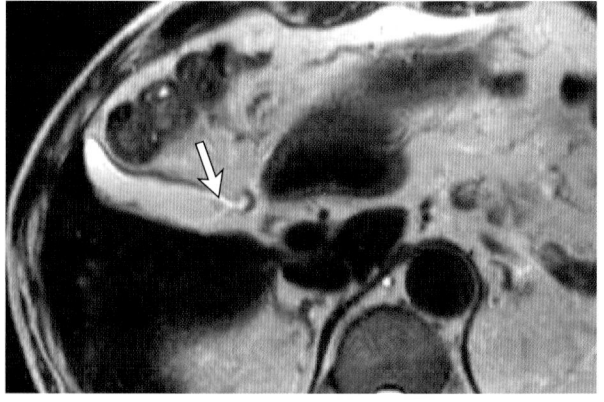　　f. T2強調MR画像（軸位断）

**図113　胆嚢ポリープ；Gall-Bladder polyp**

超音波（US）では長軸の断面（a）にて6mmの隆起が見られる．CTでは少し増強される結節があるが，CTのみで指摘することは困難である．MRIでも超音波所見を参照するとポリープが指摘できる．胆嚢内の病変の評価は空間分解能に優れるUSが有用である．

である．臨床的に重要な点としてポリープの大きさがあり，10mmを超えた場合は癌を疑う．胆嚢ポリープの症状は特にないが，胆石症，胆嚢炎が合併すると痛みや不快感などが生じる．

画像検査として超音波検査が優先されるが，造影CT検査にてポリープに増強効果があるか，胆嚢癌であった場合に転移がないかなどを見ることができる（図113）．最大径10mm以上のものについてはコレステロールポリープの確診がなければ胆嚢摘出術を行い，術中検索あるいは術後病理診断で悪性所見がないか検索が必要である．

### d｜胆嚢腺筋腫症（Gallbladder adenomyomatosis）

胆嚢壁のびまん性あるいは限局性の肥厚を示す病変で，胆嚢粘膜上皮が胆嚢壁に憩室様嵌入したRokitansky-Ashoff Sinus（RAS）が増生したものである．病理組織標本で長さ1cm以内に5個以上のRASが増生し，その部位の壁が3mm以上肥厚している場合に診断され，胆嚢を摘出した症例の約10％に認められる．

胆嚢腺筋腫症は病変の部位や広がりから3つの型に分類され，胆嚢の底部を中心に限局した腫瘤を形成する底部型（限局型），胆嚢の頸部や体部に全周性の壁の肥厚をきたし，内腔が狭くなっている分節型（輪状型），胆嚢壁全体にRASの増生が及び，びまん性の肥厚を認める広範型（びまん型）となる．

胆嚢腺筋腫症は一般に無症状で，腹部超音波検査などで偶然発見されるが，胆嚢壁に結石（胆石）を伴い胆嚢炎を発症すると，右上腹部の違和感や痛み，吐き気，腹部膨満感などを伴う．

腹部超音波検査ではRASの増生により肥厚した胆嚢壁内に小さな袋状の無エコー領域が描出されることや（図114），RAS自体の多重反射によりコメット（流れ星）様エコーと呼ばれる線状の高エコー像として描出されることがある．CTではRASの同定が困難な場合でも，MRCPではRASを確認できることが多い．CTの役割は胆嚢癌と鑑別が難しい症例において，リンパ節転移の有無を検討することにある．

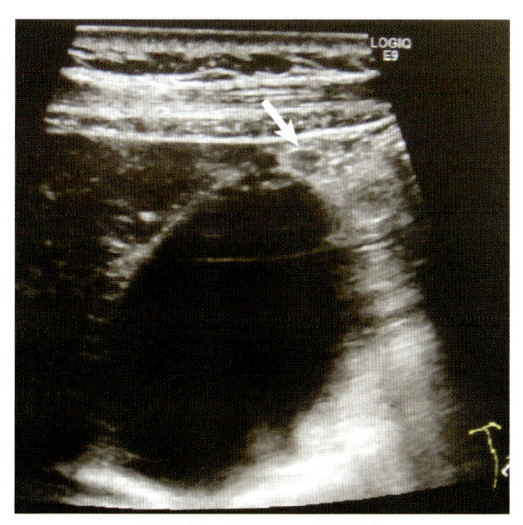

超音波（Bモード長軸）

**図114　胆嚢腺筋腫症の超音波（US）；Gallbladder adenomyomatosis**

胆嚢底部の壁内に無エコーの憩室様構造が見られ，Rokitansky-Ashoff Sinus（RAS）と考えられる（矢印）．

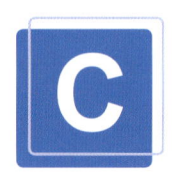

# C 胆嚢・胆管炎症性疾患
(Inflammatory disease of the gallbladder and the bile duct)

## a│急性・慢性胆嚢炎
（Acute and chronic cholecystitis）

胆嚢炎は，経過によって急性胆嚢炎と慢性胆嚢炎に分けられる．

## 急性胆嚢炎（Acute cholecystitis）

急性胆嚢炎の原因として胆石が多く，胆石が胆嚢頸部や胆嚢管を閉塞し，胆汁うっ滞が起こり，最終的には細菌感染による胆嚢炎発症となることが多い．胆嚢炎の起因菌は大腸

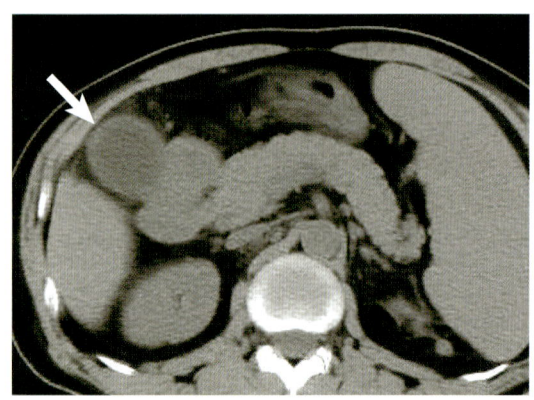

a. 造影前 CT

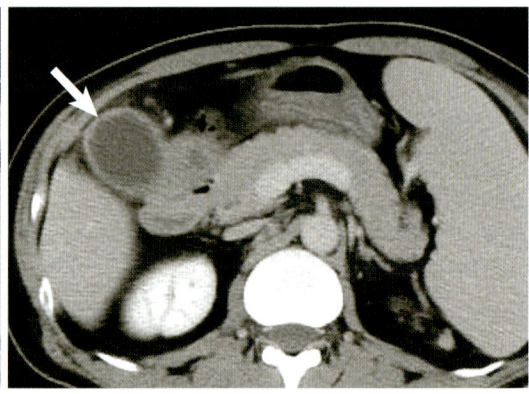

b. 平衡相 CT

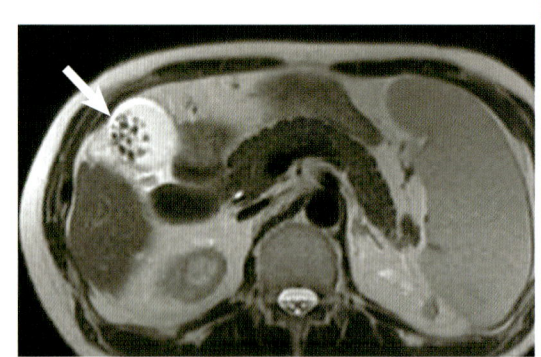

c. T2 強調 MR 画像（軸位断）

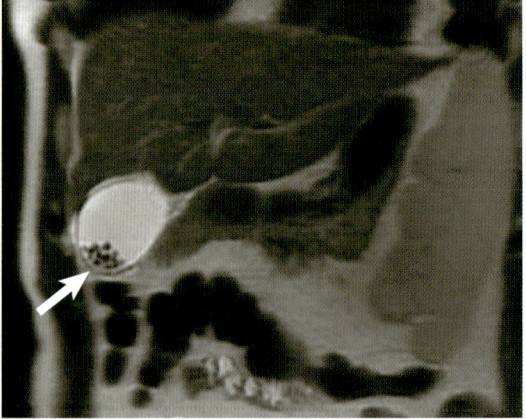

d. T2 強調 MR 画像（冠状断）

**図 115　胆石による急性胆嚢炎；Acute cholecystitis due to gallstone**

胆嚢壁は造影前の CT では評価しにくいが，肥厚は指摘できる（a の矢印）．造影 CT では明瞭に増強された胆嚢壁肥厚を認める（b の矢印）．胆汁と胆石が等吸収のために胆石は CT では確認できないが T2 強調 MR 画像では，胆石が低信号の結節として多数認められる（c, d の矢印）．

菌，クレブシエラなどが知られ，近年ではバクテロイデスなどの嫌気性菌やエンテロコックスなどグラム陽性菌が増加している．まれに，胆石が存在せずに胆嚢炎を起こすことがある（無石胆嚢炎）．無石胆嚢炎の原因は長期の絶食，胆管閉塞，糖尿病，動脈硬化症，膠原病，肝動脈塞栓術後の胆嚢虚血などが知られている．壊死を起こした粘膜が剥離する壊疽性胆嚢炎になると胆嚢壁が穿孔し重篤な病態となる．右季肋部痛，発熱などが症状となり，これらの炎症所見とともに，腹部超音波，CT，MRI などの画像所見で胆嚢腫大，胆嚢壁の肥厚，胆嚢内泥砂，胆石などを認めれば診断はさほど難しくはない（図 115）．ただし，胆嚢炎を合併した悪性腫瘍の存在（胆嚢癌の合併）も，念のため考慮することは重要である．また胆嚢周囲膿瘍も見逃さないように，周囲の液貯留の有無をよく見る必要がある．

### 慢性胆嚢炎（Chronic cholecystitis）

胆嚢に慢性の炎症性変化を生じている状態で，胆石を合併していることが多く，胆嚢壁は胆石による慢性の機械的刺激のため繰り返し炎症を起こし，その結果結合織が増生して胆嚢壁が厚くなる．右季肋部痛，上腹部不快感などが症状となり，腹部超音波，CT，MRI では，胆嚢の萎縮，胆嚢壁の全周性肥厚が見られる．胆嚢癌との区別をすることは難しいため，CEA などの腫瘍マーカーなど悪性所見を参照することも重要である（図116）．慢性胆嚢炎が進行し胆嚢壁が全周性に石灰化を示すことがあり，磁器様胆嚢と呼ばれる．この磁器様胆嚢は胆嚢癌を合併するリスクが高くなる．

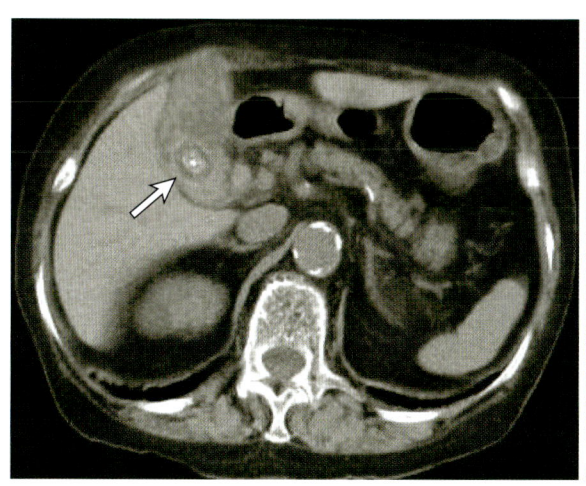

a. 造影前 CT 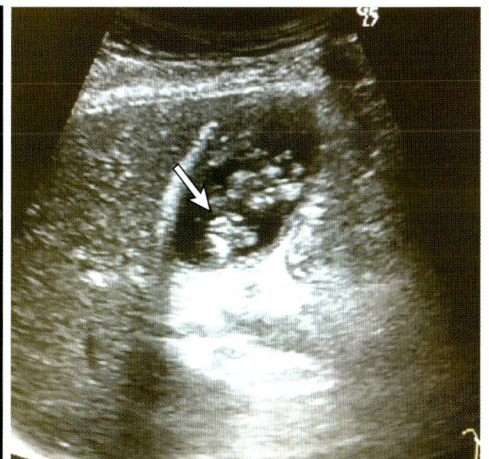　　　　　　　　b. 超音波（長軸像）

**図 116　胆石による慢性胆嚢炎の超音波；Ultrasonography of chronic cholecystitis due to gallstone**

胆嚢内に石灰沈着を伴う胆石が見られる（矢印）．CT では胆嚢壁が不整に肥厚しており，胆嚢癌合併の可能性も考慮して，リンパ節転移や浸潤の有無なども含め画像を見る必要がある．臨床所見も参照にして，レポートを作成すべきと考えられる．超音波は胆石の観察に優れるが，消化管と接する側ではアーチファクトのために不鮮明になることがある．

### b | 黄色肉芽腫性胆嚢炎
（Xanthogranulomatous cholecystisis）

黄色肉芽腫性胆嚢炎（xanthogranulomatous cholecystisis：XGC）は胆嚢壁内に胆汁色素を含む組織球（foam cell, xanthoma cell）を主体とした肉芽腫を形成する胆嚢炎である（図117）．周囲臓器にまで炎症性浸潤を伴うことがあり，病変が広がると胆嚢癌との鑑別が困難になる．胆嚢結石の合併例は多い．

腹部超音波検査では胆嚢壁に不整な肥厚（びまん性または限局性壁肥厚）が見られ，造影CTでは胆嚢壁に濃染する部分と染まりの弱い部分の2層構造が観察される．また肝実質や周囲軟部組織への浸潤様所見が見られるため胆嚢癌と鑑別が困難になる．1つの鑑別方法として，XGCは粘膜層の連続性が保たれ，限局性ではなくびまん性の壁肥厚が多いとされている[189]．MRIはXGCの診断に

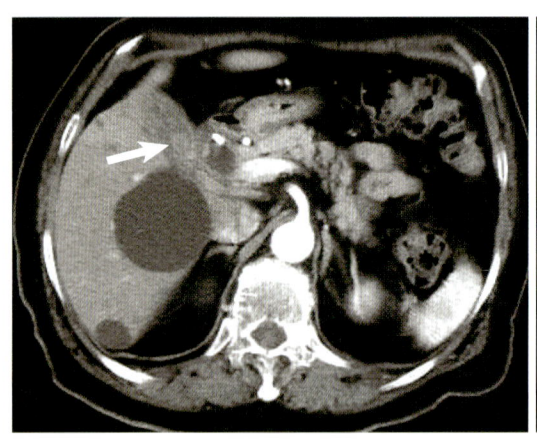

a. 動脈相CT

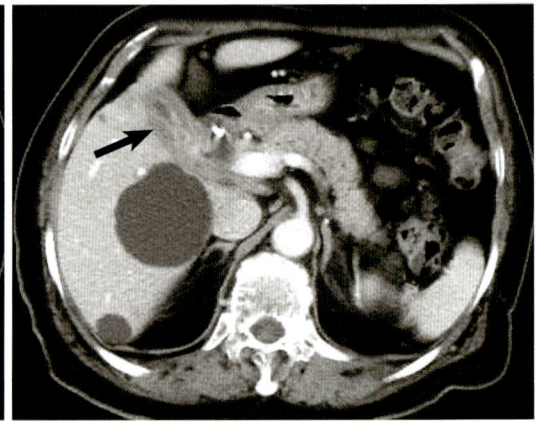

b. 門脈相CT

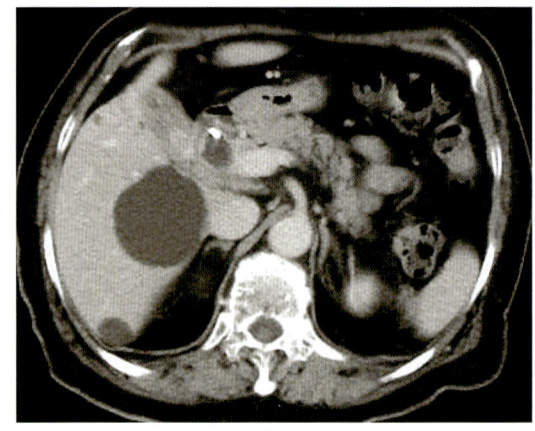

c. 平衡相CT

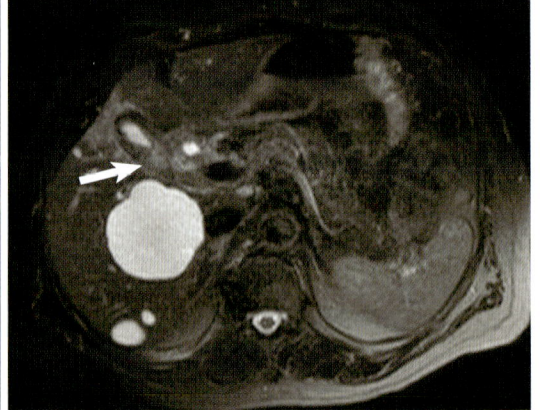

d. T2強調MR画像（軸位断）

**図117　黄色肉芽腫性胆嚢炎；Xanthogranulomatous cholecystisis**

胆嚢壁にびまん性の肥厚が見られ，胆嚢粘膜面に増強がある．これは胆嚢炎を示唆する所見であり，胆嚢壁には濃染する部分と染まりの弱い部分の2層構造が見られる（bの黒矢印）．胆嚢壁に組織球が結節状に描出され（aの白矢印），T2強調画像では高信号に見える（dの白矢印）．

有用で，肥厚した胆嚢壁内の RAS 内に，T1 強調画像で低信号，T2 強調画像で高信号の囊胞状変化が観察できる[190]．しかし，MRI でも胆嚢癌との鑑別は困難なことが多い．

### c | 原発性硬化性胆管炎（Primary sclerosing cholangitis：PSC）

硬化性胆管炎は，肝内・肝外胆管に線維性狭窄をきたす原因不明の進行性の慢性炎症性疾患で，最終的に肝硬変に至る予後不良な疾患である．

PSC の 5 〜 10％に胆管癌を合併しており，注意深い経過観察が必要になる．欧米では PSC は若年者に多く，炎症性腸疾患の罹患率が高いが，日本では PSC は若年者と中高年の二峰性の年齢分布を示している[191]．近年では中高年の PSC では膵炎（自己免疫性膵炎）の合併例が多いことが判明し，中高年の PSC は古典的 PSC ではなく，自己免疫性膵炎に関連した IgG4 関連の硬化性胆管炎が含まれていることが明らかとなりつつある[192]．PSC の画像所見では胆管像は肝内外胆管の多発性の狭窄と拡張が特徴で，全周性輪状狭窄（annular stricture），数珠状変化（beaded appearance），帯状狭窄（band-like stricture）憩室様突出（diverticulum-like outpouching）などが見られる（図 118，119）[193]．

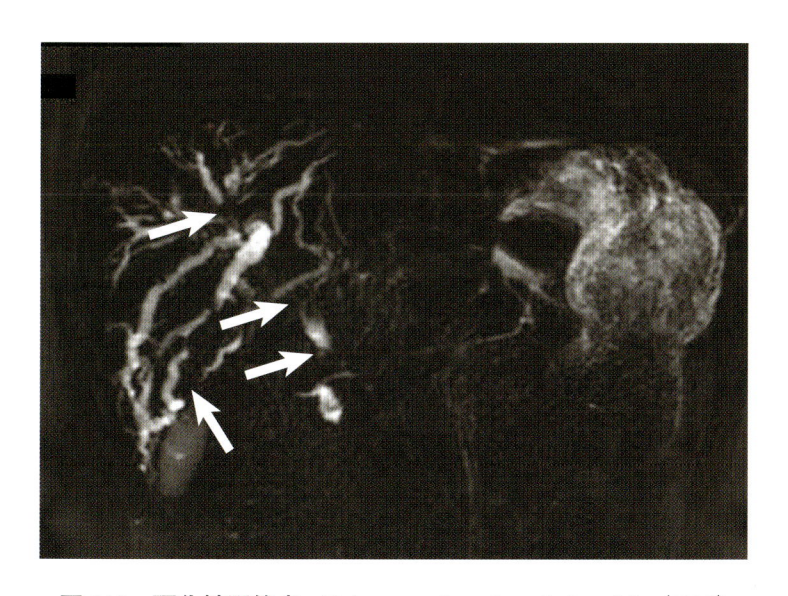

**図 118　硬化性胆管炎；Primary sclerosing cholangitis（PSC）**

MRCP では肝内胆管から総胆管にかけて，多発性の狭窄（矢印）と拡張が見られる．図の右側には内腔が拡張した胃が見られる．

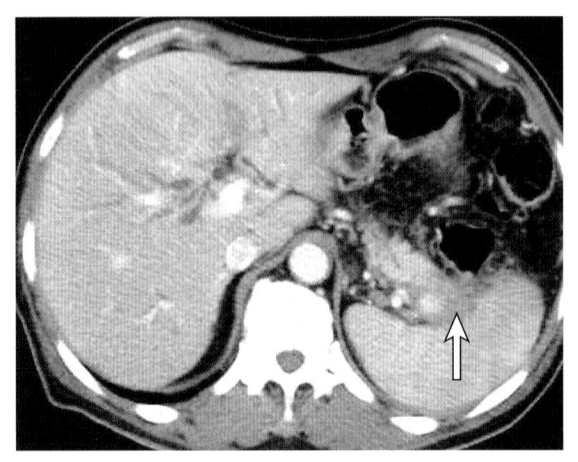

a. 門脈相 CT

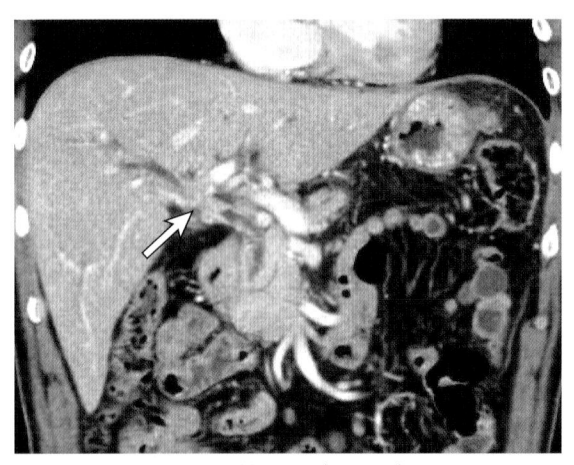

b. 門脈相 CT（冠状断）

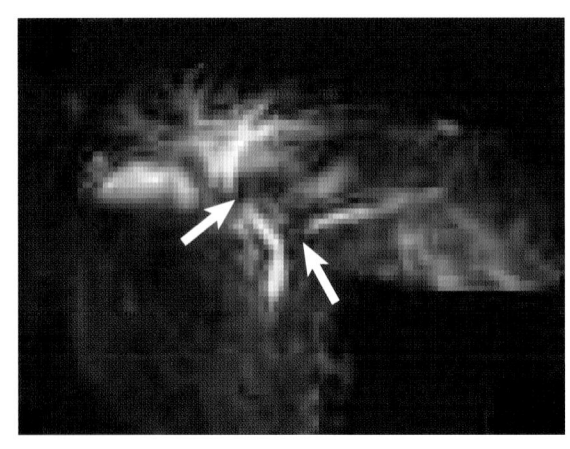

c. MRCP

**図119 IgG4 関連の硬化性胆管炎（IgG4 関連の PSC 様胆管病変）；Primary sclerosing cholangitis（PSC）related to IgG4**

総肝管の部分に狭窄を認め（bの矢印），膵頭部の主膵管にも狭窄が見られる（cの矢印）．膵周囲には少量の液体貯留も見られる（aの矢印）．自己免疫性膵炎の合併のあった症例である．

# D 胆石・胆管結石
(Gallstone・Bile duct stone)

　胆石の種類（構成成分）を診断することは，経口胆石溶解療法や体外衝撃波胆石破砕療法の治療効果を推定する上で重要になる．超音波検査が胆石診断に最も重要であり，胆石の種類は超音波パターンで診断されることが多い．胆石の精査では超音波を含め CT，MRI でも胆嚢が十分に拡張していることが必須であり，検査前は禁食になる（図 120）．

　胆石症では土屋の分類が重要で，経口胆石溶解療法の適応はⅠa，b，Ⅱb，堆積型 a，b，浮遊型 15mm 以下となっている．体外衝撃波胆石破砕療法はⅠ型が適応となる（図 121，122）．CT はカルシウムを含む結石の描出に優れており，非造影 CT は石灰化結石の描出に有効である（造影 CT では膵や胆管壁の吸収値が増加し，石灰化とのコントラストが小さくなるため石灰化結石を同定しづらくなる）（図 123）．MRCP は経口造影剤の投与を行うことはあるが，静脈から造影剤投与をする必要はなく非侵襲的な検査であり，かつ総胆管結石の診断能が高く，また結石の種類に関係なく描出されるため汎用される検査法である．

## Mirizzi 症候群

　Mirizzi 症候群は胆嚢頸部ないし胆嚢管に陥頓した結石の圧迫あるいは炎症の波及による総胆管圧迫，狭窄あるいは閉塞をきたす病態である（図 124）．

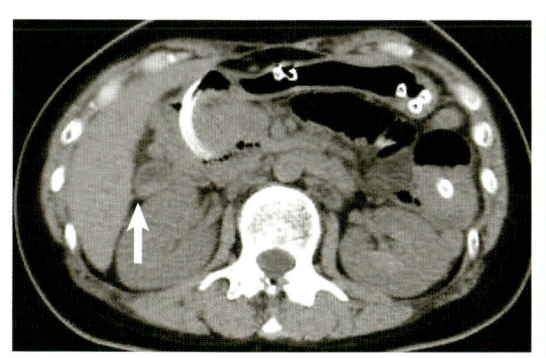

a．造影前 CT（イレウスチューブ挿入）　　　b．造影前 CT（イレウス術後）

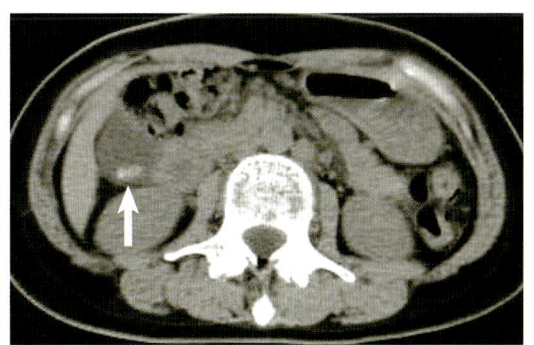

**図 120　胆石；Gallstone**
イレウスチューブ挿入中で胆嚢が収縮しているため胆石は同定しづらい（a の矢印）．イレウス術後では胆嚢が拡大しており，石灰化胆石が良好に描出されている（b の矢印）．

図 121 大胆石の超音波分類

（大藤正雄，土屋幸治，松本由朗：胆石症 最新の治療法 pp43-54，金原出版，1991．より一部改変引用）

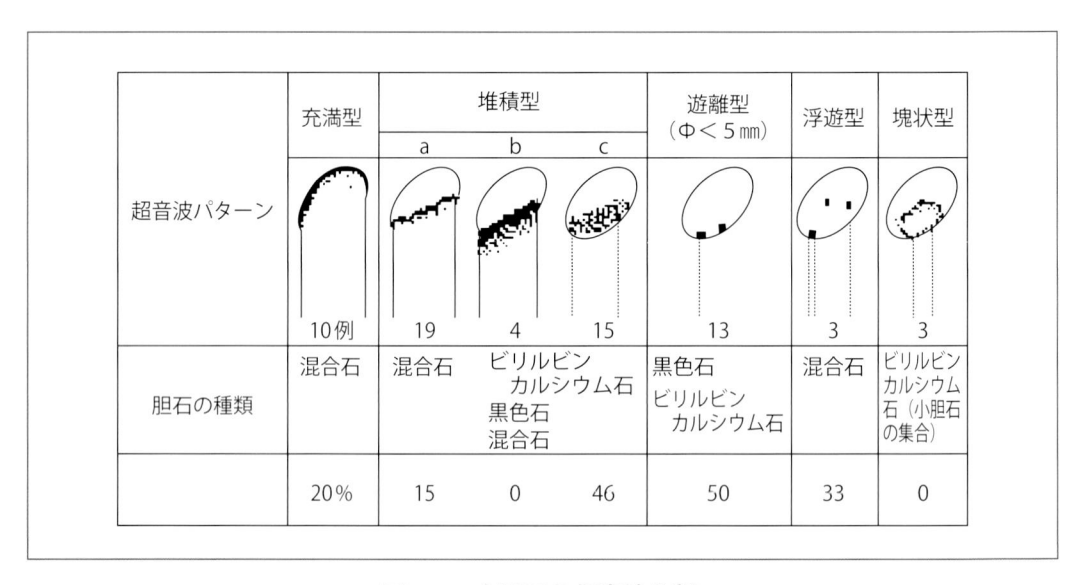

図 122 小胆石の超音波分類

（大藤正雄，土屋幸治，松本由朗：胆石症 最新の治療法 pp43-54，金原出版，1991．より一部改変引用）

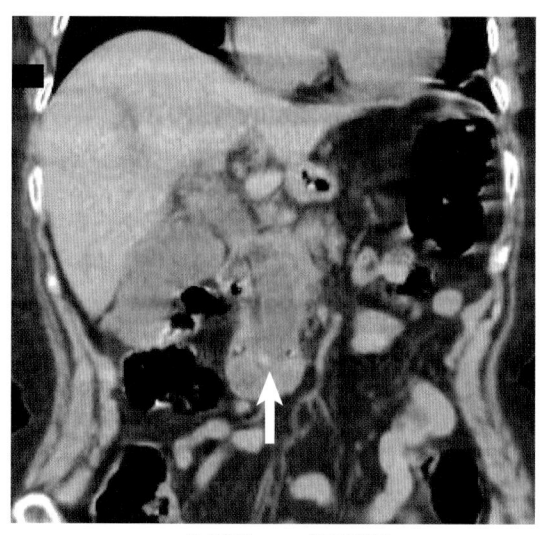

a. 造影前 CT（冠状断）

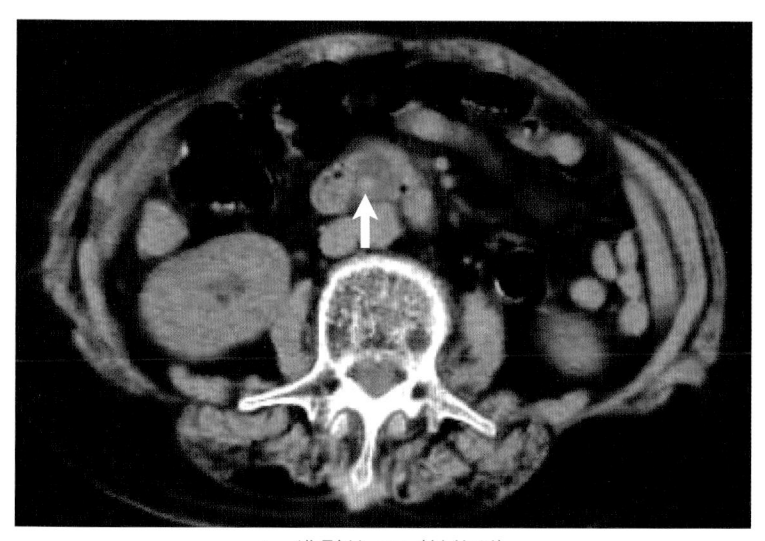

b. 造影前 CT（軸位断）

**図 123　総胆管結石；Common bile duct stone**

総胆管の下端に石灰化結石が良好に描出されている（a，b の矢印）．小さな石灰化結石は造影しない CT のほうが見やすい．

a. T2強調MR画像（冠状断）

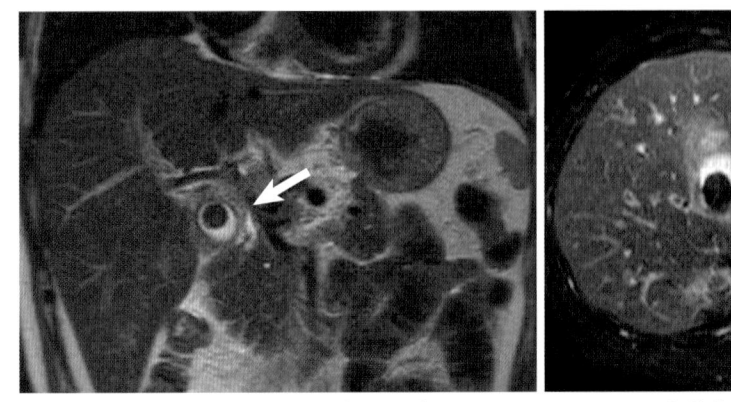

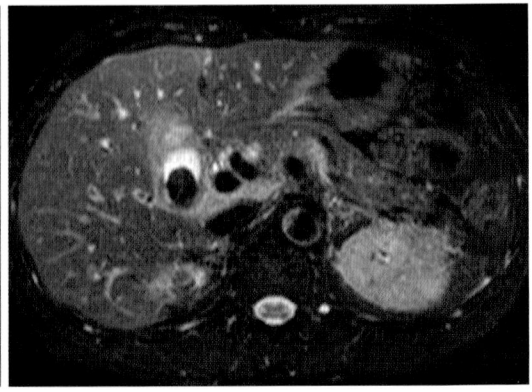

b. 脂肪抑制併用T2強調MR画像

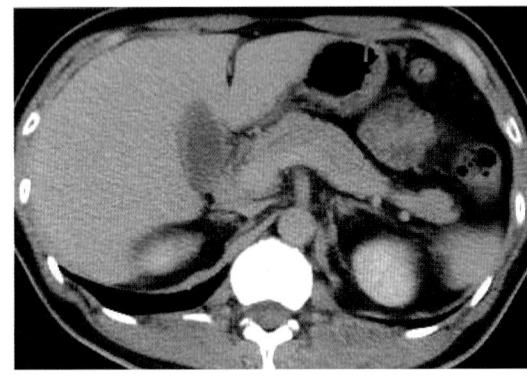

c. 造影CT（平衡相）

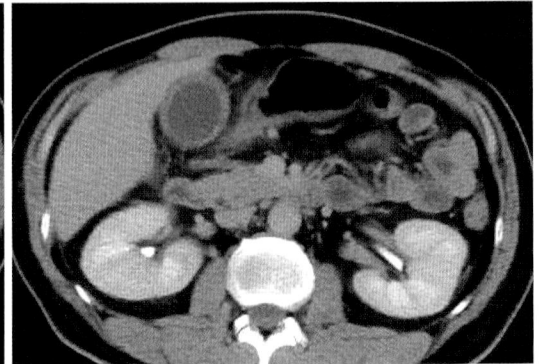

d. 造影CT（平衡相）

**図124　Mirizzi症候群；Mirizzi syndrome**

胆嚢頸部の結石が総肝管を右側より圧排しており総肝管の狭小化を認める（矢印）が，軽度な圧排のため総肝管より上流の肝内胆管には拡張は見られない．胆汁うっ滞をきたし肝内胆管拡張をきたす場合をMirizzi症候群ということが多いが，Mirizzi症候群の定義は必ずしも一定しておらず，この症例は広義のMirizzi症候群として提示した（胆嚢結石が総肝管を圧排している症例としてもよい）．

# E その他

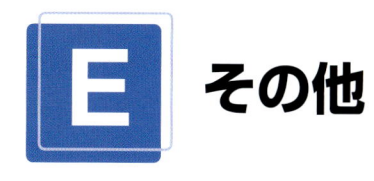

### a｜膵胆管合流異常（Anomalous arrangement of the pancreaticobiliary ducts）（図 125）

膵管と胆管が十二指腸壁外で早期に合流する異常で，Oddi 筋の作用が合流部に及ばないため膵液と胆汁の混入が起こり，胆道拡張や若年者の胆道癌の原因となる．ERCP で診断されてきたが，MRCP や造影 MDCT からの MPR 像で非侵襲的に診断できるようになってきている．

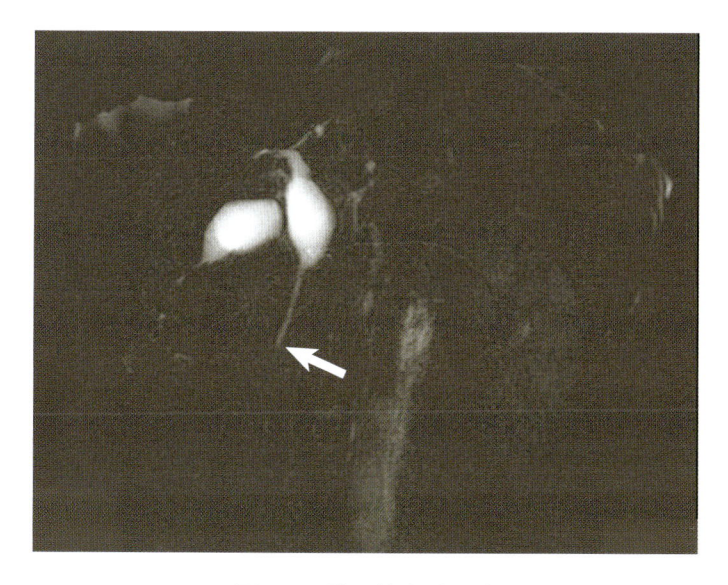

**図 125　膵胆管合流異常**

総肝管は 3cm 径に囊状拡張を示し，総胆管拡張症（先天性胆道拡張症）の所見である．主膵管と総胆管は十二指腸壁外で早期に合流（矢印）を示している．ERCP（画像は示さず）でも乳頭括約筋より高位で主膵管と総胆管の合流部が確認され，この症例は胆管空腸吻合の手術を受けた．

### b｜総胆管嚢腫／先天性胆道拡張症（Choledochal cyst／Congenital biliary dilatation）

総胆管を中心に胆道が嚢腫状あるいは紡錘状に拡張するもので総胆管嚢腫（choledochal cyst）あるいは先天性胆道拡張症と呼ばれる．欧米よりも本邦に多く，年齢性別では女児に多い．腹痛，黄疸，腹部腫瘤が見られる．多くの症例で膵胆管合流異常が認められ，胆管内に逆流した膵液が胆管壁を障害することが原因と推察されている．胆管の形態分類から嚢胞型，紡錘型，円筒型に分かれる．超音波，CT，MRI のいずれでも，総胆管などの拡張を指摘可能である（図126）．なかでも，被曝のない超音波検査は小児に最も汎用される．膵管の精査までできる MRI は安静が可能な小児であれば有用である．

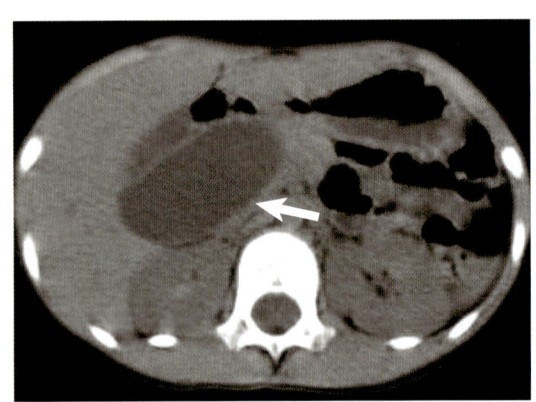

a. 造影前 CT

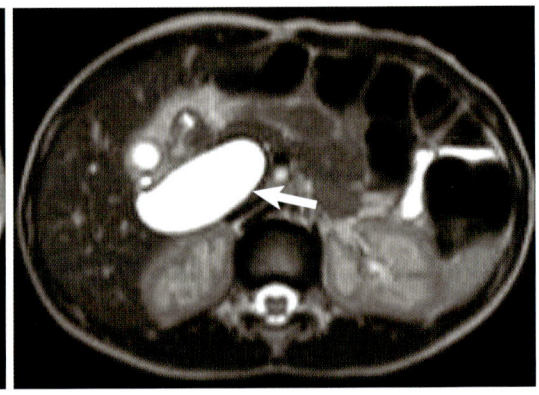

b. T2 強調 MR 画像

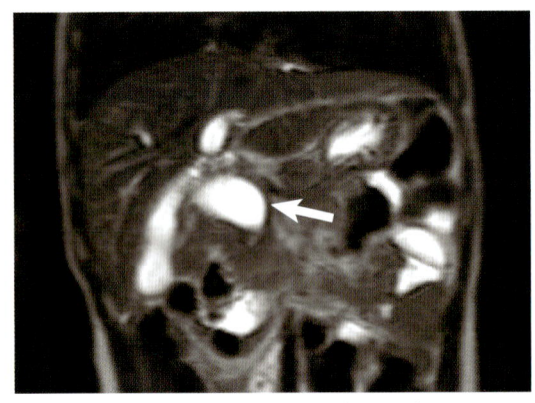

c. T1 強調 MR 画像（冠状断）

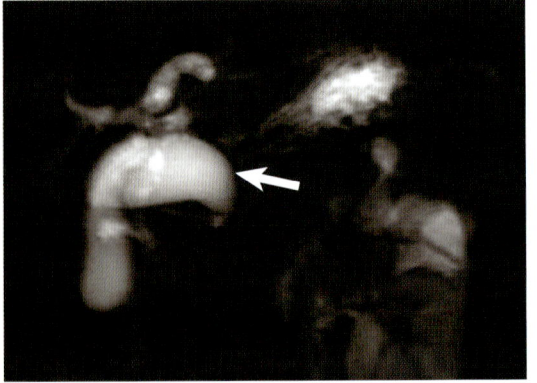

d. MRCP

**図 126　総胆管嚢腫；Choledochal cyst**

総胆管から総肝管の嚢状拡張を認める（矢印）．

# 3. 膵　臓

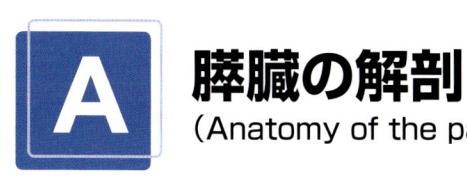

## A　膵臓の解剖
(Anatomy of the pancreas)

　膵は頭部，体部，尾部に分けられる．膵の解剖は図に示す通りである（図127）．

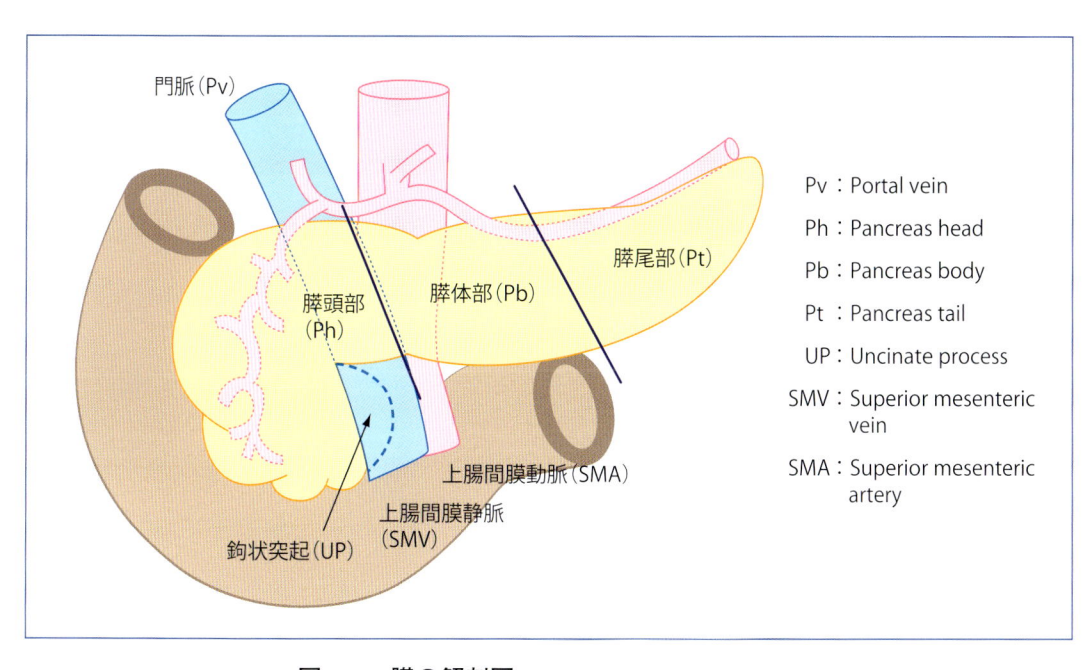

図 127　膵の解剖図；Anatomy of the pancreas

Pv：Portal vein
Ph：Pancreas head
Pb：Pancreas body
Pt：Pancreas tail
UP：Uncinate process
SMV：Superior mesenteric vein
SMA：Superior mesenteric artery

　膵は大きく分けると膵頭部，膵体部，膵尾部となり，膵頭部と膵体部の境界である上腸間膜静脈左縁は解剖的な指標として重要である．膵体部と膵尾部は膵頭部を除いた膵を2等分して分ける．膵頭部は足側に突起しており，これを鉤状突起（膵鉤部）と呼ぶ．主膵管は膵尾部から頭部に向かい，十二指腸壁内で膵内胆管と合流した後，大十二指腸乳頭へ開口する．副膵管は膵頭部で主膵管から分枝し，大十二指腸乳頭より前口側の小十二指腸乳頭へ開口する．

# B 膵のダイナミック CT
(Dynamic CT of the pancreas)

　膵の腫瘍は様々あるが，特に早期膵癌を診断する意義は高く，画像検査として，膵ダイナミックCTは必須となる．MDCTは，近年の進歩によって空間分解能が飛躍的に向上し，微細な病変が多い膵癌の診断において非常に有用である．この高空間分解能画像から冠状断や斜位断の再構成も可能で，頭尾方向に広がる病変の評価も可能である．膵では基本的には5mm厚，5mm間隔で画像を作成するが，必要に応じてさらに薄いスライス（2.5mm厚など）を再構成する．当院では膵のダイナミックCTとして造影前CT，膵実質相（膵実質が最も強く造影される相），門脈相，平衡相を撮影している（100mLのヨード系造影剤を3〜4mL/秒で注入した場合，注入開始から35秒後を膵実質相，70秒後を門脈相，180秒後を平衡相としている）．膵実質相は乏血性膵癌や多血性膵島腫瘍（内分泌性膵腫瘍）などの検出に優れる．膵実質の濃染タイミング（膵実質相）は肝細胞癌の動脈濃染の描出に有効な後期動脈相より少し遅いとされている．手術を考慮した場合，動脈相の撮像を追加し，動脈系のマッピングを行う．膵周辺の動脈の濃染タイミング（膵臓の動脈相）は，肝臓の早期動脈相に一致する．動脈相では上腸間膜静脈や下腸間膜静脈は通常造影されていないため，これらの血管への浸潤の評価は，門脈相の画像で行う．門脈相は門脈系の解剖や浸潤の有無の評価とともに，肝転移の検索に有用である．膵病変におけるダイナミックCTとMRIの使い分けは，囊胞性膵病変の場合にはダイナミックMRIを優先させ，CT（非造影）は石灰化の確認のために追加する．膵の石灰化は慢性膵炎の診断に重要であり，この評価としてはCTがMRIよりも優れている．

　膵臓は左右に長い臓器であるが，膵鈎部は体軸方向に長く伸びるため，膵臓のダイナミックCTでは頭尾方向の撮像範囲の設定に気をつける必要がある．

　膵のダイナミックCTを撮影する際のポイントと各時相の意義を表13，14に示す．膵病変の診断（特に膵癌の検出）のために表の項目を理解して読影にあたる必要がある．

### 表13　膵のダイナミック CT のポイント

- 高分解能と多時相の双方を満たした撮影が必要
    - 膵臓の評価には薄いスライス厚で撮影する必要がある
    - 膵腫瘍の転移巣検索のために，肝臓も含めた広い範囲を同時に検索する
- (動脈相)，膵実質相，門脈相，晩期相の 3 ～ 4 相撮影を行う（動脈相は術前の動脈解剖の評価時にのみ必要）
    - 肝臓とほぼ同じ dynamic study のプロトコールを使用するが，膵実質相は肝臓の後期動脈相より 5 秒ほど遅く撮像開始する
    - 膵実質相が膵臓癌の検出に有用である
- 動脈相と膵実質相は 1 ～ 2mm コリメーションで撮影する
    - Z 軸（体軸）方向の分解能が向上し，MPR 像や MIP 像の作成により，MRI と同等以上の情報が得られる

注）MPR : multiplanar reconstruction，MIP : maximum intensity projection

### 表14　各相の意義（膵臓）

- 動脈相（肝臓の早期動脈相）
    - 動脈血管解剖の把握や浸潤評価（MIP，VR など）
    - 多血性腫瘍（islet cell tumor など）の描出と進展の評価
- 膵実質相（肝臓の後期動脈相より 5 秒遅れ）
    - 乏血性腫瘍（膵癌など）の描出と進展の評価
    - 嚢胞性腫瘍の評価（MPR，MinIP など）
    - 門脈血管解剖の把握や浸潤評価（MIP，VR など）
    - 門脈腫瘍栓の評価
- 門脈相（肝臓の門脈相と同じ）
    - 肝転移の評価
    - リンパ節腫大の有無の評価
    - 門脈血管解剖の把握や浸潤評価（MIP，VR など）
    - 門脈腫瘍栓の評価
- 平衡相
    - 腫瘍内部線維成分の同定（delayed enhancement）

注）MIP : maximum intensity projection，VR : volume rendering，MPR : multiplanar reconstruction，MinIP : minimum intensity projection

# C 膵腫瘍
(Pancreas tumor)

### a｜浸潤性膵管癌（Invasive ductal carcinoma）

膵癌の約90％を占める浸潤性膵管癌（invasive ductal carcinoma）は通常型膵癌とも呼ばれ，膵管に由来する膵悪性腫瘍である．浸潤性膵管癌（以下，膵癌）の画像診断の重要な役割は，早期の存在診断と正確な病期診断である．腫瘍マーカー（CA19-9, CEA, elastase1, DUPAN-Ⅱ）の高値症例，糖尿病の急激な悪化を示す症例では特に注意を払い膵画像診断を行う必要がある．

膵癌は，膵および膵周囲臓器や脈管への強い浸潤傾向を持つ．ダイナミックCTでは腫瘍内の豊富な線維化を反映し，動脈優位相から平衡相にかけて漸増性に徐々に造影されていく．正常膵組織は膵実質相で強く濃染しその後吸収値が低下するので，腫瘍は膵実質相で相対的な低吸収域になる（図128）．腫瘍は浸潤性に発育し主膵管を容易に閉塞するため，腫瘍より上流の主膵管は拡張し，膵実質は二次性の慢性膵炎により萎縮することがある．膵癌の主病変が検出しづらい場合は，膵管拡張をきたす部分の起始部に膵癌が存在している可能性を考慮して読影に臨む必要がある．

ダイナミックCTは，前述のように腫瘍の描出のみならず，血管系の解剖のマッピングや血管侵襲の評価を同時に行うことができる．

MRIにおいて膵癌はT1強調画像で低信号，T2強調画像で等〜高信号を示す．膵実質において膵管閉塞に伴う二次性の慢性膵炎がある時にMRIは有用であり，また囊胞性膵腫瘍の判定や膵管の描出にも優れている．超音波は空間分解能が高く，造影超音波でも膵病変の精査ができる．表15に膵癌の非造影MRIの特徴を記載する．膵におけるGd-DTPA造影ダイナミックMRIでは基本的にダイナミックCTと同様の造影効果が示される．なお，膵の囊胞性病変の精査を目的とする膵MRI診断であれば，非造影MRIでも多くの診断的情報が得られることも多い．

FDG-PETは，膵癌がある程度のサイズの場合は，治療前後に撮像することで治療効果判定に有用であり，ジェムザールによる膵化学療法の効果判定に利用されている．放射線治療後のFDG-PETにおける集積の低下/増加が治療効果判定（効果あり/効果なし）に有用であり（CTでの形態変化よりも先に見られる），放射線治療後3〜4か月程度で判定される．

膵の周囲組織浸潤については，腫瘤辺縁に

### 表15 膵癌の非造影MRI

- T1強調画像の脂肪抑制併用画像で膵癌は低信号を示す．
- 慢性膵炎による膵実質変化もT1強調画像で低信号になる．
- 膵癌の周囲浸潤は脂肪抑制なしの画像のほうが判定しやすい．
- T2強調画像では膵癌も炎症も高信号を示すが，間質成分が多い膵癌は低信号になる．

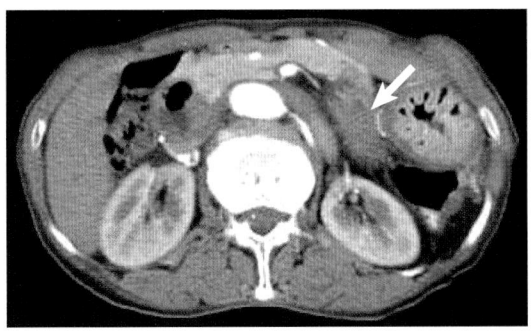

a. 動脈相 CT

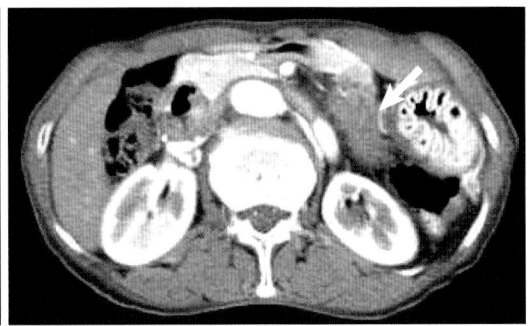

b. 膵実質相 CT

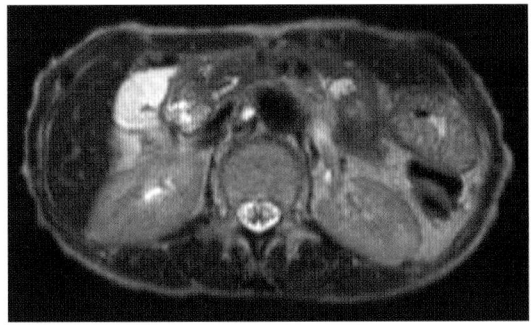

c. T2 強調 MR 画像

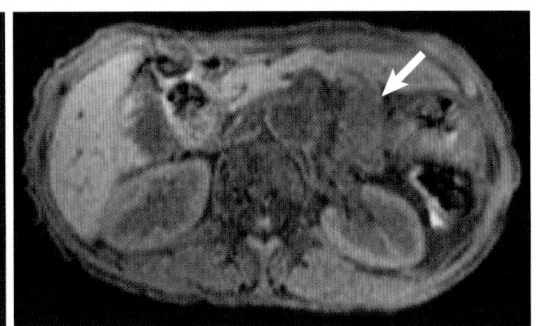

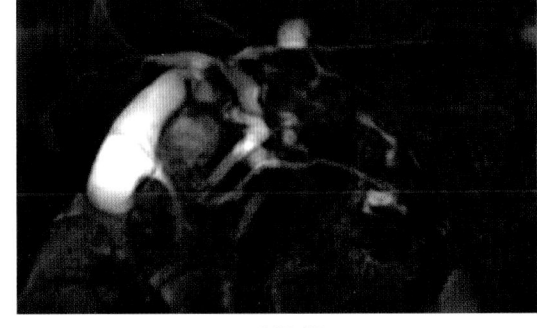

d. T1 強調 MR 画像

e. MRCP

**図 128　膵尾部癌（Pancreatic tail cancer）のCT と MRI**

膵尾部に乏血性の腫瘍（a と b の矢印）を認め，膵実質相での腫瘍・膵コントラストが最も高い（b の矢印）．T2 強調 MR 画像では腫瘍・膵コントラストは高くないが，脂肪抑制 T1 強調 MR 画像は腫瘍・膵コントラストが高い（d の矢印）．

正常膵実質の存在がはっきりしない場合や膵周囲の脂肪濃度上昇がある場合に癌浸潤陽性と判定する．膵実質が腫瘍の背側に見られない場合には 80％ を超す正診率で浸潤陽性となる．十二指腸浸潤は CT や MRI で詳細に評価可能であるが，判定しづらい時には上下膵十二指腸静脈および下膵十二指腸静脈の閉塞，膵頭周囲小静脈の拡張といった間接所見を参考にする[194]．

膵癌は早期からリンパ節転移をきたすことが知られているが，特に臨床的に重要な大動脈周囲（＃16）リンパ節には注意を払う必要がある．これは肝転移とともに，切除の適応に大きく関与するためである．ただし，サイズのみでは判定しにくいことがある．そのような場合，PET では集積度合い（代謝活性）から判定できるので有用な情報が加わることがある．

### b | 膵内分泌腫瘍・膵島腫瘍

膵内分泌腫瘍は，血液中にホルモンを過剰分泌する機能性腫瘍（症候性腫瘍）と，ほとんどホルモンを産生しない無機能性腫瘍（無症候性腫瘍）に分かれる．

#### 機能性腫瘍（症候性腫瘍）の種類

(1) **インスリノーマ（Insulinoma）**：インスリンを分泌するベータ細胞から発生する．インスリンの過剰分泌により低血糖発作を起こす．良性が多い．

(2) **ガストリノーマ（Gastrinoma）**：ガストリンが過剰分泌され胃酸の分泌が亢進するため，胃潰瘍を起こす．ガストリノーマが原因となる難治性の消化性潰瘍を，Zollinger Ellison 症候群といい，悪性のほうがやや多い．

(3) **グルカゴノーマ（Glucagonoma）**：グルカゴンを分泌するアルファ細胞から発生する．グルカゴンの過剰分泌により糖尿病，特有の皮膚症状（中心治癒傾向を伴いながら環状または地図状に拡大し，水疱，びら

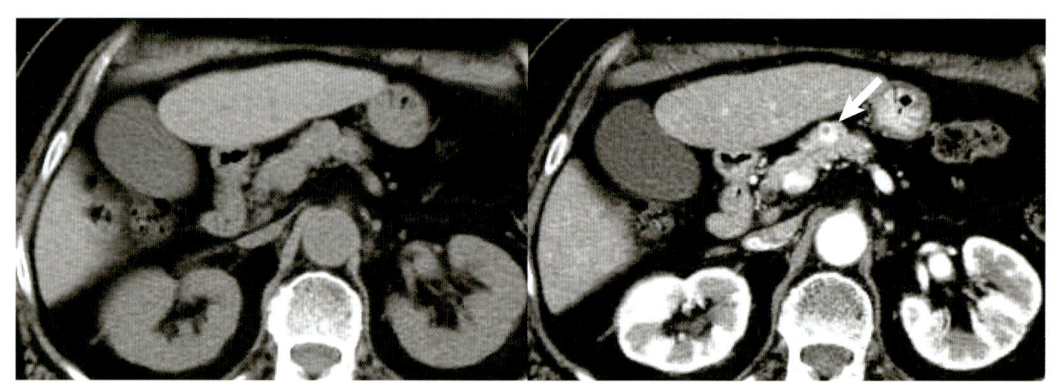

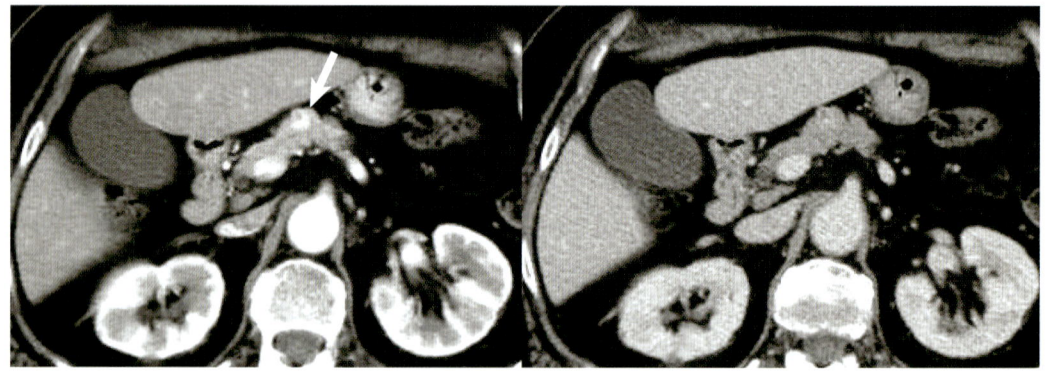

a. 造影前 CT  
b. 動脈相 CT  
c. 膵実質相 CT  
d. 平衡相 CT  

**図 129　膵内分泌腫瘍；Pancreatic endocrine tumor**
　　　　別名；膵島腫瘍（Pancreatic islet tumor），
　　　　　　　膵神経内分泌腫瘍（pancreatic Neuroendocrine Tumor：pNET）

膵体部に 4mm 大の多血性腫瘍が見られる．動脈相および膵実質相で腫瘍は濃染を示している（矢印）．

（楢林勇他監修：放射線医学 消化器画像診断・IVR．p.94 図 13，金芳堂，2012 より）

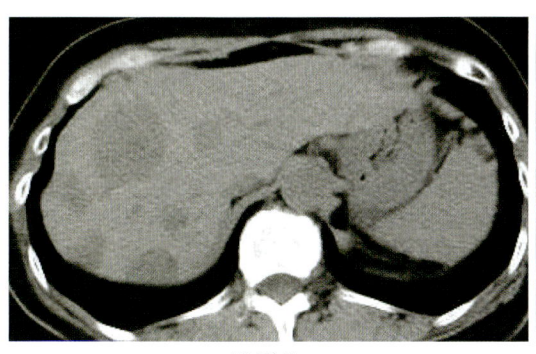

a. 造影前 CT

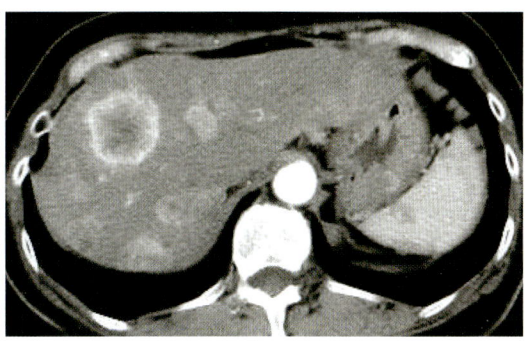

b. 動脈相 CT

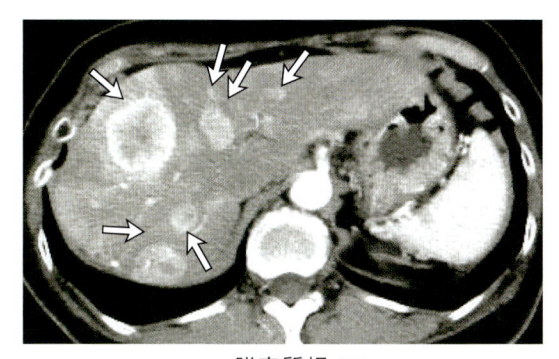

c. 膵実質相 CT

**図 130　膵グルカゴノーマの肝転移；Liver metastases from pancreatic glucagonoma**

動脈相より膵実質相にかけて強く濃染する多発転移巣を認める（矢印）．一部は中心線維化によりリング濃染を示している．

ん，膿疱などを伴う壊死性遊走性紅斑；necrolytic migratory erythema），深部静脈血栓症などをきたす．悪性が多い．

**(4) ソマトスタチノーマ (Somatostatinoma)**：ソマトスタチンの過剰分泌は糖尿病・下痢・胆石症などをきたす．悪性が多い．

**(5) VIP 産生腺腫 (血管活性腸ポリペプチド腫瘍；VIPoma)**：血管活性腸ポリペプチドの過剰分泌により，大量の水様性下痢（waterly diarrhea），低カリウム血症（hypokalemia），低〜無胃酸症（achlohydria）を起こす（WDHA 症候群）．悪性がやや多い．

### 膵内分泌腫瘍の画像診断

膵内分泌腫瘍は多血性を示し，ダイナミック CT, MRI の動脈相で強く染まることが多い（図 129）．膵内分泌腫瘍は病理組織学的に悪性度を判定することが困難なことが多い．悪性の場合には，膵腫瘍の画像診断時に肝転移やリンパ節転移，膵周囲浸潤所見が見られる場合が多い（図 130）．

膵内分泌腫瘍の肝転移は T2 強調画像で強い高信号を示す場合が多く，Gd-EOB-DTPA 造影 MRI において膵内分泌腫瘍からの肝転移と肝血管腫の鑑別に苦慮することがある．

### c | 転移性膵腫瘍 (Metastatic pancreas tumor)

転移性膵腫瘍の原発巣としては，腎癌，肺癌，乳癌，大腸癌などの頻度が高い[195]．ダイナミック CT や MRI における造影パターンは原発巣と類似することが多く，原発巣が乏血性で膵への転移が単発の場合には膵癌と類似し，原発巣が多血性の場合には膵内分泌腫瘍と類似した画像になる（図 131）．

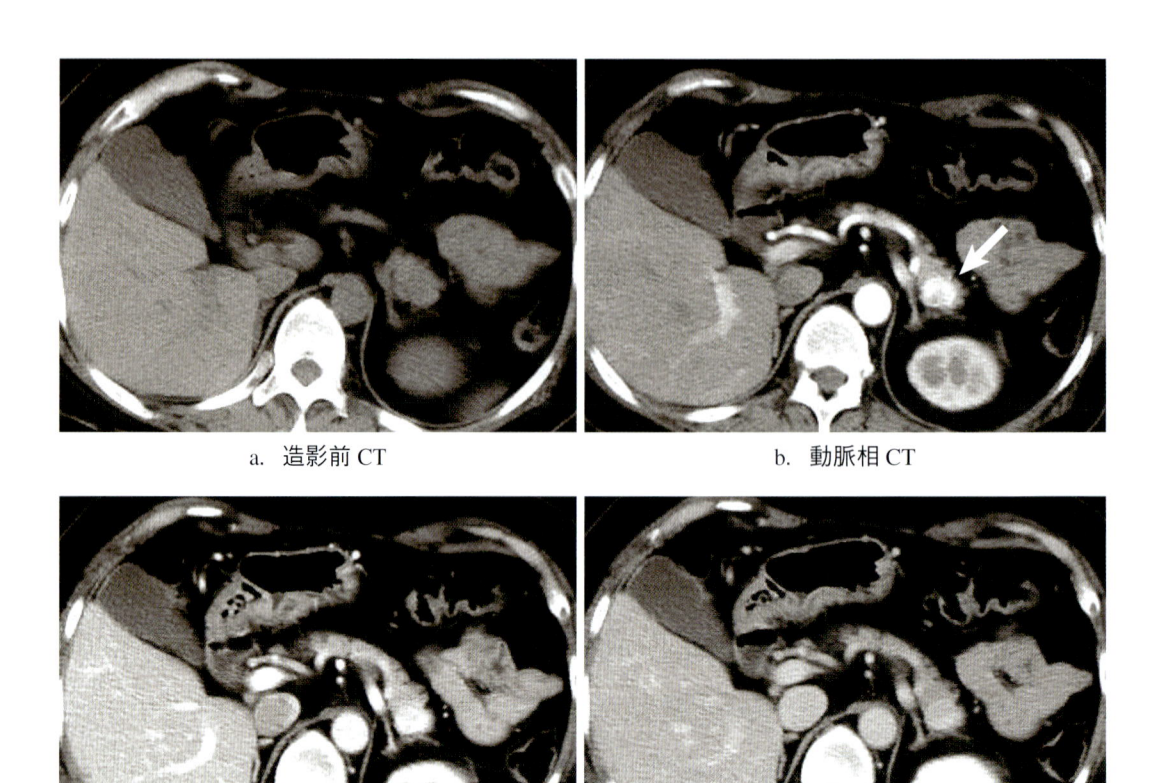

a. 造影前CT  　　　　　　　　　　　　b. 動脈相CT

c. 膵実質相CT　　　　　　　　　　　　d. 平衡相CT

**図131　腎細胞癌の膵転移；Metastatic pancreas tumor from renal cell carcinoma**
動脈相から膵実質相で強い濃染を示す多血性腫瘍を膵尾部に認める（矢印）．原発巣である腎細胞癌の造影パターン（多血性）を反映している．

### d｜膵嚢胞性病変（Cystic lesions of the pancreas）

　嚢胞は閉鎖腔という臨床病理学的定義があるが，現在では画像診断により，膵管の嚢胞状拡張性病変が比較的よく検出されることから，これらを広く膵の嚢胞性病変（cystic lesions of the pancreas）として扱うようになっている．これは膵管との交通の有無にかかわらない．膵の真性嚢胞は嚢胞内腔を被覆する上皮を有するもので，腫瘍性嚢胞と非腫瘍性嚢胞に分けられ，非腫瘍性膵嚢胞は単層円柱・立方上皮を有する嚢胞である．非腫瘍性嚢胞の原因として先天性，貯留，過形成性，デスモイド，寄生虫によるものなどがあり，腫瘍性嚢胞の原因には粘液性，漿液性，分枝型IPMN（intraductal papillary mucinous neoplasm），血管腫，リンパ管腫，奇形腫などがある．

### 単純膵嚢胞（Simple cyst of the pancreas）

　膵嚢胞とは単純膵嚢胞のことを指し，非腫瘍性膵嚢胞に分類される．

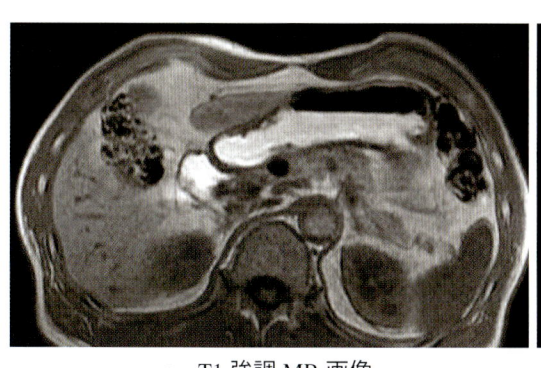

a. T1 強調 MR 画像

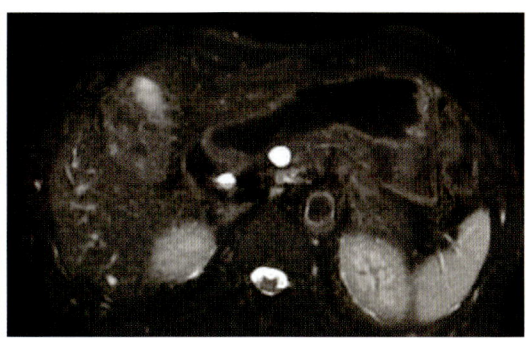

b. 脂肪抑制 T2 強調 MR 画像

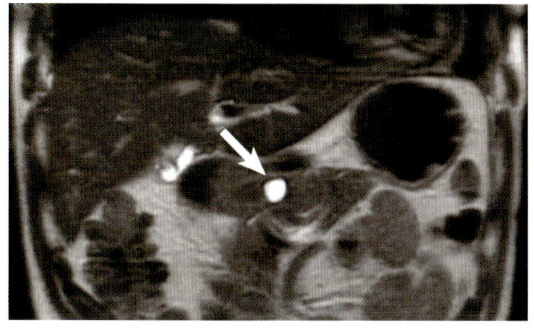

c. T2 強調 MR 画像（冠状断）

**図 132　膵嚢胞；Simple cyst of the pancreas**

膵体部に，T1 強調画像で低信号，T2 強調画像で高信号の，辺縁明瞭で内部が均一に描出される嚢胞を認める．T2 強調 MR 画像の冠状断では主膵管と連続性がないことがわかる（矢印）．

## 仮性膵嚢胞（Pseudo cyst of the pancreas）

　仮性嚢胞は嚢胞内腔を被覆する上皮を有しないものであり，二次性膵嚢胞に分類され，仮性嚢胞の原因としては炎症，外傷などがある．画像診断として，US では無エコー，CT では低吸収，MRI では T1 強調画像で低信号，T2 強調画像で高信号を示す（図 132）．

## 膵嚢胞性腫瘍（Cystic tumor of the pancreas）

### (1) 膵管内乳頭粘液性腫瘍（Intraductal papillary mucinous neoplasm : IPMN）

　膵管内乳頭粘液性腫瘍（以下 IPMN）は高齢男性に多く，膵管上皮から発生し，形状は乳頭状で，膵管内発育と粘液産生を特徴とする．超音波検査，CT，MRI でブドウの房状で多房性の嚢胞の形を呈する場合は，比較的診断がしやすく，この場合の診断は分枝型 IPMN になる（図 133）．IPMN は被膜や石灰化は見られず，膵頭部に好発する点が後述する粘液性嚢胞腫瘍（mucinous cystic neoplasm : MCN）との鑑別点となる．

　分枝型 IPMN の変化は緩徐であり注意しながら経過観察されることが多い．IPMN/MCN 国際診療ガイドラインでは，分枝型 IPMN の手術適応は，有症状で嚢胞径が 3cm 以上の場合，または嚢胞径が 1～3cm で嚢胞内部に腫瘤様の結節（壁在結節）を認める場合，細胞診が陽性の場合とされている．IPMN は幅広い組織型の総称で hyperplasia から adenocarcinoma まで含んでいる．膵管内乳頭粘液性癌（intraductal papillary mucinous carcinoma : IPMC）は IPMN が組織学的に癌

a. 造影前 CT
b. 平衡相 CT
c. T2 強調 MR 画像
d. T2 強調 MR 画像（冠状断）
e. MRCP（2D）
f. MRCP（3D）

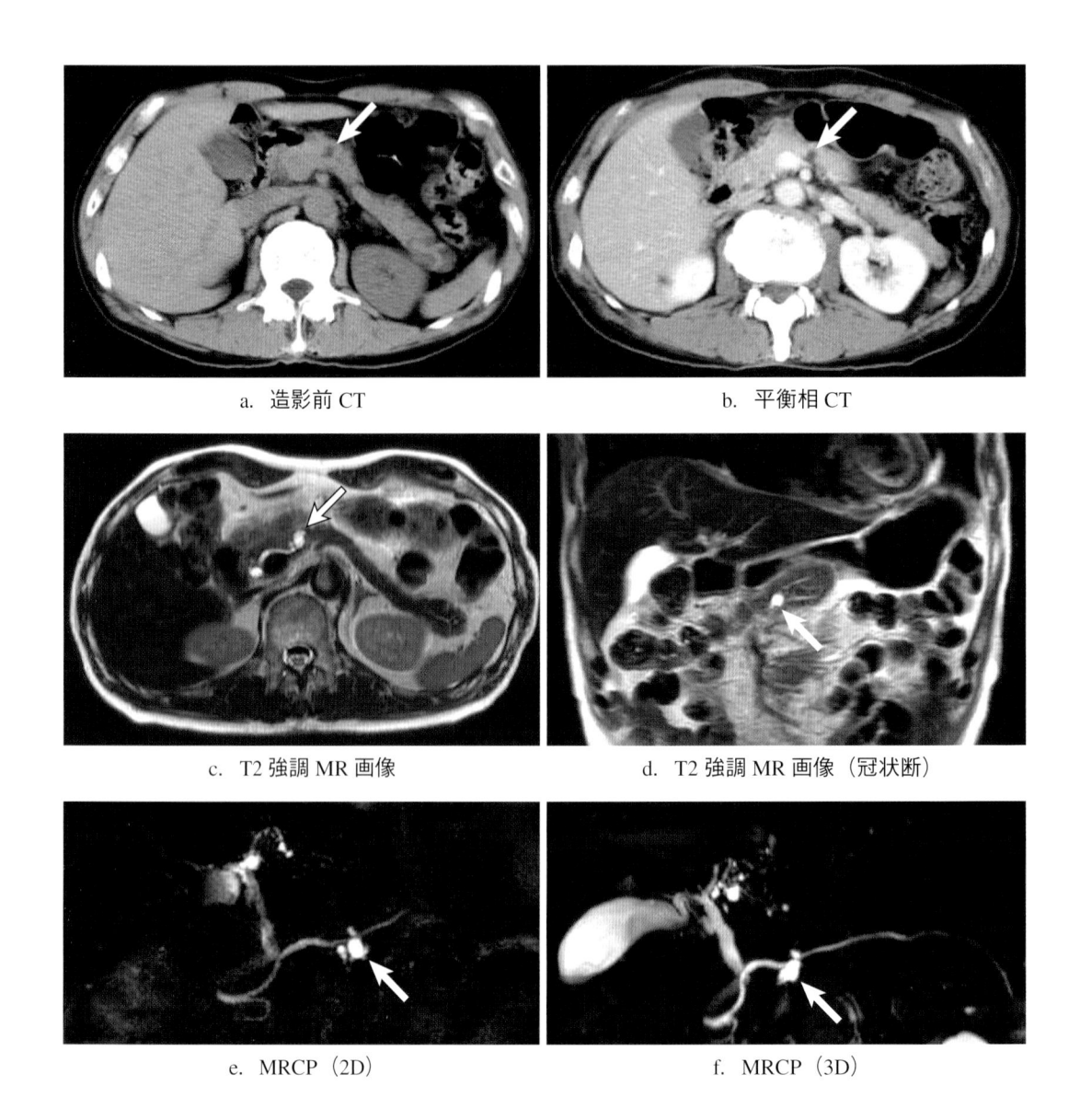

**図 133 膵管内乳頭粘液性腫瘍；Intraductal papillary mucinous neoplasm（IPMN）**

造影前後の CT ともに，膵体部に囊胞性結節を指摘できるが（a, b の矢印），膵管との連続性については判定できない．MRI の T2 強調画像では主膵管との連続性を確認でき（c, d の矢印），MRCP では 2D，3D ともに膵管と IPMN の位置関係や連続性を把握できる（e, f の矢印）．

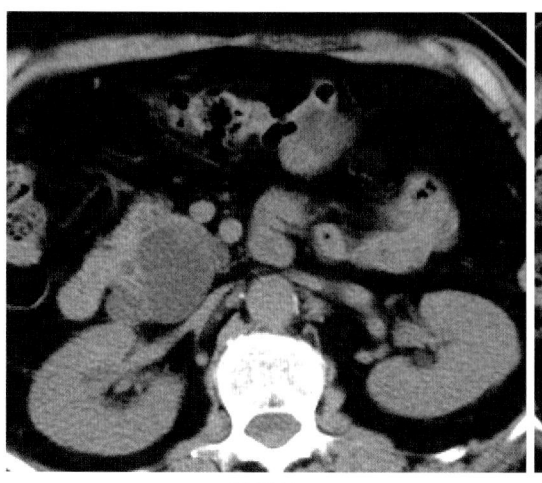

a. 造影前 CT

b. 造影前 CT

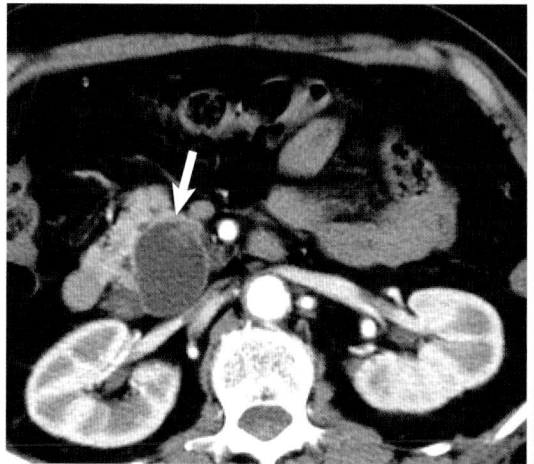

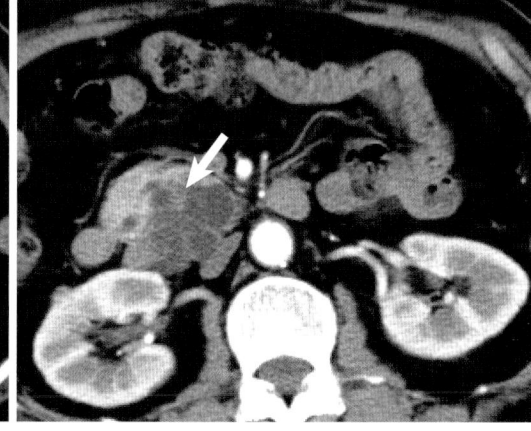

c. 膵実質相 CT

d. 膵実質相 CT

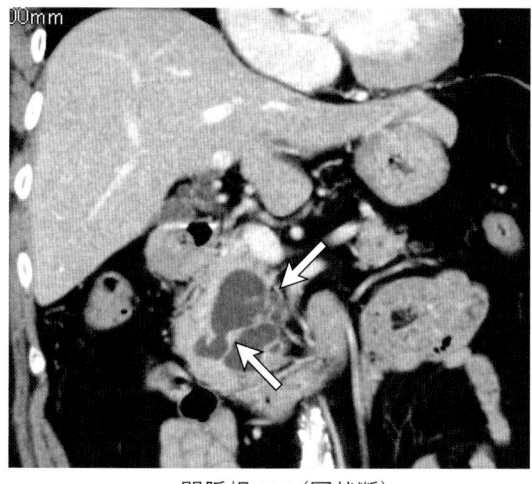

e. 門脈相 CT（冠状断）

**図 134　膵管内乳頭粘液性癌；Intraductal papillary mucinous carcinoma（IPMC）**

膵頭部には多房性の膵腫瘍が認められ，一部の隔壁肥厚，結節状隆起が見られる（c～eの矢印）．

と診断された場合を指す（図134）．

一方，主膵管がびまん性あるいは部分的に拡張を示す場合には主膵管型IPMNと呼ばれるが，分枝型との混合型もある．主膵管型IPMNの形態は，単房性，紡錘形，多房性の囊胞性病変を呈する．主膵管型IPMNは悪性が多く（80％程度が悪性），ガイドライン上は膵管径が6mm以上の場合に手術適応がある．またIPMNには悪性を示唆する所見（糖尿病の併発，10mm以上の主膵管の拡張，充実性腫瘤の存在）がある[196]．

IPMNは粘液を含む腫瘍であり，CTでは低吸収域，MRIのT1強調画像では低信号，T2強調画像では高信号となる．ERCPで診断されることもあるが，多量の粘液産生が陰影欠損として描出されるため，膵管内充実腫瘍との鑑別が困難な場合がある．このような症例でもMRCPでは拡張した主膵管の全貌をとらえることが可能である（図135）．

### (2) 粘液性囊胞腫瘍（Mucinous cystic neoplasm：MCN）

膵の粘液性囊胞腫瘍（以下MCN）は閉経前女性の膵体尾部に好発する．囊胞内に多量の粘液を貯留し，主膵管との交通は見られないとされているが，近年交通のある症例も少ないが報告されてきている．腫瘍の辺縁部には厚い被膜があり，単房性ないし多房性囊胞性腫瘍を呈する（図136）．この被膜の石灰化であるが，MCNのような悪性度が高い腫瘍の場合には辺縁部に見られ，診断に役立つことがある（良性腫瘍では中心部に石灰化が見られることが多い）．卵巣様間質が存在した症例のみをまとめると，99.7％が女性で，94.6％が膵体尾部に存在し，6.8％が主膵管との交通を認め，27％が悪性であった[197]．卵巣様間質のない症例も含めた検討では，卵巣様間質なしの症例のほうが有りの症例よりも高齢の場合が多く，また男性にも存在し，悪

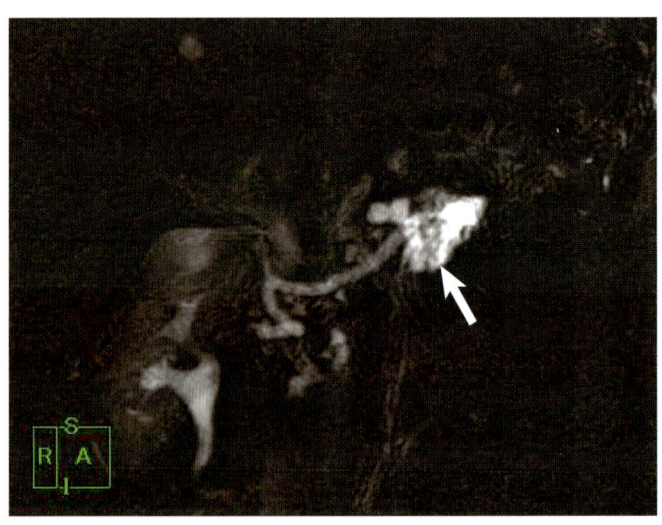

MRCP

**図135　膵管内乳頭粘液性腫瘍；Intraductal papillary mucinous neoplasm（IPMN）**
膵尾部に囊胞性腫瘍があり，内部に充実性の低信号部分（矢印）を認める．この囊胞性腫瘍に連続して主膵管拡張が認められ，混合型IPMNの所見である．

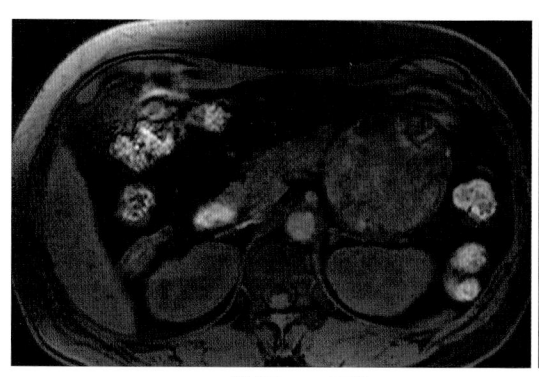

a. T1強調MR画像
b. 脂肪抑制T2強調MR画像 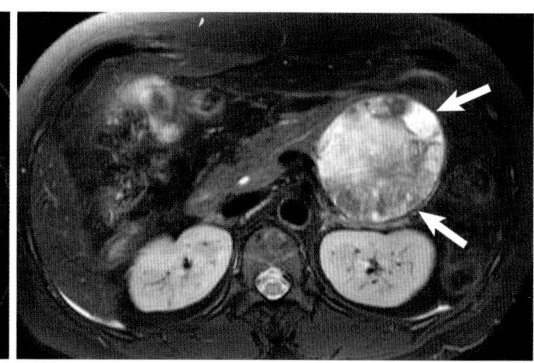
c. 造影前CT 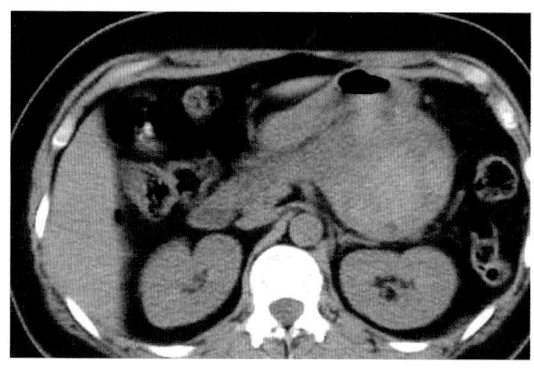
d. 動脈相CT 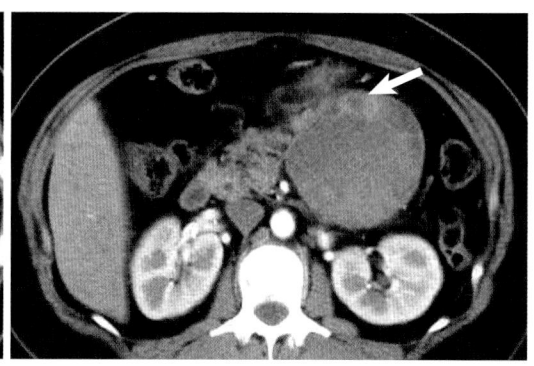
e. 平衡相CT 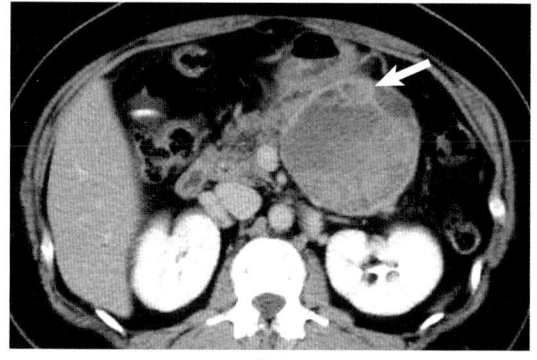

**図136 粘液性嚢胞腫瘍；Mucinous cystic neoplasm（MCN）**

膵体尾部には多房性の膵腫瘍が認められ、T2強調画像では隔壁に分けられたコンパートメントの内部信号はステンドグラス様に異なる（bの矢印）。腫瘍内の隔壁や結節状隆起にはCTで増強効果が見られる（dとeの矢印）。

性例も多かった。

MRIでは多房性の各嚢胞内の粘液の信号がさまざまでありステンドグラス様に見える。これは各嚢胞間に交通がないため、内容液の性状が異なることを意味する。MCNは悪性度が高く、通常型膵癌に準じた治療が行われる。

病理組織学的にはovarian-type stromaやホルモン受容体の発現が特徴的とされる[198,199]。

### (3) 漿液性嚢胞腫瘍（Serous cystic neoplasm : SCN）

漿液性嚢胞腫瘍は膵の腺房中心細胞、あるいは細膵管上皮由来の腫瘍で、多数の小嚢胞により構成され、菲薄な被膜を有する腫瘍で

ある．囊胞の内部には漿液が含まれる．microcystic adenoma や glycogen-rich adenoma とも呼ばれる．MCN よりやや高齢の女性の尾部に好発する．悪性化する可能性は低いと考えられており，漿液性囊胞腺腫（serous cystadenoma）とも呼ばれる．膵の主膵管との交通はないとされている．腫瘍内に観察される囊胞の大きさには違いが認められるが，一つ一つの囊胞は丸いことが多く（microcystic で 1～20mm），造影 CT では囊胞壁（囊胞内の隔壁も含める）の増強が見られるが，各囊胞が小さい場合には充実性腫瘍のようにも見えることがあり，動脈相で多血性腫瘍のような造影パターンを示すことがある（図 137）．

血管造影では濃染される場合が多い．つまり典型的な漿液性囊胞腫瘍は（microcystic type と呼ばれる）膵内分泌腫瘍（膵島腫瘍）との鑑別が難しい場合があり，各囊胞が大きい場合（macrocystic type と呼ばれる）は MCN との鑑別が難しい場合がある．

**(4) 充実性偽乳頭腫瘍（Solid pseudopapillary tumor）**

30 歳以下の女性に多い．腫瘍周囲に被膜が見られ，腫瘍内に囊胞性成分を有することや卵殻状石灰化が見られることがある（図 138）[200]．肝転移やリンパ節転移を認めることがあるが，その頻度は低く，また腫瘍の進行速度も遅く，悪性度は低い．多血性の腫瘍

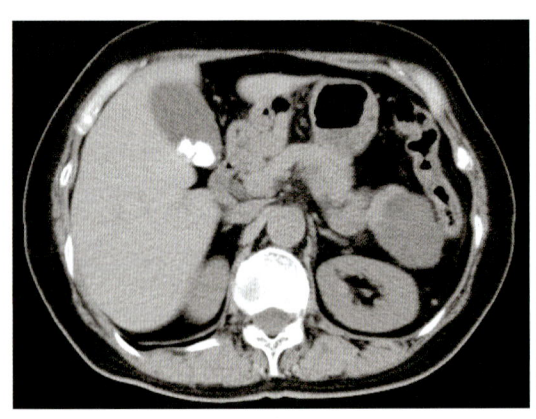

a. 造影前 CT

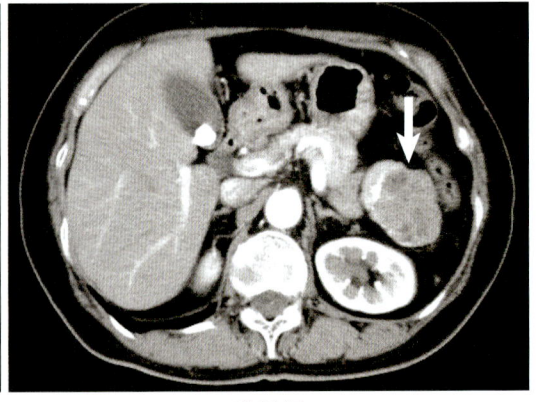

b. 動脈相 CT

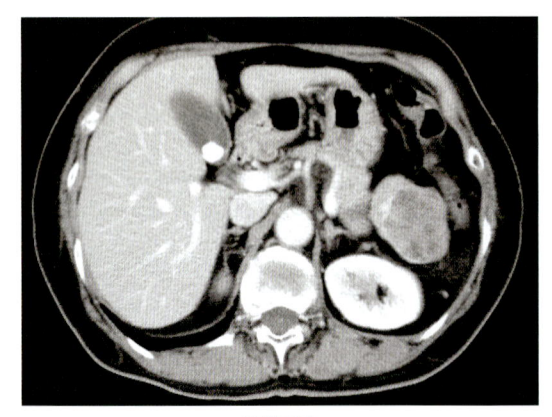

c. 平衡相 CT

**図 137　漿液性囊胞腫瘍；Serous cystic neoplasm（SCN）**

動脈相の CT で膵尾部に淡い染まりを示す多房性腫瘍を認める（b の矢印）．腫瘍内には増強が見られない部分と隔壁が染まっている部分があるのがわかる．

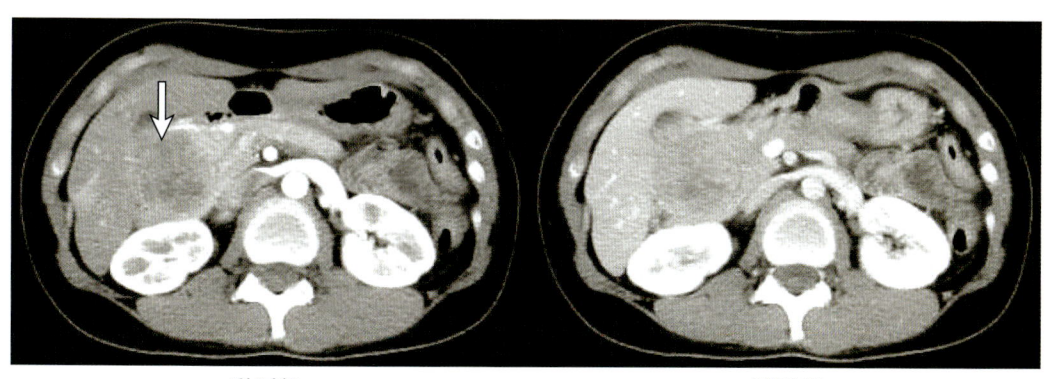

a. 動脈相 CT

b. 門脈相 CT

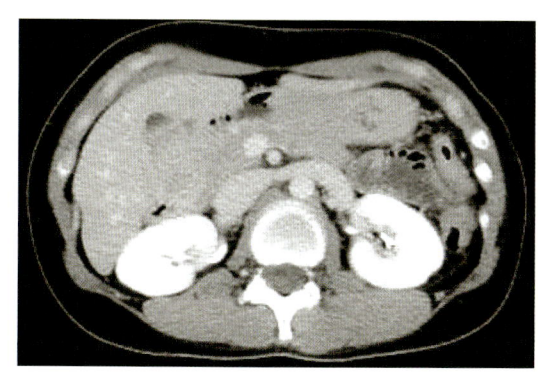

c. 平衡相 CT

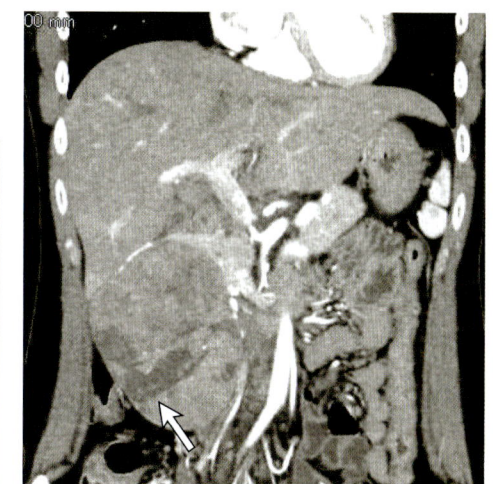

d. 動脈相 CT の冠状断像

**図 138　充実性偽乳頭腫瘍；Solid pseudopapillary tumor（SPT）**

膵頭部に腫瘍を認め，動脈相では周囲膵実質よりも増強は弱い（a の矢印）．冠状断では囊胞性成分が指摘される（d の矢印）．

とされているが，CT や MRI では，よく造影される膵実質に比べると増強効果が弱く見えることもある．

### 膵リンパ上皮囊胞（Lymphoepithelial cyst）

膵の lymphoepithelial cyst（以下 LEC）は膵囊胞性疾患のなかでも比較的まれな良性疾患である．半数以上で CA19-9 高値を認め，悪性を否定しきれず切除されている例が多い．その組織起源としては（1）胎生期の迷入鰓裂からの発生，（2）膵周囲リンパ節で異所性膵の膵管上皮の扁平上皮化生，（3）膵管の一部の閉塞による膵周囲リンパ組織内への拡張と扁平上皮化生，（4）膵管組織由来の真性膵囊胞，などの説があるが一定の見解は得られていない．LEC は中高年の男性に多く，他疾患の経過観察中に発見され，無症状のことが多い[201]．画像上，LEC は，膵外へ突出するように存在することが多く，囊胞内に CT で脂肪成分を証明できれば診断に役立つ．MRI で

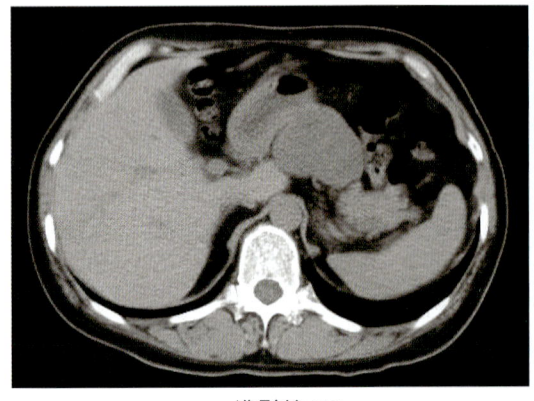

a. 造影前 CT

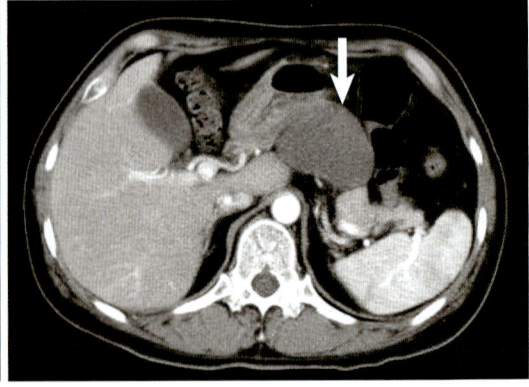

b. 動脈相 CT

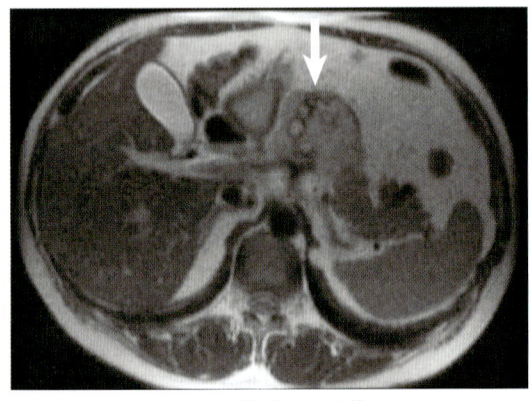

c. T2 強調 MR 画像

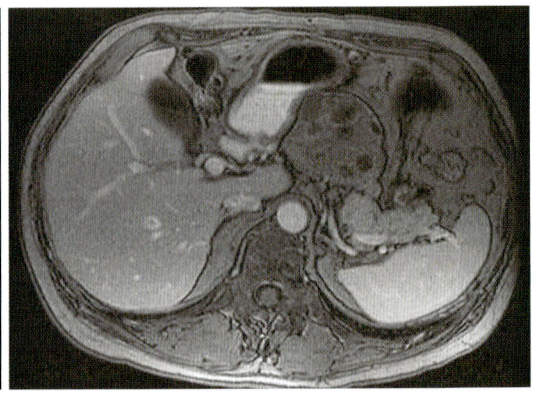

d. 造影前 T1 強調 MR 画像

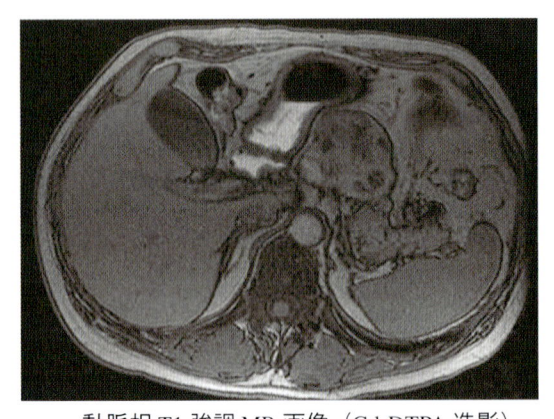

e. 動脈相 T1 強調 MR 画像（Gd-DTPA 造影）

### 図 139　膵のリンパ上皮嚢胞；Lymphoepithelial cyst

造影前 CT で膵体部に低吸収の腫瘤を認め，動脈相で増強効果がほとんど見られない（b の矢印）．T2 強調 MR 画像では腫瘍内部は全体として淡い高信号ながら，一部に嚢胞成分を示唆する強い高信号を認める（c の矢印）．MRI の造影でも増強効果はほとんど見られない．
（大阪大学医学部放射線科 堀雅敏先生，金東石先生のご厚意による）

は T1 強調画像の in-phase から opposed-phase で信号の低下が脂肪の存在を示唆する（図 139）．病理組織学的には嚢胞壁が扁平上皮に覆われており，ケラチン，脂肪成分，リンパ球を豊富に認める．

### 膵芽腫（Pancreatoblastoma）

膵芽腫は小児悪性腫瘍全体の 0.15％と極めてまれな腫瘍で外分泌組織，内分泌組織両方の性質を有する．10 歳以下の小児，特に男児に多い（男女比 2：1）．腫瘍には線維成分

は乏しく髄様で柔らかく，出血や壊死による嚢胞状の成分，石灰化を含んでいることがある．

超音波では腫瘍内部は不均一になり，多房性の形状で隔壁が高エコーに見える．この隔壁は造影 CT で増強される．また腫瘍全体としての増強効果は CT でも MRI でも軽度のことが多い．MRI では T1 強調画像で低～等信号，T2 強調画像では高信号を示すことが多い[202]（図 140）．

a. 造影前 CT

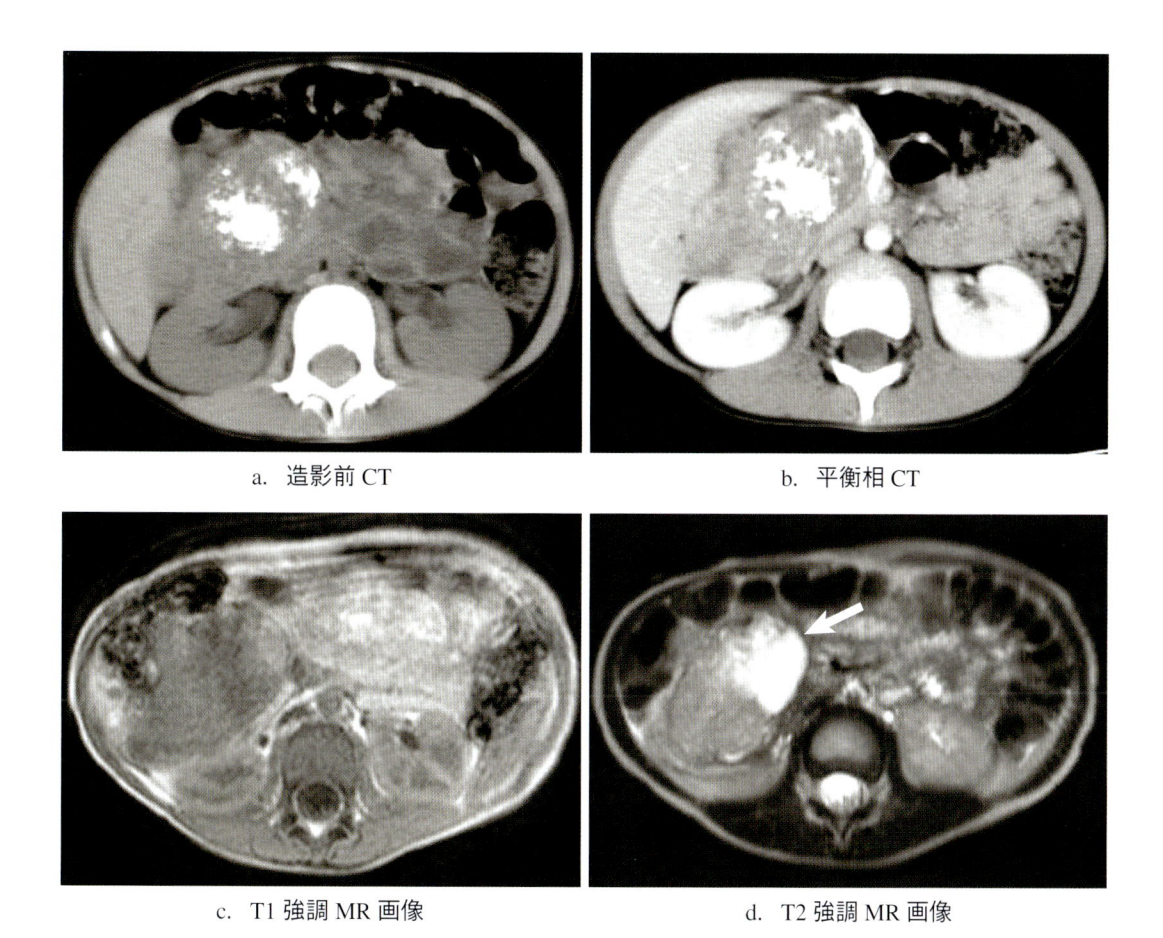

b. 平衡相 CT

c. T1 強調 MR 画像

d. T2 強調 MR 画像

**図 140　膵芽腫；Pancreatoblastoma**

膵頭部には粗大な石灰化を含む腫瘍が見られる．腫瘍の増強効果はさほど強くない．MRI では腫瘍内に嚢胞成分を反映した T2 強調画像で高信号の部分が見られる（矢印）．

# D 膵臓炎症性疾患

## a｜急性膵炎（Acute pancreatitis）

急性膵炎とは膵液に含まれている酵素のなかで，膵内では不活性なタンパク質消化酵素が何らかの原因で活性化し，膵臓の自己消化をきたすものである．最も多い原因はアルコールの大量摂取であるが，その他には胃や膵臓の手術後，胆管や膵管の造影検査（内視鏡的逆行性胆管膵管造影）後などがある（図141, 142）．症状としては上腹部の急性腹痛発作や背中の痛みなどの炎症所見が中心であるが，次の3項目中2項目を満たし，他の膵疾患および急性腹症を除外したものが急性膵炎と診断される：①上腹部に急性腹痛発作と圧痛がある，②血中，尿中あるいは腹水中に膵酵素の上昇がある，③画像で膵に急性膵炎に伴う異常がある．

このように画像所見は重要な診断基準となっており，CTやMRIでの膵腫大や，膵実質のCTでの吸収値，MRIでの信号値の異常が見られることがある．また炎症の波及を反映してCTで膵周囲の脂肪織の濃度が上昇（MRIの場合は膵脂肪信号の異常）をきたす．ほか後腎傍腔や網嚢内への液体貯留や腎筋膜の肥厚，胸水貯留などを指摘することも重要である．

## b｜慢性膵炎（Chronic pancreatitis）

慢性膵炎とは膵臓に繰り返し炎症が起こることにより，膵臓の細胞が破壊されて膵臓が萎縮するもので，最も多い原因はアルコール

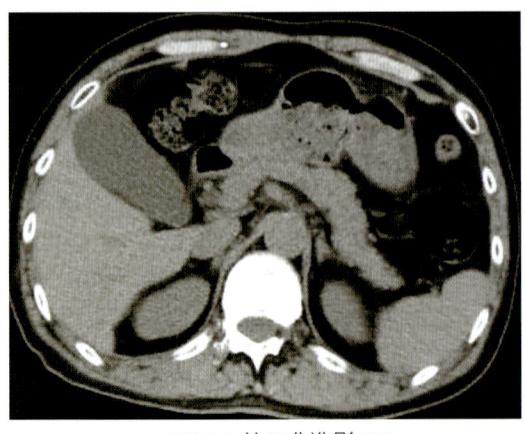

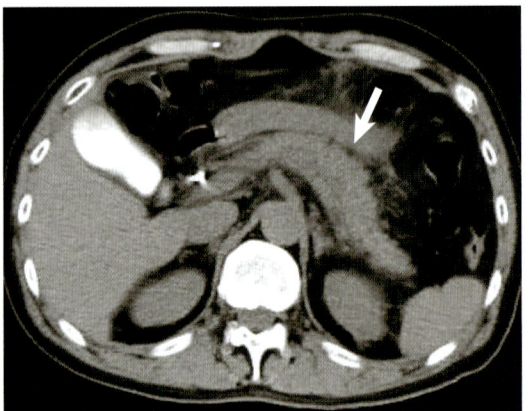

a. ERBD前の非造影CT　　　　　b. ERBD後の非造影CT

**図141　内視鏡的逆行性胆道膵管造影（Endoscopic retrograde biliary drainage：ERBD）後に生じた急性膵炎；Acute pancreatitis after ERBD**
胆嚢内にはERBD時に使用された造影剤が貯留している．膵はERBD前と比べ，ERBD後で腫脹しているのがわかる（bの矢印）．

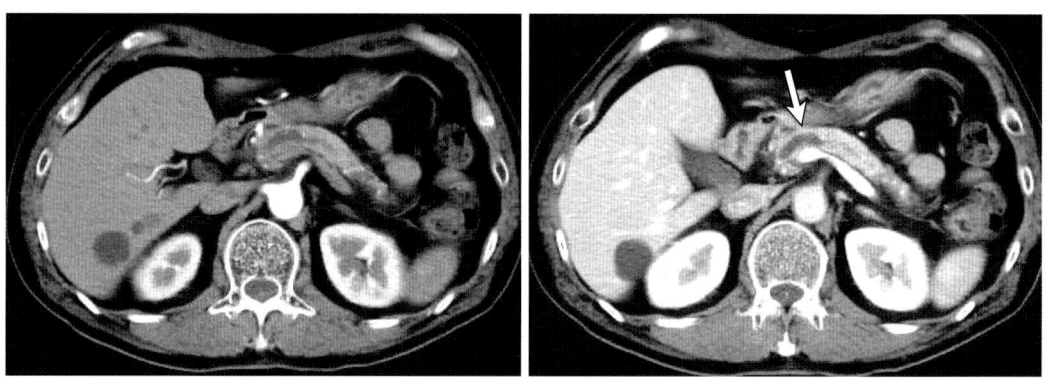

a. 動脈相 CT    b. 平衡相 CT

**図 142　慢性膵炎；Chronic pancreatitis**

Endoscopic retrograde pancreatography（ERP）のステントを抜去後であるが膵頭部から膵体部の主膵管が拡張している（b の矢印）．

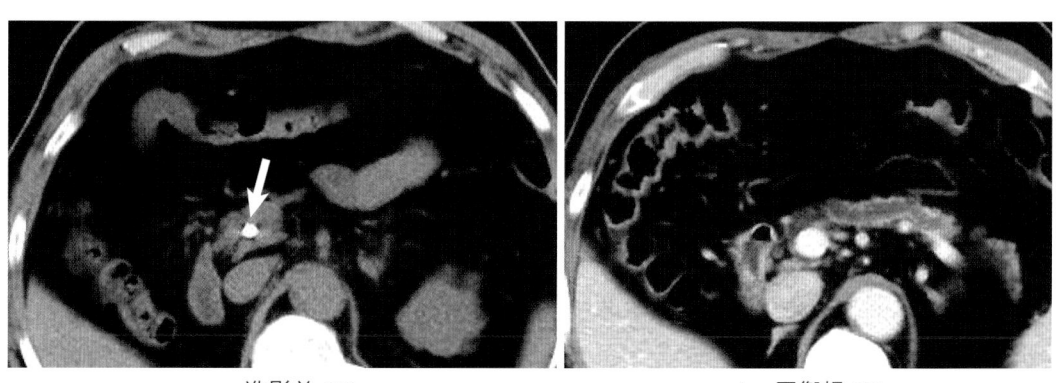

a. 造影前 CT    b. 平衡相 CT

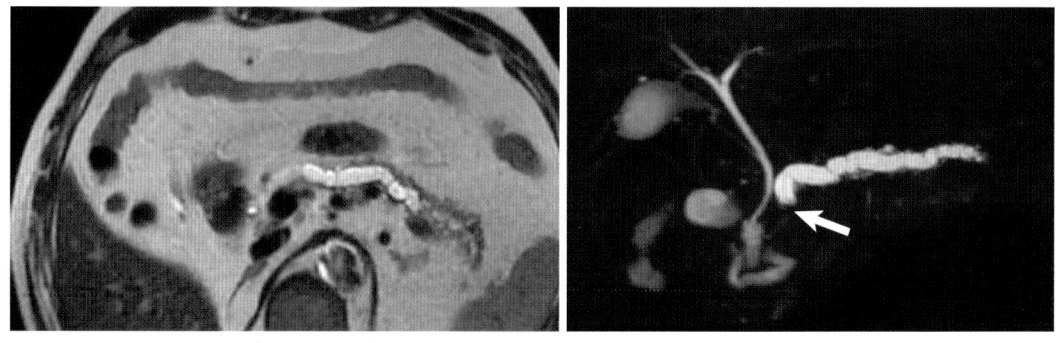

c. T2 強調 MR 画像    d. MRCP

**図 143　膵石；Pancreatic calculus**

造影前には膵頭部に高吸収の石灰化が指摘され（a の矢印），それより末梢の主膵管に拡張が見られる．膵石と診断された．MRCP では膵石の形状に一致した，かに爪状の信号欠損が認められる（d の矢印）．この症例では膵実質は萎縮している．

の大量摂取であり，原因が不明のもの（特発性膵炎）も比較的多い．自己免疫性膵炎は慢性膵炎の特殊なものとして知られている．慢性膵炎の早期では腹痛や背部痛が見られるが，膵炎が進行し膵萎縮が高度になると腹痛は軽減する．慢性膵炎の経過中に，強い腹痛とともに急性膵炎と同様の状態になることを急性増悪という．

超音波検査やCT検査で膵臓に石灰沈着が見られることがあるが，石灰化や膵管拡張が見られない場合にはCTでの診断が困難となる．MRCPは石灰化の診断においてCTより劣るが，膵管の全長にわたり観察可能であり，不規則に拡張した膵管の観察に有用である（図142, 143）．慢性膵炎では膵実質の線維化に伴いT1強調画像での信号強度は低下する．気をつけなければならないのは，膵癌に伴う膵管閉塞が原因で起こる慢性膵炎（随伴性膵炎）であり，非造影CTやMRI検査では膵癌の描出が困難であるため，ダイナミックCT/MRI検査で膵癌の有無の評価に努める必要がある．

### c｜自己免疫性膵炎（Autoimmune panceratitis：AIP）

自己免疫性膵炎は中高年の男性に多く見られる．近年では膵臓以外の自己免疫疾患の合併を含めて，IgG4関連疾患の一つとして扱われる．血清学的には，50〜70%の症例で，高γグロブリン血症，高IgG血症，または自己抗体（抗核抗体，リウマチ因子など）陽性を示す．また本症では，IgGのサブクラスであるIgG4の血中上昇が高率に認められる．この血中IgG4の上昇は，膵癌や他の慢性膵炎ではほとんど見られないため，自己免疫性膵炎に特異的といえる．自己免疫性膵炎はびまん性の膵実質腫大をきたし，T1強調MR画像で低信号，T2強調MR画像で高信号を示すが（図144），炎症細胞浸潤および線維化の程度により信号強度は変動する．画像的に自己免疫性膵炎と膵癌を鑑別することは困難なことがあるが，ダイナミック造影で自己免疫性膵炎は膵癌よりも早期に造影され，後期相での濃染が持続する傾向があるため，鑑別の際にはダイナミック検査を行うべきである．

画像診断項目には表16の項目があり，診断の際に参考にすべきである．

### 腫瘤形成性膵炎（Mass forming pancreatitis）

慢性膵炎の経過中に膵が限局性に腫大する状態を腫瘤形成性膵炎と呼ぶ．アルコール多飲に起因する慢性膵炎の一亜型ともいえるが，自己免疫性の機序が原因となるものも含まれる．1995年日本膵臓学会の「慢性膵炎の臨床診断基準」の注に「腫瘤形成性膵炎，形態上腫瘤を形成する膵炎」と記載があり，「多くは慢性膵炎確診，準確診に合致するが，該当しない例も認められる」とある[203]．腫瘤形成性膵炎は臨床上の慣用的な呼称で，明確な定義や臨床病理学的な位置付けがない[204]．

### d｜術後性膵病変（Pancreas lesion after surgical operation）

#### 膵膿瘍（Pancreatic abscess）

膵および膵に隣接した部位への限局性の膿の貯留で，仮性嚢胞内に明らかな膿の貯留を認める場合に膵膿瘍という（図145）．造影CTでは膵膿瘍の低吸収域を取り囲む増強効果が見られる．また膵膿瘍はT2強調MR画像で高信号，造影T1強調MR画像で周囲が増強される．

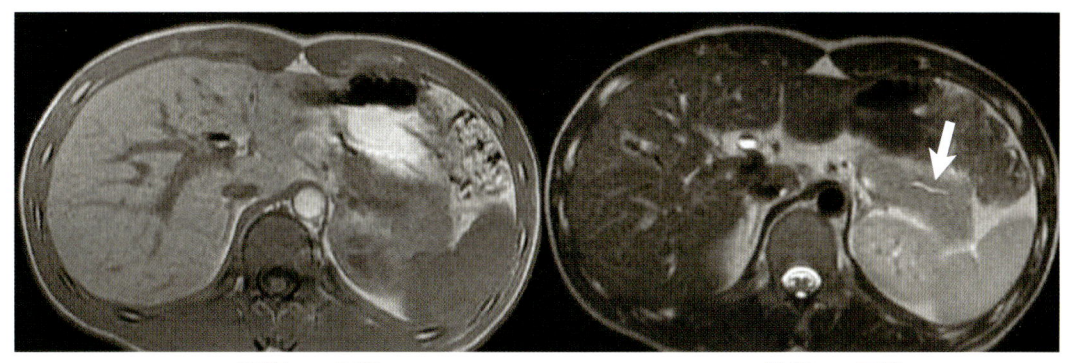

a. T1 強調 MR 画像

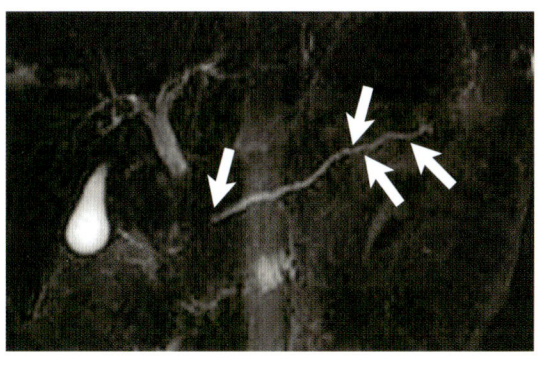

b. T2 強調 MR 画像

c. MRCP

次頁へ続く

**図 144　自己免疫性膵炎；Autoimmune pancreatitis（AIP）（a 〜 c）**

T1 強調 MR 画像で膵実質は低信号．T2 強調 MR 画像では膵内に非連続性の膵管描出があり（b の矢印）．MRCP では，膵管にところどころ狭細像が確認できる（c の矢印）．

> **POINT**
>
> **IgG4 関連疾患**
>
> 　自己免疫性膵炎には硬化性胆管炎，後腹膜線維症，唾液腺などの膵外病変が認められることがあり，いずれもステロイド治療により改善する．これらの臓器には著明な IgG4 陽性形質細胞浸潤が認められることが明らかになり，IgG4 関連疾患と称する．

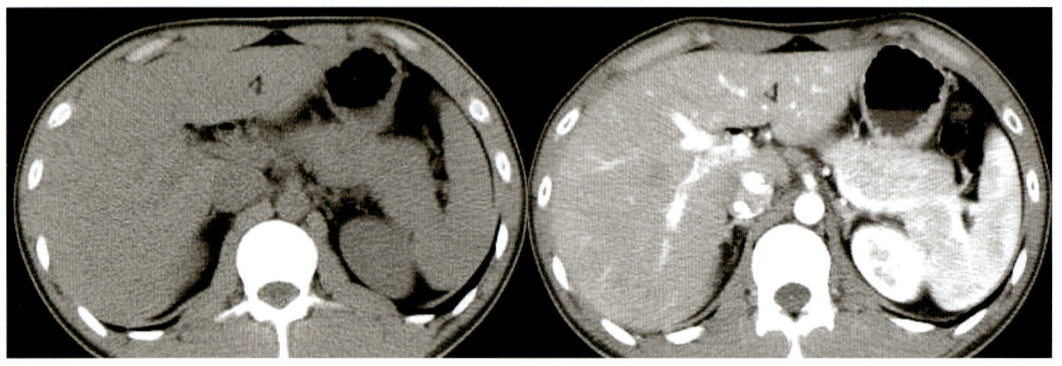

d. 造影前 CT　　　　　　　　　e. 膵実質相 CT

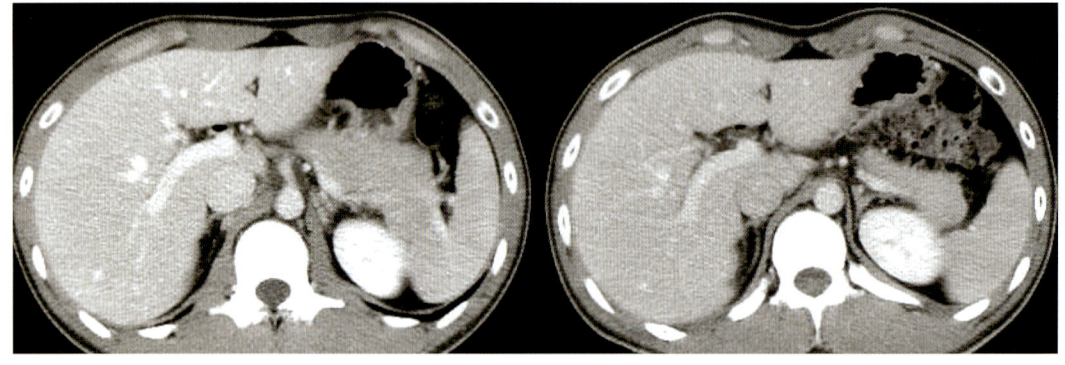

f. 平衡相 CT　　　　　　　　　g. 平衡相 CT
　　　　　　　　　　　　　　　　（ステロイド治療1か月後）

**図144　続き**

### 図144　自己免疫性膵炎；Autoimmune pancreatitis（AIP）（d〜g）

CTでは膵臓はソーセージ様にびまん性に腫大している．ステロイド治療1か月後には膵腫大が消失している．

### 表16　自己免疫性膵炎の診断基準

1. 膵腫大（びまん性腫大，限局性腫大）
　　ソーセージ様でびまん性腫大の場合は膵癌との鑑別は可能であるが，限局性の場合には膵癌との鑑別が問題になる．
　　超音波検査では，膵実質が主に低エコーとなり内部に高エコースポットが散在する．ダイナミックCTでは遅延性増強と被膜様構造（Capsule-like rim）が特徴的で，ダイナミックMRIでもCT同様に遅延性増強が見られる．造影前のT1強調画像では膵実質は低信号である．
2. 主膵管の不整狭細像
　　閉塞や狭窄とは異なり，ある程度広い範囲に及び膵管径が通常より細く不整であることを意味する．狭細部より上流に著明な拡張が見られないことが多い．MRCPで主膵管が非連続性に描出される場合は，本疾患を疑う所見となる（図144）．
3. 高IgG4血症（135mg/dl以上）

（日本膵臓学会自己免疫性膵炎診断基準2011年（案）より改変）

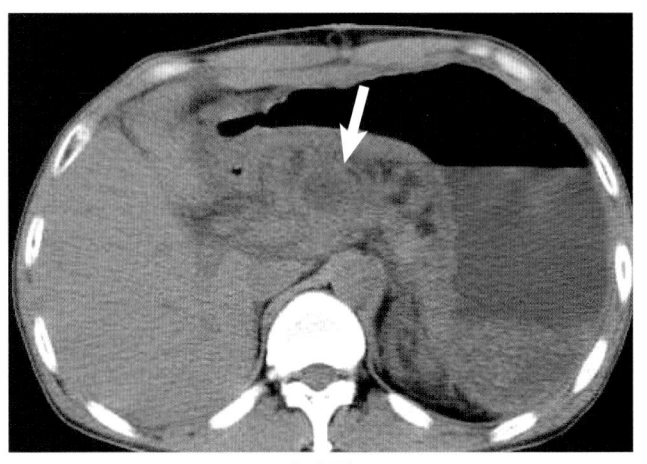

a. 非造影 CT

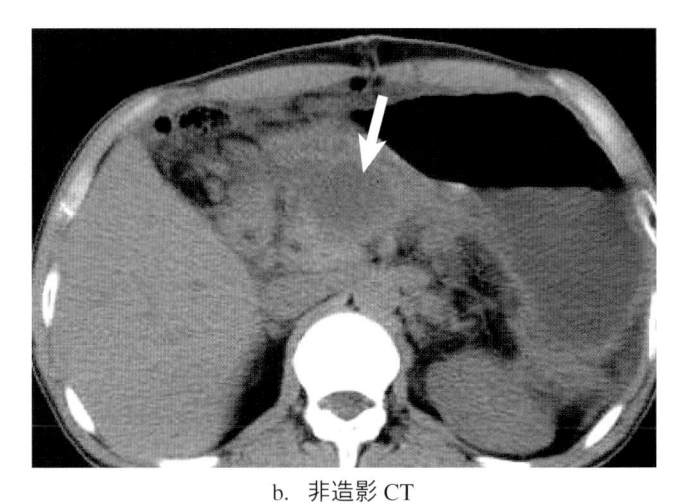

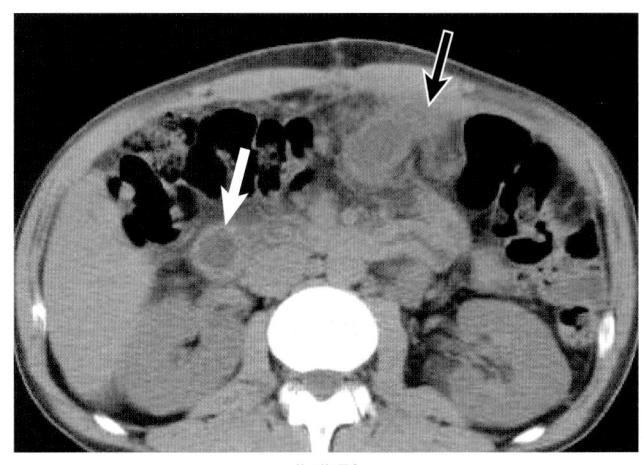

b. 非造影 CT

c. 非造影 CT

**図 145　術後の膵膿瘍；Pancreatic abscess after surgical operation**

膵頭部の近傍に低吸収の貯留が見られ，膵膿瘍の所見である（a～cの矢印）．ほか横行結腸の近傍から腹壁下にも膿瘍が見られる（cの黒矢印）．

## 膵液瘻(Pancreatic fistula)

膵管系との交通を有する瘻孔で,膵液が持続的に体外あるいは体内臓器などに漏出する状態である.膵液瘻の瘻孔が体表に開口しているものを外瘻といい,腹腔,胸腔あるいは縦隔に通じているものを内瘻という.膵液瘻の定義は分泌液のアミラーゼ値,量,持続日数などの組み合わせによって決められることが多い(図146).膵液瘻は開口部が大きい場合には画像で確認できるが,小さい場合には確認しがたい.CT,MRIともに多断面画像から詳細に検討する必要がある.

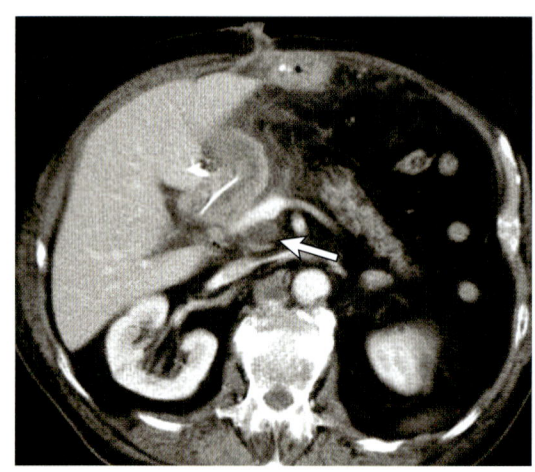

a. 平衡相CT

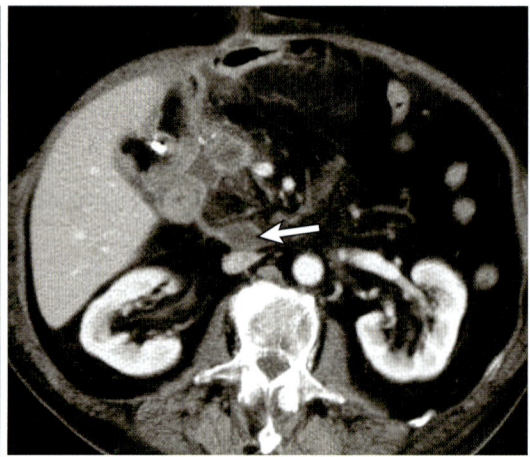

b. 平衡相CT

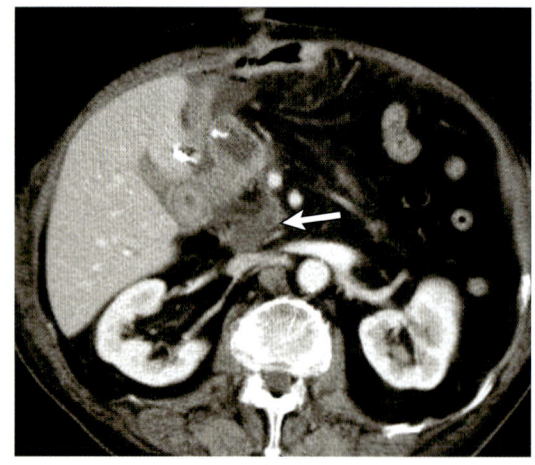

c. 平衡相CT

**図146 膵液漏;Pancreatic fistula**
膵頭部の背側から尾側にかけて低吸収の液体貯留が見られる(a~cの矢印).分泌液のアミラーゼ値から膵液漏と診断された.

# 4. 脾 臓

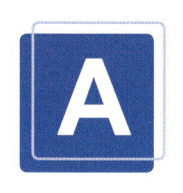

## A 脾臓の解剖（図147）

　脾臓は表面を厚い被膜で覆われ，上腹部左側にあり，横隔膜，腎臓，胃に接している．脾門部は脾動脈と脾静脈，リンパ管が出入りするが，脾動脈が脾臓の内部へと入り込む構造を脾柱という．脾臓は白脾髄と赤脾髄を含み，白脾髄はリンパ球の集まりであり免疫機能を担い，赤脾髄は毛細血管が豊富に存在し赤血球に富んだ組織である．

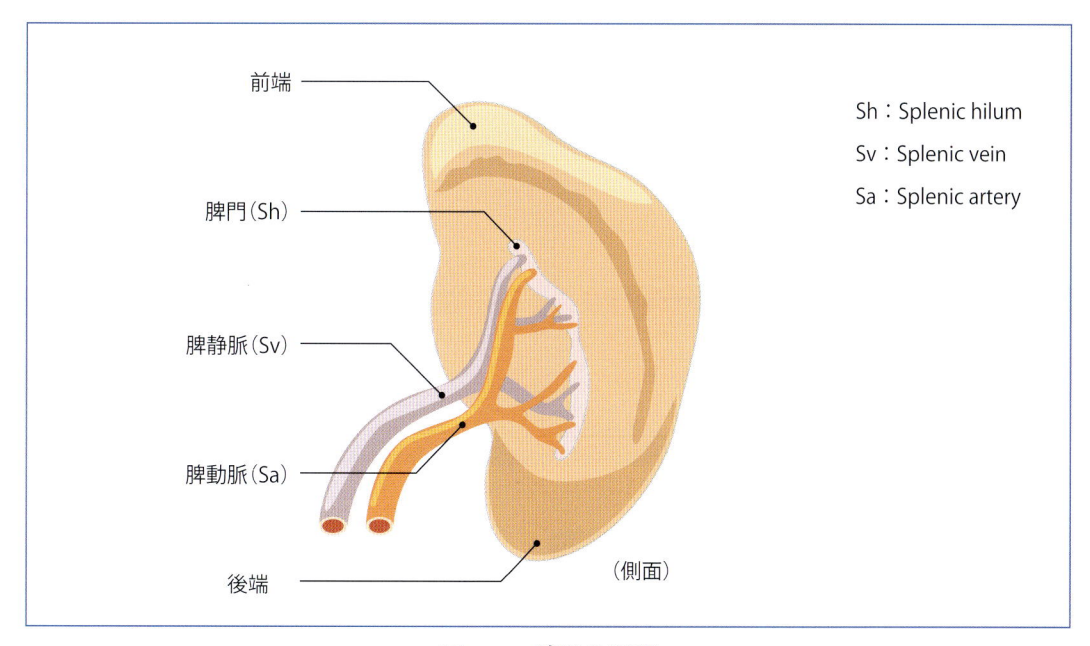

Sh：Splenic hilum
Sv：Splenic vein
Sa：Splenic artery

図147　脾臓の形態

# B 脾疾患

脾臓は中胚葉由来の臓器であり，原発性の脾悪性腫瘍は肉腫となる．他の悪性脾腫瘍として悪性リンパ腫，血管内皮腫（血管肉腫），転移性脾腫瘍があり，まれなものとしてリンパ管肉腫，線維肉腫，悪性線維性組織球腫などがある．良性脾腫瘍には脾嚢胞，血管腫，リンパ管腫がある．脾嚢胞は真性嚢胞と仮性嚢胞に分けられ，前者に，リンパ管腫，血管腫など，後者には外傷性変化などが含まれる．

## a 悪性リンパ腫 (Splenic malignant lymphoma)

悪性リンパ腫は超音波では低エコーであり，造影前 CT では脾実質と同程度の吸収値（等吸収）（図 148）である．ダイナミック造影 CT では漸増性に造影が増強されるが，増強パターンのみで脾腫瘍の良悪性を鑑別することは難しい．PET 検査は全身疾患である悪性リンパ腫の Staging や治療前後の腫瘍活動性評価に優れており，悪性リンパ腫の画像診断の中心といえる（図 149）．悪性リンパ腫のなかで頻度の高い Diffuse large B cell lymphoma

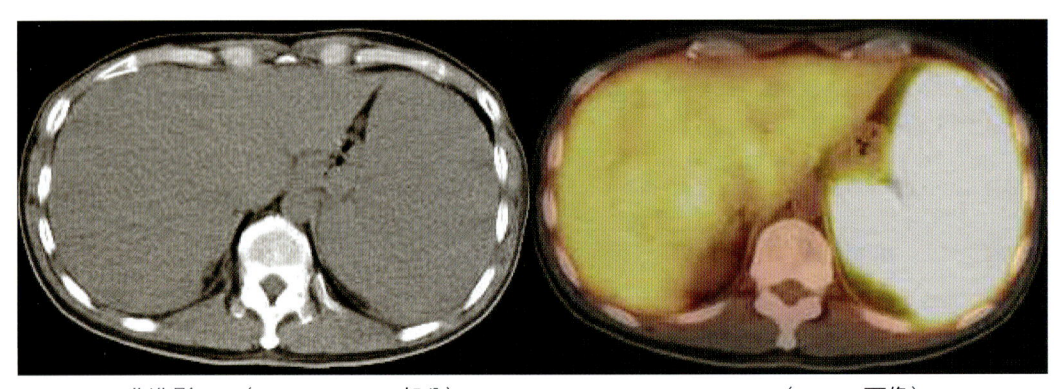

a. 非造影 CT（PET-CT の CT 部分）

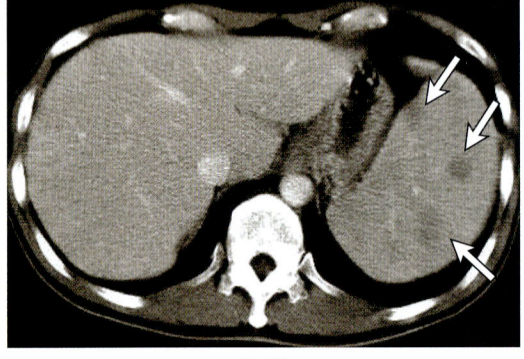

b. PET-CT（Fusion 画像）

c. 造影 CT

**図 148 脾悪性リンパ腫；Malignant lymphoma of the spleen**

非造影 CT では脾腫は見られるものの脾内の腫瘤は指摘できない．PET-CT で脾臓にびまん性の FDG 集積亢進が認められる．造影 CT では脾内に 3 個の低吸収病変が認められる（c の矢印）．

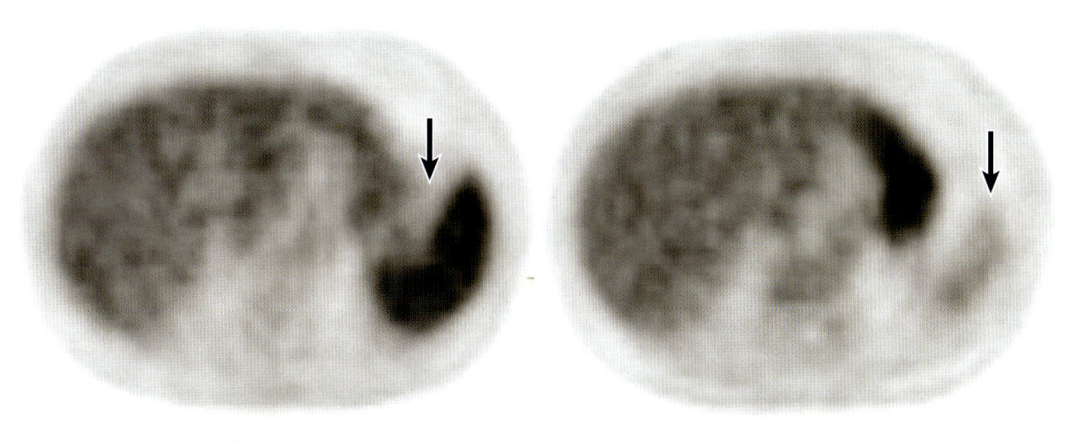

a. 化学療法前のPET　　　　　b. 化学療法後のPET

**図149　脾の悪性リンパ腫；Malignant lymphoma of the spleen**

化学治療前には肝と脾の集積はそれぞれ，SUVmax：3.3とSUVmax：7.6を示し，脾の集積亢進が著明である（aの矢印）．一方，化学治療後にはそれぞれSUVmax：2.8とSUVmax：1.9で脾の集積が低下し，脾のサイズも縮小している（bの矢印）．

（DLBCL）はPETにおけるFDG集積が高く（standardized uptake value：SUVで表現されるが，SUVmaxはその関心領域内の最大値を示す），診断に有用である．しかし全ての悪性リンパ腫でFDG集積が高いわけではなく，indolent typeの悪性リンパ腫では集積が弱いことが多く注意が必要である[205]．

MRIでは脾の悪性リンパ腫はT1強調画像，T2強調画像とも等信号になることが多いが，細胞密度が高い場合にはT1強調画像で軽度高信号を示すこともある．ダイナミックMRIの造影パターンはCTと同様に漸増性である．

### b｜転移性脾腫瘍（Metastatic splenic tumor）

転移性脾腫瘍の原発巣はさまざまであり，肺癌，乳癌，胃癌，大腸癌，子宮体癌，卵巣癌，悪性黒色腫などがある．担癌患者が多発する肝腫瘍を示した場合には転移性脾腫瘍の診断は容易であるが，原発巣が未発見の場合，ダイナミックCTやMRIなどでの詳細な画像診断が必要になる．転移性脾腫瘍の画像所見は原発巣の特徴にもよるが，さまざまな所見を呈する．辺縁低エコー帯の存在は，転移性脾腫瘍の約6割に認められるとされる．内部エコーは低エコー，等エコー，高エコーなど，さまざまである．脾実質と比べると転移性脾腫瘍はCTで造影後に低吸収，T1強調MR画像で低信号になることが多い．PET検査において脾転移はFDG高集積を示すが，担癌患者が多発する転移を持っている場合に病勢判断に役立ち，原発巣が未発見の場合には原発巣の発見に役立つこともある（図150）．

### c｜脾囊胞（Splenic cyst）

原則として超音波では無エコー，CTでは低吸収，MRIではT1強調画像で低信号，T2強調画像で高信号を示す（図151）．

### d｜脾血管腫（Splenic hemangioma）

脾血管腫は病理組織学的には脾囊胞性疾患

a. 平衡相 CT     b. PET-CT

**図150　転移性脾腫瘍；Metastatic tumor of the spleen**

造影 CT では脾に低吸収結節を認める（a の矢印）．PET で同部に集積亢進を認め，転移巣と考えられた（肺癌の患者）．

に含まれる．リンパ管腫とともに脾囊胞性疾患のなかの内皮性囊胞となる．血管と同程度の染まりが見られる場合と（図152），ほとんど造影効果が見られない場合（図153）がある．

### e｜脾過誤腫（Splenic hamartoma）

脾過誤腫には特異的な画像所見はないが，超音波では低エコー，単純 CT では低吸収，MRI では T1 強調画像で等信号，T2 強調画像で等〜高信号を示すことが多い（図154）[206]．

### f｜脾リンパ管腫（Splenic lymphangioma）

脾リンパ管腫は病理組織学的には脾囊胞性疾患（内皮性囊胞）に含まれる．

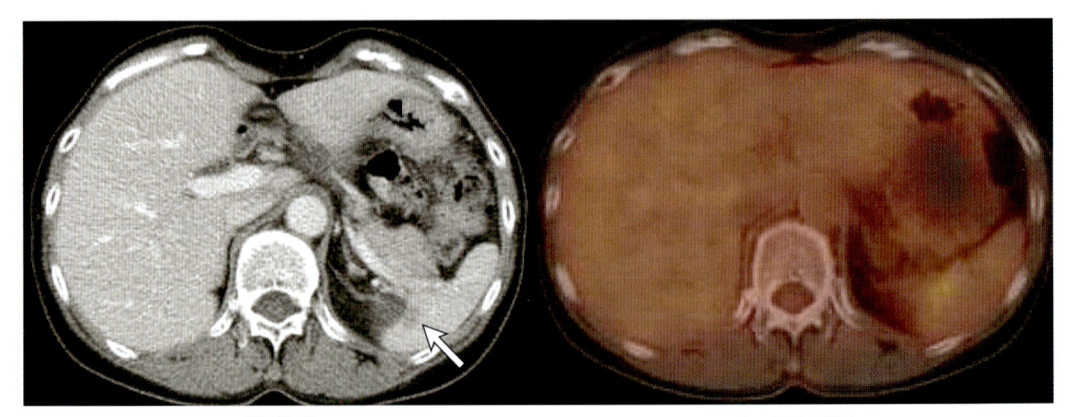

脾リンパ管腫の画像所見として，超音波では多数の囊胞を伴う高エコー，造影 CT では造影効果がなく低吸収，MRI の T1 強調画像で低信号，T2 強調画像で高信号が多い（図155）．

### g｜脾臓の血管性疾患

#### 脾梗塞（Splenic infarction）

脾動脈やその分枝が血栓などで血流低下をきたし，梗塞状態に陥るものであり，造影 CT で脾臓全体もしくは区域が無濃染となる（図156）．

#### 脾動脈瘤（Splenic anurysm）

脾動脈瘤の原因のほとんどが動脈硬化によるものであるが，その出現頻度は低い（1％未満）．ただし門脈圧亢進症の患者での発現頻度は高い（1〜10％）．動脈瘤の破裂の頻度は6〜9％といわれており，破裂は網囊内に多いが，腹腔内に生じると大量の出血になる．検診の X 線写真で動脈瘤壁の石灰化が疑われることが多い．確定診断には造影 CT（できればダイナミック CT）が必須であり，脾動脈の経路上に動脈の増強効果を示す瘤形成を認める（図157, 158）．

a. 造影前 CT

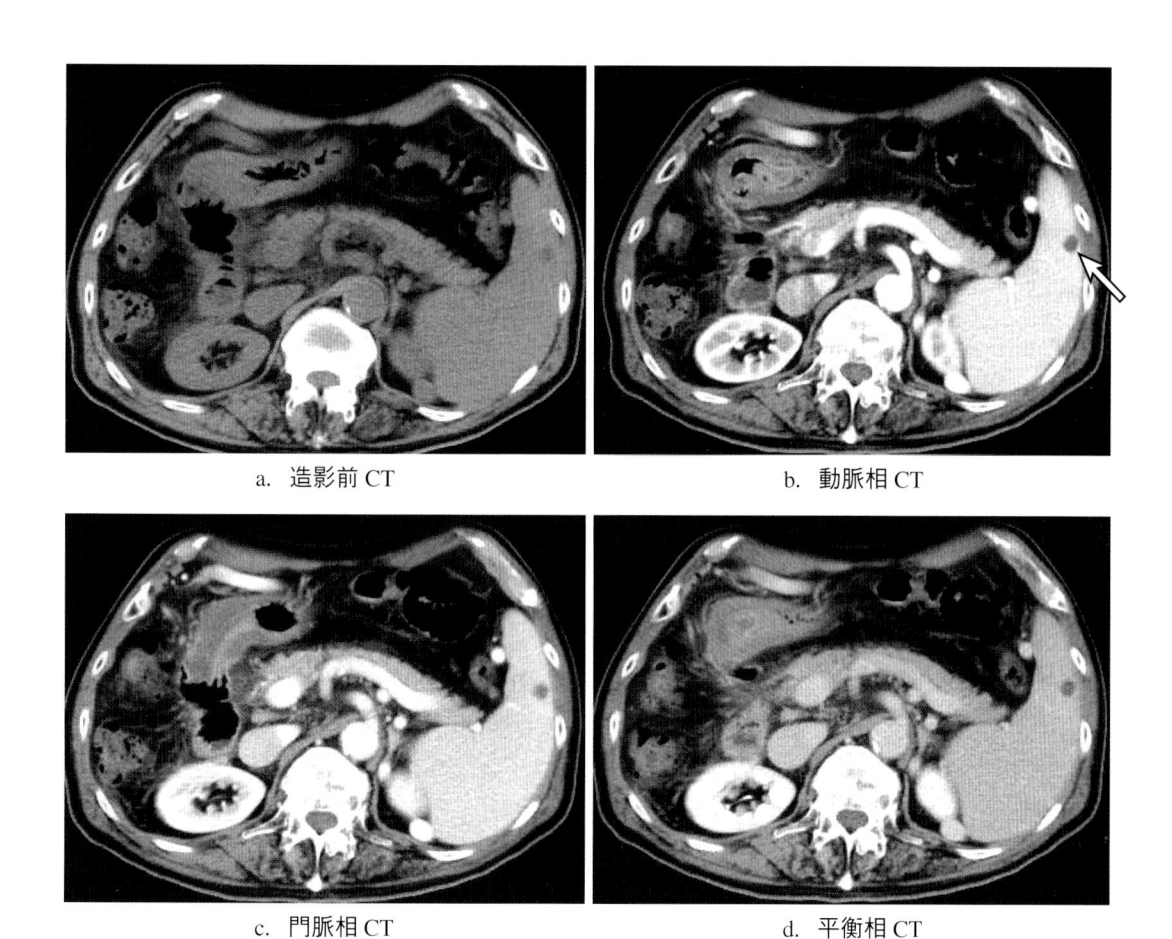

b. 動脈相 CT

c. 門脈相 CT

d. 平衡相 CT

脾臓に造影前 CT で低吸収の病変を認める．造影後，どの相でも境界明瞭な低吸収を示しており，嚢胞と診断される（b の矢印）．

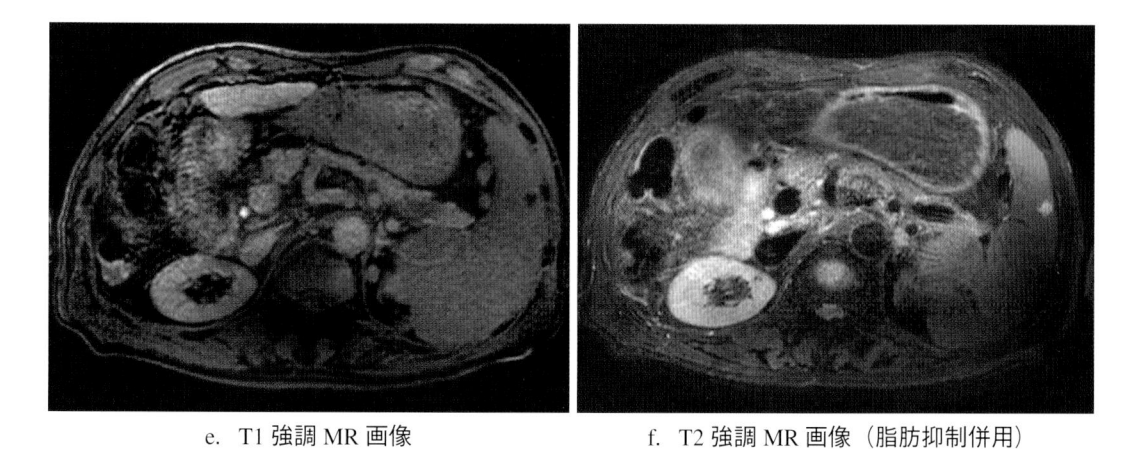

e. T1 強調 MR 画像

f. T2 強調 MR 画像（脂肪抑制併用）

T1 強調 MR 画像で明瞭な低信号，T2 強調 MR 画像では明瞭な高信号を示している．

図 151　脾嚢胞；Splenic cyst

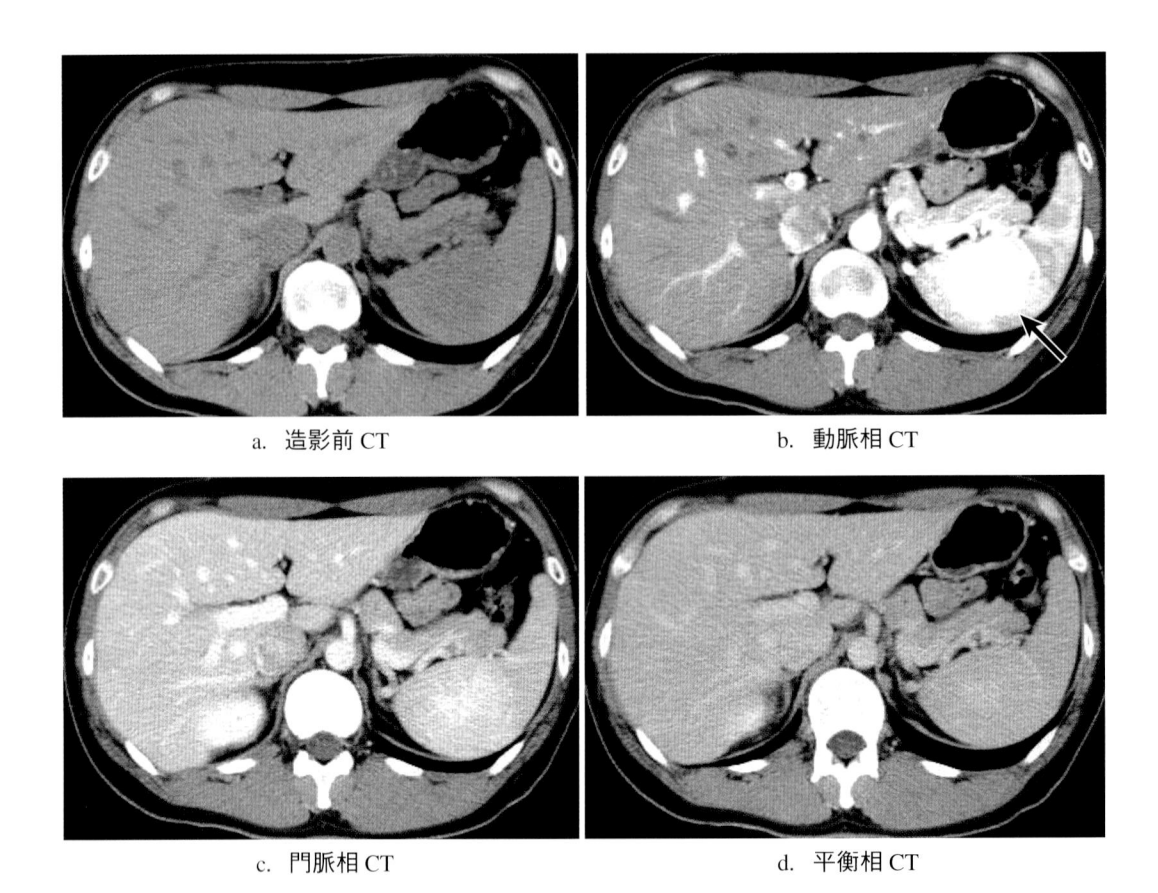

a. 造影前 CT
b. 動脈相 CT
c. 門脈相 CT
d. 平衡相 CT

**図 152　脾血管腫；Splenic hemangioma**

造影前には淡く低吸収，動脈相で強く染まり（矢印），門脈相や平衡相でほぼ脾と等吸収を示している．いずれの相でも血管と同程度の吸収値を示している．3年間経過が見られたが脾腫瘤の増大はない．

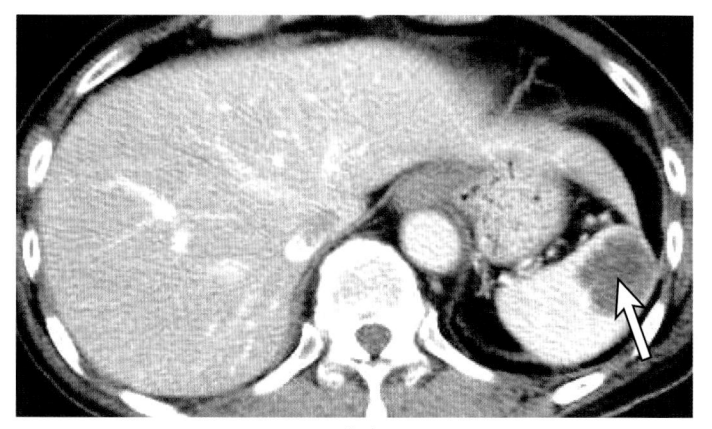

a. 平衡相 CT

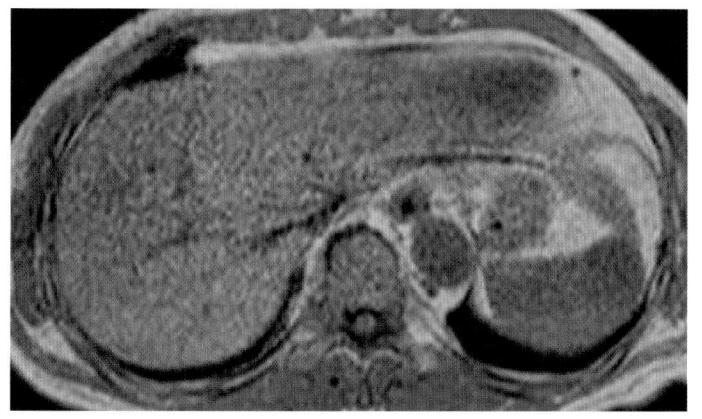

b. T1 強調 MR 画像

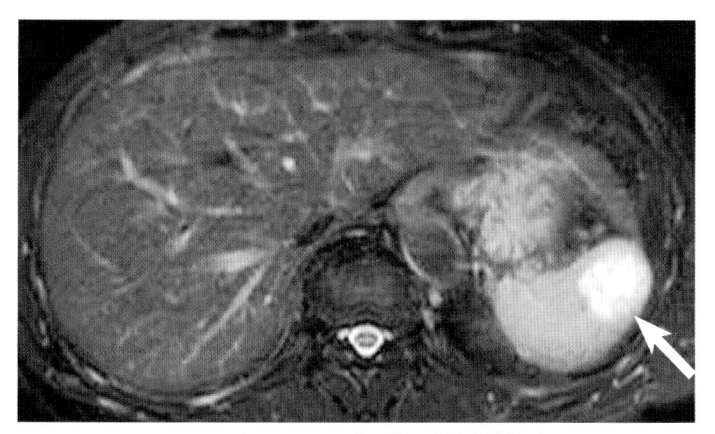

c. T2 強調 MR 画像（脂肪抑制併用）

**図 153　脾血管腫；Splenic hemangioma**

造影 CT では内部に隔壁を認める（a の矢印）．T1 強調 MR 画像では等信号，T2 強調 MR 画像では腫瘍は全体に高信号で内部に強い高信号を認める（c の矢印）．

a. 造影前 CT　　b. 動脈相 CT

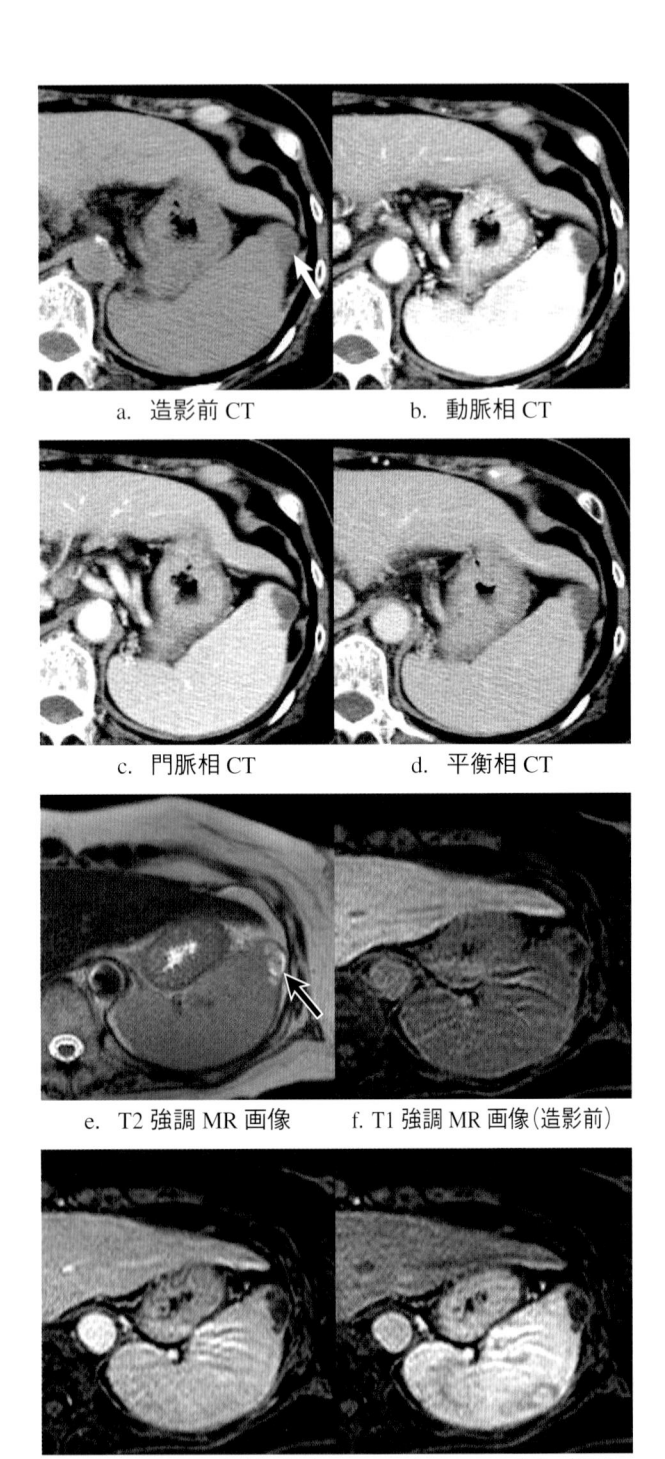

c. 門脈相 CT　　d. 平衡相 CT

e. T2 強調 MR 画像　　f. T1 強調 MR 画像（造影前）

g. T1 強調 MR 画像（動脈相）　　h. T1 強調 MR 画像（平衡相）

**図 154　脾過誤腫；Splenic hamartoma**

脾前縁の腫瘤は造影前の CT で低吸収を示し（a の矢印），造影後のどの相でも明らかな増強は見られない．T2 強調 MR 像では高信号と等信号が混在しており（e の矢印），造影前の T1 強調画像では低信号，造影後は動脈相でも平衡相でも染まりは認めない．

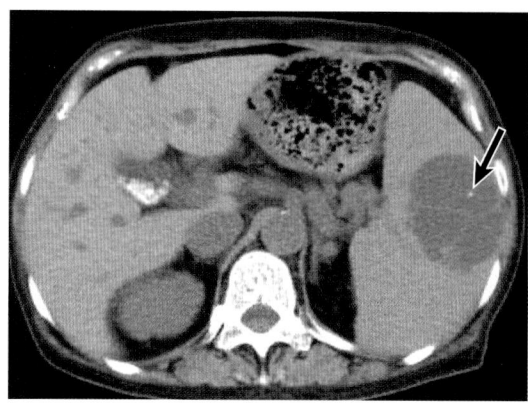

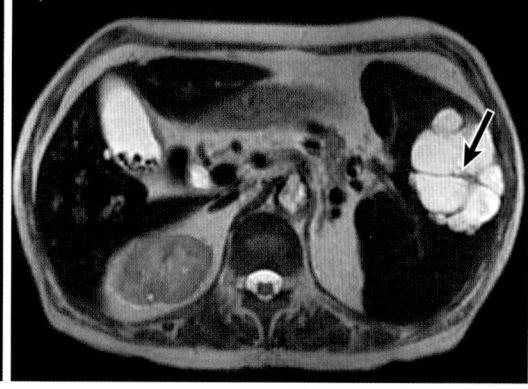

a. 非造影 CT　　　　　　　　　　　　b. T2 強調 MR 画像

**図 155　脾リンパ管腫；Splenic lymphangioma**

CT で脾に低吸収腫瘤が認められる．腫瘤内部には隔壁が見られ，一部に石灰化を認める（aの矢印）．T2 強調 MR 画像では内部は高信号であり，低信号の明瞭な隔壁を認める（bの矢印）．この症例では胆石も認められる．

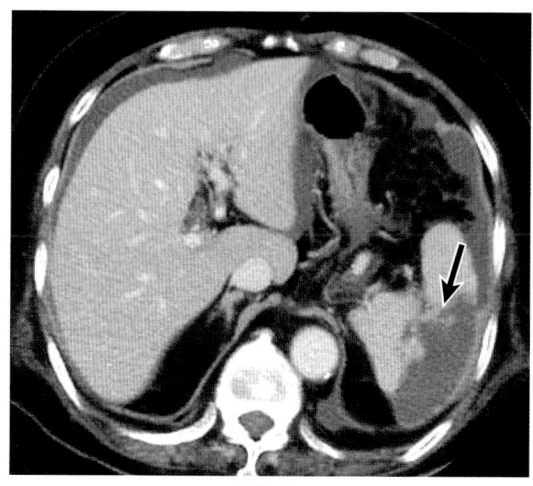

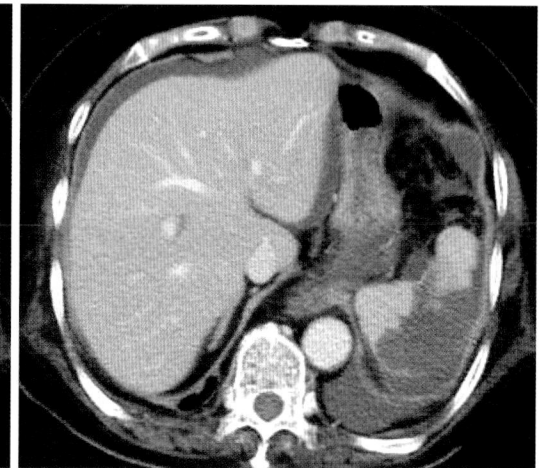

a. 平衡相 CT　　　　　　　　　　　　b. 平衡相 CT

**図 156　脾梗塞；Splenic infarction**

脾の内部に壊死に陥った梗塞部分が楔形の低吸収域として認められる（aの矢印）．肝周囲や脾周囲の横隔膜下に腹水貯留があり，左胸水も見られる．

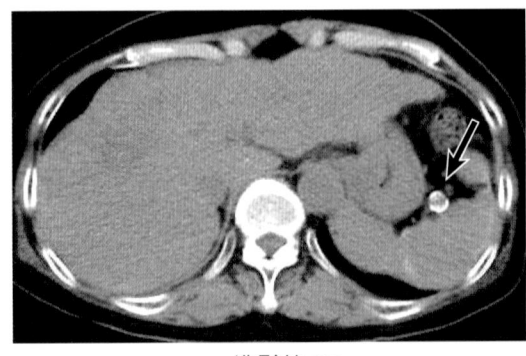

a. 造影前 CT

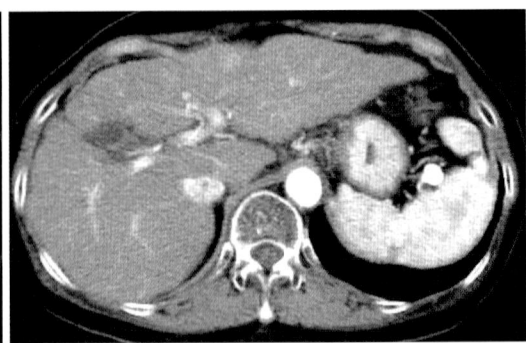

b. 動脈相 CT

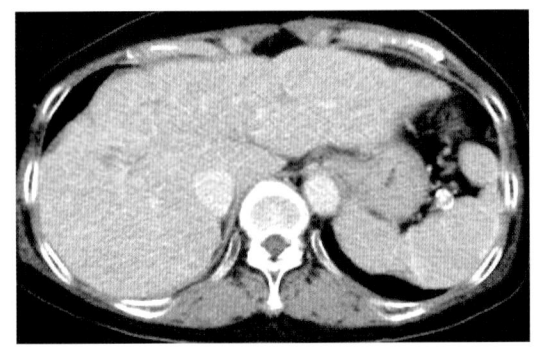

c. 平衡相 CT

**図 157　脾動脈瘤；Splenic anurysm**

脾門部に径 1.3cm 大の石灰化を伴う腫瘤を認める（矢印）．腫瘤は脾動脈と連続性を有し，動脈相，平衡相で血管内腔と同様に造影され，脾動脈瘤と診断できる．軽度の脾腫が見られる．

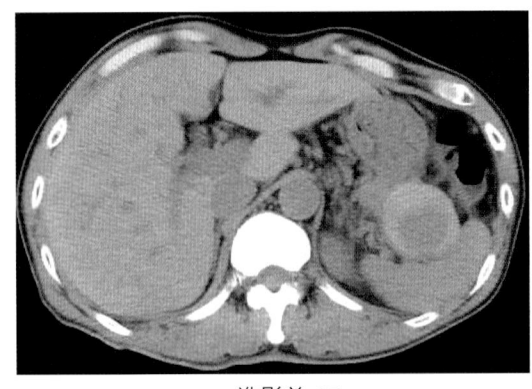

a. 造影前 CT

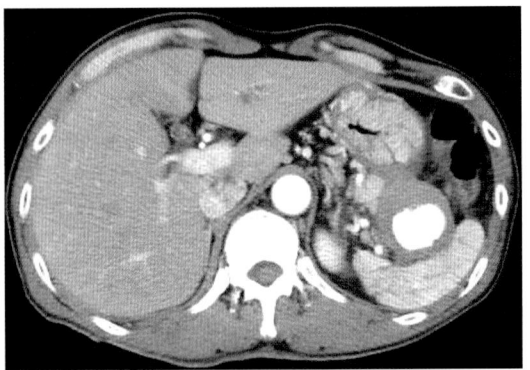

b. 動脈相 CT

**図 158　脾動脈瘤（破裂）；Splenic anurysm（rupture）**

脾門部に 3cm 大の腫瘤が見られ，造影前には低吸収，造影後の動脈相では動脈と同程度に染まり，動脈瘤と診断できる．その周囲には造影前にやや高吸収の領域が認められ，造影 CT では造影効果を認めず，出血と考えられる．

## 脾出血 (Splenic hemorrhage)

脾出血の原因には外傷性脾損傷，動脈瘤の破裂，悪性腫瘍の脾転移巣からの出血などがある（図159）．いずれにしても出血部は，非造影CTで周囲脾実質よりも高吸収を示し，造影CTでは増強効果が見られないことで診断できる．出血の原因を特定することは治療に直結するため，緊急時のCTでもダイナミック造影を可能なかぎり行うべきである．

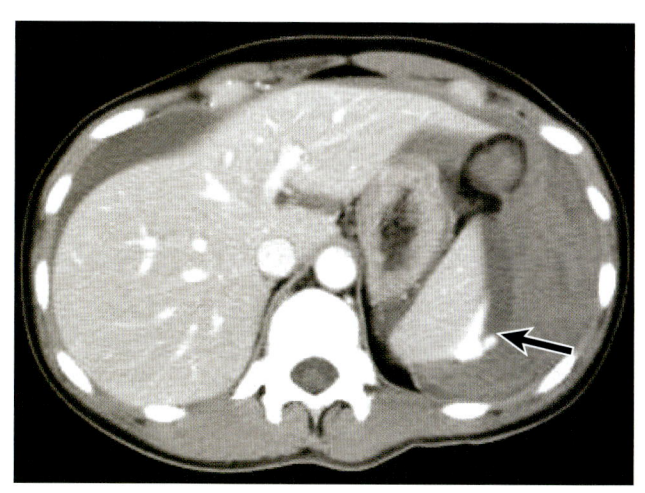

a. 門脈相CT

脾周囲には高吸収の造影剤貯留が見られる（aの矢印）．左横隔膜下にはそれを取り巻くように腹水よりもやや高吸収の腹水が見られ，血性腹水と考えられる．血管造影で造影剤の漏出が見られる（bの矢印）．

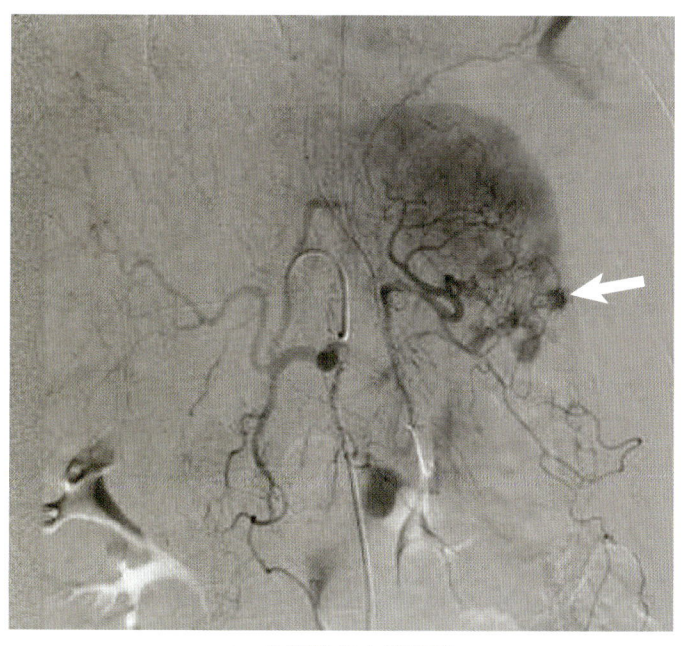

b. 腹腔動脈血管造影

図159 脾出血；Splenic hemorrhage

## 脾腫 (Splenomegaly)

脾臓は年齢，性別，体格によりサイズに個人差があり，脾腫の定義はいくつか存在する．1 例を挙げると，図 160 のようになる．脾腫の原因はさまざまであり，門脈圧亢進症，血液疾患（白血病，悪性リンパ腫，血小板減少性紫斑病，鉄欠乏性貧血など），感染症（敗血症，亜急性細菌性心内膜炎，伝染性単核球症，結核など），代謝性疾患（Gaucher 病，Niemann-Pick 病，アミロイドーシス，ウィルソン病）などがある．

## 副脾 (Accessory spleen)

副脾の発生頻度は剖検例で 10〜30％と報告されており，比較的遭遇する機会が多い．

脾の周囲であれば副脾の診断は容易であるが，膵内副脾は時に診断が困難でありまた膵癌と鑑別する必要がある[207]．ダイナミック CT や MRI で脾と同様の造影効果を示す（動脈相で島状濃染，門脈相−平衡相での均一濃染），あるいは SPIO 造影剤で脾と同様の取り込みを示すこと（SPIO 造影後 T2 強調画像での信号低下）が診断の根拠になる[208]（図 161）．

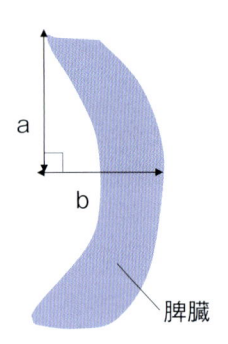

**図 160 脾腫の定義；Definition of Splenomegaly**

図の a × b（単位は cm）が 20 よりも大きい場合に脾腫と定義する．
a と b は垂直になっている．

a. 造影前 CT

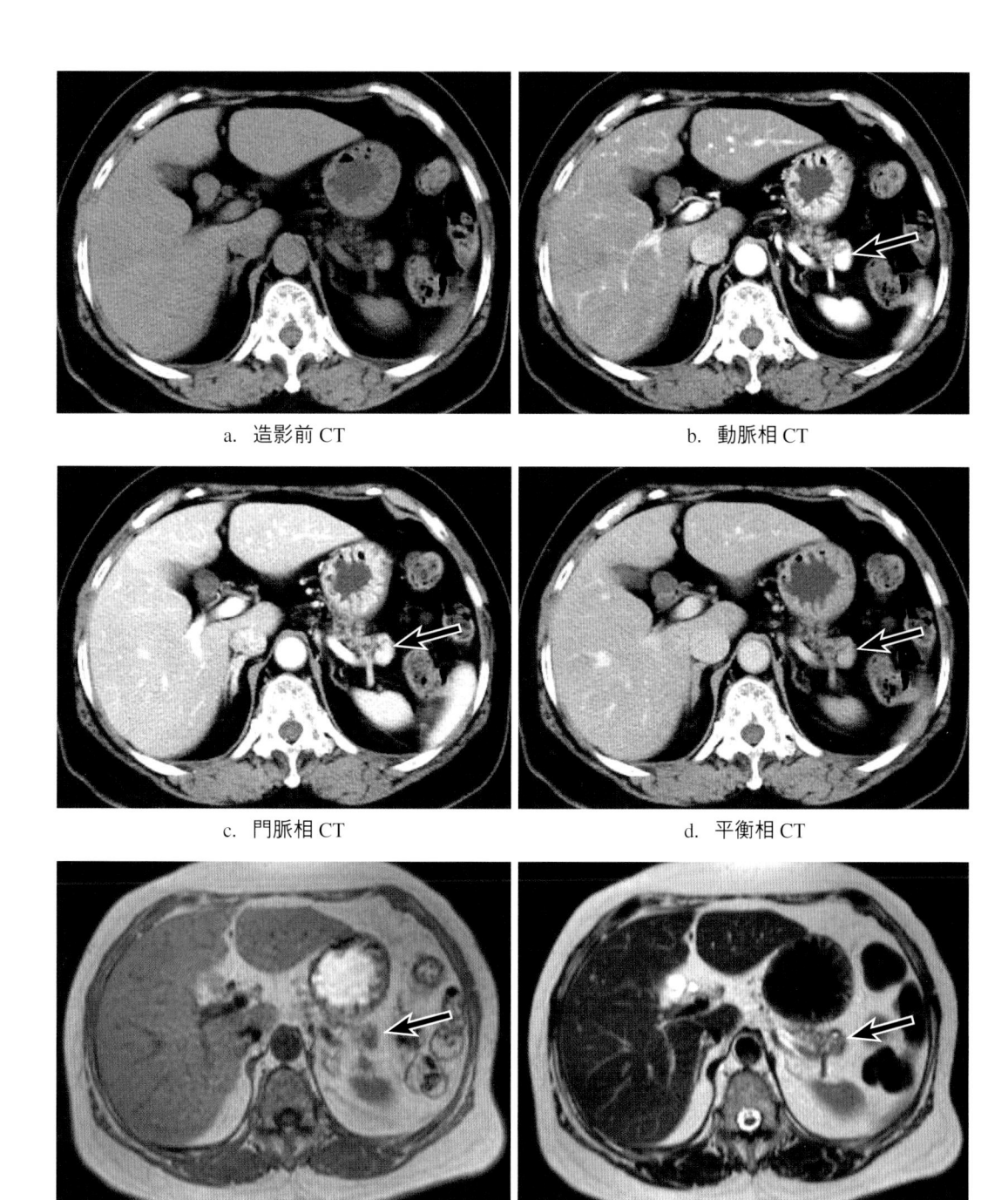

b. 動脈相 CT

c. 門脈相 CT

d. 平衡相 CT

e. T1 強調 MR 画像

f. T2 強調 MR 画像

**図 161　膵内副脾；Accessory spleen in the pancreas**

膵尾部に小結節を認め，動脈相で濃染，門脈相から平衡相でも染まりが見られる（b, c, d の矢印）．脾は画面の一部に見られるがこの膵尾部内の小結節と同程度の染まり方であり，膵内副脾が疑われた．T1 強調 MR 画像では脾よりわずかに低信号（e の矢印），T2 強調 MR 画像ではほぼ等信号を示している（f の矢印）．

## ◆参考文献

1) Murakami T, Onishi H, Mikami K, Iannaccone R, Federle MP, Kim T, et al. Determining the optimal timing for early arterial phase hepatic CT imaging by measuring abdominal aortic enhancement in variable contrast injection protocols. J Comput Assist Tomogr 2006; 30: 206-11.
2) Takahashi S, Murakami T, Takamura M, Kim T, Hori M, Narumi Y, et al. Multi-detector row helical CT angiography of hepatic vessels: depiction with dual-arterial phase acquisition during single breath hold. Radiology 2002; 222: 81-8.
3) Berrington de Gonzalez A, Darby S. Risk of cancer from diagnostic X-rays: estimates for the UK and 14 other countries. Lancet 2004; 363: 345-51.
4) Noguchi Y, Murakami T, Kim T, Hori M, Osuga K, Kawata S, et al. Detection of hepatocellular carcinoma: comparison of dynamic MR imaging with dynamic double arterial phase helical CT. AJR Am J Roentgenol 2003; 180: 455-60.
5) Hori M, Murakami T, Kim T, Tsuda K, Takahashi S, Okada A, et al. Detection of hypervascular hepatocellular carcinoma: comparison of SPIO-enhanced MRI with dynamic helical CT. J Comput Assist Tomogr 2002; 26: 701-10.
6) Hori M, Murakami T, Oi H, Kim T, Takahashi S, Matsushita M, et al. Sensitivity in detection of hypervascular hepatocellular carcinoma by helical CT with intra-arterial injection of contrast medium, and by helical CT and MR imaging with intravenous injection of contrast medium. Acta Radiol 1998; 39: 144-51.
7) Di Martino M, Marin D, Guerrisi A, Baski M, Galati F, Rossi M, et al. Intraindividual comparison of gadoxetate disodium-enhanced MR imaging and 64-section multidetector CT in the Detection of hepatocellular carcinoma in patients with cirrhosis. Radiology 2010; 256: 806-16.
8) Bae KT, Heiken JP, Brink JA. Aortic and hepatic peak enhancement at CT: effect of contrast medium injection rate-pharmacokinetic analysis and experimental porcine model. Radiology 1998; 206: 455-64.
9) Tada S, Fukud K, Aoyagi Y, Harada J. CT of abdominal malignancies: dynamic approach. AJR Am J Roentgenol 1980; 135: 455-61.
10) Young SW, Turner RJ, Castellino RA. A strategy for the contrast enhancement of malignant tumors using dynamic computed tomography and intravascular pharmacokinetics. Radiology 1980; 137: 137-47.
11) Araki T, Itai Y, Furui S, Tasaka A. Dynamic CT densitometry of hepatic tumors. AJR Am J Roentgenol 1980; 135: 1037-43.
12) Murakami T, Kim T, Takamura M, Hori M, Takahashi S, Federle MP, et al. Hypervascular hepatocellular carcinoma: detection with double arterial phase multi-detector row helical CT. Radiology 2001; 218: 763-7.
13) Ichikawa T, Erturk SM, Araki T. Multiphasic contrast-enhanced multidetector-row CT of liver: contrast-enhancement theory and practical scan protocol with a combination of fixed injection duration and patients' body-weight-tailored dose of contrast material. Eur J Radiol 2006; 58: 165-76.
14) Goshima S, Kanematsu M, Kondo H, Yokoyama R, Miyoshi T, Nishibori H, et al. MDCT of the liver and hypervascular hepatocellular carcinomas: optimizing scan delays for bolus-tracking techniques of hepatic arterial and portal venous phases. AJR Am J Roentgenol 2006; 187: W25-32.
15) Earls JP, Rofsky NM, DeCorato DR, Krinsky GA, Weinreb JC. Breath-hold single-dose gadolinium-enhanced three-dimensional MR aortography: usefulness of a timing examination and MR power injector. Radiology 1996; 201: 705-10.
16) Choi BI, Han JK, Cho JM, Choi DS, Han MC, Lee HS, et al. Characterization of focal hepatic tumors. Value of two-phase scanning with spiral computed tomography. Cancer 1995; 76: 2434-42.
17) Okada M, Murakami T, Kumano S, Imaoka I, Shimono T, Ashikaga R, et al. Comparison between one-route and two-route injection for liver and aortic enhancement using MDCT. AJR Am J Roentgenol 2008; 190: W323-6.
18) Heiken JP, Brink JA, McClennan BL, Sagel SS, Crowe TM, Gaines MV. Dynamic incremental CT: effect of volume and concentration of contrast material and patient weight on hepatic enhancement. Radiology 1995; 195: 353-7.

19) Awai K, Inoue M, Yagyu Y, Watanabe M, Sano T, Nin S, et al. Moderate versus high concentration of contrast material for aortic and hepatic enhancement and tumor-to-liver contrast at multidetector row CT. Radiology 2004; 233: 682-8.
20) Yamashita Y, Komohara Y, Takahashi M, Uchida M, Hayabuchi N, Shimizu T, et al. Abdominal helical CT: evaluation of optimal doses of intravenous contrast material--a prospective randomized study. Radiology 2000; 216: 718-23.
21) Yanaga Y, Awai K, Nakaura T, Namimoto T, Oda S, Funama Y, et al. Optimal contrast dose for depiction of hypervascular hepatocellular carcinoma at dynamic CT using 64-MDCT. AJR Am J Roentgenol 2008; 190: 1003-9.
22) Yagyu Y, Awai K, Inoue M, Watai R, Sano T, Hasegawa H, et al. MDCT of hypervascular hepatocellular carcinomas: a prospective study using contrast materials with different iodine concentrations. AJR Am J Roentgenol 2005; 184: 1535-40.
23) Yanaga Y, Awai K, Nakaura T, Oda S, Funama Y, Bae KT, et al. Effect of contrast injection protocols with dose adjusted to the estimated lean patient body weight on aortic enhancement at CT angiography. AJR Am J Roentgenol 2009; 192: 1071-8.
24) Kondo H, Kanematsu M, Goshima S, Tomita Y, Miyoshi T, Hatcho A, et al. Abdominal multidetector CT in patients with varying body fat percentages: estimation of optimal contrast material dose. Radiology 2008; 249: 872-7.
25) Yanaga Y, Awai K, Nakaura T, Utsunomiya D, Oda S, Hirai T, et al. Contrast material injection protocol with the dose adjusted to the body surface area for MDCT aortography. AJR Am J Roentgenol; 194: 903-8.
26) Kagawa Y, Okada M, Yagyu Y, Kumano S, Kanematsu M, Kudo M, et al. Optimal scan timing of the hepatic arterial-phase imaging of hypervascular hepatocellular carcinoma determined by multiphasic fast CT imaging technique. Acta Radiol 2013 (in press).
27) Tsushima Y, Funabasama S, Sanada S, Aoki J, Endo K. Perfusion changes of hepatic parenchyma due to infectious hepatobiliary disease: demonstration by perfusion CT. Comput Med Imaging Graph 2003; 27: 289-91.
28) Tsuji Y, Yamamoto H, Yazumi S, Watanabe Y, Matsueda K, Yamamoto H, et al. Perfusion computerized tomography can predict pancreatic necrosis in early stages of severe acute pancreatitis. Clin Gastroenterol Hepatol 2007; 5: 1484-92.
29) Kiryu S, Okada Y, Ohtomo K. Differentiation between hemangiomas and cysts of the liver with single-shot fast-spin echo image using short and long TE. J Comput Assist Tomogr 2002; 26: 687-90.
30) Onishi H, Matsushita M, Murakami T, Tono T, Okamoto S, Aoki Y, et al. MR appearances of radiofrequency thermal ablation region: histopathologic correlation with dog liver models and an autopsy case. Acad Radiol 2004; 11: 1180-9.
31) Nasu K, Kuroki Y, Tsukamoto T, Nakajima H, Mori K, Minami M. Diffusion-weighted imaging of surgically resected hepatocellular carcinoma: imaging characteristics and relationship among signal intensity, apparent diffusion coefficient, and histopathologic grade. AJR Am J Roentgenol 2009; 193: 438-44.
32) Nasu K, Kuroki Y, Nawano S, Kuroki S, Tsukamoto T, Yamamoto S, et al. Hepatic metastases: diffusion-weighted sensitivity-encoding versus SPIO-enhanced MR imaging. Radiology 2006; 239: 122-30.
33) Cornfeld D, Weinreb J. Simple changes to 1.5-T MRI abdomen and pelvis protocols to optimize results at 3 T. AJR Am J Roentgenol 2008; 190: W140-50.
34) Imai Y, Murakami T, Yoshida S, Nishikawa M, Ohsawa M, Tokunaga K, et al. Superparamagnetic iron oxide-enhanced magnetic resonance images of hepatocellular carcinoma: correlation with histological grading. Hepatology 2000; 32: 205-12.
35) Saito K, Kotake F, Ito N, Ozuki T, Mikami R, Abe K, et al. Gd-EOB-DTPA enhanced MRI for hepatocellular carcinoma: quantitative evaluation of tumor enhancement in hepatobiliary phase. Magn Reson Med Sci 2005; 4: 1-9.
36) Tsuda N, Okada M, Murakami T. Potential of

gadolinium-ethoxybenzyl-diethylenetriamine pentaacetic acid (Gd-EOB-DTPA) for differential diagnosis of nonalcoholic steatohepatitis and fatty liver in rats using magnetic resonance imaging. Invest Radiol 2007; 42: 242-7.

37) Kogita S, Imai Y, Okada M, Kim T, Onishi H, Takamura M, et al. Gd-EOB-DTPA-enhanced magnetic resonance images of hepatocellular carcinoma: correlation with histological grading and portal blood flow. Eur Radiol 2010; 20: 2405-13.

38) Okada M, Imai Y, Kim T, Kogita S, Takamura M, Kumano S, et al. Comparison of enhancement patterns of histologically confirmed hepatocellular carcinoma between gadoxetate- and ferucarbotran-enhanced magnetic resonance imaging. J Magn Reson Imaging 2010; 32: 903-13.

39) Motosugi U, Ichikawa T, Sano K, Sou H, Onohara K, Muhi A, et al. Outcome of hypovascular hepatic nodules revealing no gadoxetic acid uptake in patients with chronic liver disease. J Magn Reson Imaging 2011; 34: 88-94.

40) Narita M, Hatano E, Arizono S, Miyagawa-Hayashino A, Isoda H, Kitamura K, et al. Expression of OATP1B3 determines uptake of Gd-EOB-DTPA in hepatocellular carcinoma. J Gastroenterol 2009; 44: 793-8.

41) Tsuboyama T, Onishi H, Kim T, Akita H, Hori M, Tatsumi M, et al. Hepatocellular carcinoma: hepatocyte-selective enhancement at gadoxetic acid-enhanced MR imaging–correlation with expression of sinusoidal and canalicular transporters and bile accumulation. Radiology 2010; 255: 824-33.

42) Kitao A, Zen Y, Matsui O, Gabata T, Kobayashi S, Koda W, et al. Hepatocellular carcinoma: signal intensity at gadoxetic acid-enhanced MR Imaging–correlation with molecular transporters and histopathologic features. Radiology 2010; 256: 817-26.

43) Huppertz A, Balzer T, Blakeborough A, Breuer J, Giovagnoni A, Heinz-Peer G, et al. Improved detection of focal liver lesions at MR imaging: multicenter comparison of gadoxetic acid-enhanced MR images with intraoperative findings. Radiology 2004; 230: 266-75.

44) Zech CJ, Herrmann KA, Reiser MF, Schoenberg SO. MR imaging in patients with suspected liver metastases: value of liver-specific contrast agent Gd-EOB-DTPA. Magn Reson Med Sci 2007; 6: 43-52.

45) Vogl TJ, Kummel S, Hammerstingl R, Schellenbeck M, Schumacher G, Balzer T, et al. Liver tumors: comparison of MR imaging with Gd-EOB-DTPA and Gd-DTPA. Radiology 1996; 200: 59-67.

46) Huppertz A, Haraida S, Kraus A, Zech CJ, Scheidler J, Breuer J, et al. Enhancement of focal liver lesions at gadoxetic acid-enhanced MR imaging: correlation with histopathologic findings and spiral CT–initial observations. Radiology 2005; 234: 468-78.

47) Kim KA, Herigault G, Kim MJ, Chung YE, Hong HS, Choi SY. Three-dimensional contrast-enhanced hepatic MR imaging: comparison between a centric technique and a linear approach with partial Fourier along both slice and phase directions. J Magn Reson Imaging 2011; 33: 160-6.

48) Kagawa Y, Okada M, Kumano S, Katsube T, Imaoka I, Tanigawa N, et al. Optimal scanning protocol of arterial dominant phase for hypervascular hepatocellular carcinoma with gadolinium-ethoxybenzyl-diethylenetriamine pentaacetic acid-enhanced MR. J Magn Reson Imaging 2011; 33: 864-72.

49) Nakamura Y, Ohmoto T, Saito T, Kajima T, Nishimaru E, Ito K. Effects of gadolinium-ethoxybenzyl-diethylenetriamine pentaacetic acid on T2-weighted MRCP. Magn Reson Med Sci 2009; 8: 143-8.

50) Hammerstingl R, Huppertz A, Breuer J, Balzer T, Blakeborough A, Carter R, et al. Diagnostic efficacy of gadoxetic acid (Primovist)-enhanced MRI and spiral CT for a therapeutic strategy: comparison with intraoperative and histopathologic findings in focal liver lesions. Eur Radiol 2008; 18: 457-67.

51) Katsube T, Okada M, Kumano S, Hori M, Imaoka I, Ishii K, et al. Estimation of liver function using T1 mapping on Gd-EOB-DTPA-enhanced magnetic resonance imaging. Invest Radiol 2011; 46: 277-83.

52) Jung G, Breuer J, Poll LW, Koch JA, Balzer T, Chang S, et al. Imaging characteristics of hepatocellular carcinoma using the hepatobiliary contrast agent Gd-EOB-DTPA. Acta Radiol 2006; 47: 15-23.

53) Ringe KI, Husarik DB, Sirlin CB, Merkle EM. Gadoxetate disodium-enhanced MRI of the liver: part 1, protocol optimization and lesion appearance in the noncirrhotic liver. AJR Am J Roentgenol 2010; 195: 13-28.

54) Zech CJ, Vos B, Nordell A, Urich M, Blomqvist L, Breuer J, et al. Vascular enhancement in early dynamic liver MR imaging in an animal model: comparison of two injection regimen and two different doses Gd-EOB-DTPA (gadoxetic acid) with standard Gd-DTPA. Invest Radiol 2009; 44: 305-10.

55) Haradome H, Grazioli L, Tsunoo M, Tinti R, Frittoli B, Gambarini S, et al. Can MR fluoroscopic triggering technique and slow rate injection provide appropriate arterial phase images with reducing artifacts on gadoxetic acid-DTPA (Gd-EOB-DTPA)-enhanced hepatic MR imaging? J Magn Reson Imaging 2010; 32: 334-40.

56) Tamada T, Ito K, Higaki A, Yoshida K, Kanki A, Sato T, et al. Gd-EOB-DTPA-enhanced MR imaging: evaluation of hepatic enhancement effects in normal and cirrhotic livers. Eur J Radiol 2011; 80: e311-6.

57) Chung SH, Kim MJ, Choi JY, Hong HS. Comparison of two different injection rates of gadoxetic acid for arterial phase MRI of the liver. J Magn Reson Imaging 2010; 31: 365-72.

58) Feuerlein S, Boll DT, Gupta RT, Ringe KI, Marin D, Merkle EM. Gadoxetate disodium-enhanced hepatic MRI: dose-dependent contrast dynamics of hepatic parenchyma and portal vein. AJR Am J Roentgenol 2010; 196: W18-24.

59) Nakashima O, Sugihara S, Kage M, Kojiro M. Pathomorphologic characteristics of small hepatocellular carcinoma: a special reference to small hepatocellular carcinoma with indistinct margins. Hepatology 1995; 22: 101-5.

60) Chuma M, Sakamoto M, Yamazaki K, Ohta T, Ohki M, Asaka M, et al. Expression profiling in multistage hepatocarcinogenesis: identification of HSP70 as a molecular marker of early hepatocellular carcinoma. Hepatology 2003; 37: 198-207.

61) Nakamura K, Zen Y, Sato Y, Kozaka K, Matsui O, Harada K, et al. Vascular endothelial growth factor, its receptor Flk-1, and hypoxia inducible factor-1alpha are involved in malignant transformation in dysplastic nodules of the liver. Hum Pathol 2007; 38: 1532-46.

62) International Consensus Group for Hepatocellular Neoplasia.Pathologic diagnosis of early hepatocellular carcinoma: a report of the international consensus group for hepatocellular neoplasia. Hepatology 2009; 49: 658-64.

63) Nakano M, Saito A, Yamamoto M, Doi M, Takasaki K. Stromal and blood vessel wall invasion in well-differentiated hepatocellular carcinoma. Liver 1997; 17: 41-6.

64) Hayashi M, Matsui O, Ueda K, Kawamori Y, Gabata T, Kadoya M. Progression to hypervascular hepatocellular carcinoma: correlation with intranodular blood supply evaluated with CT during intraarterial injection of contrast material. Radiology 2002; 225: 143-9.

65) Hayashi M, Matsui O, Ueda K, Kawamori Y, Kadoya M, Yoshikawa J, et al. Correlation between the blood supply and grade of malignancy of hepatocellular nodules associated with liver cirrhosis: evaluation by CT during intraarterial injection of contrast medium. AJR Am J Roentgenol 1999; 172: 969-76.

66) Matsui O. Imaging of multistep human hepatocarcinogenesis by CT during intra-arterial contrast injection. Intervirology 2004; 47: 271-6.

67) Matsui O, Kadoya M, Kameyama T, Yoshikawa J, Takashima T, Nakanuma Y, et al. Benign and malignant nodules in cirrhotic livers: distinction based on blood supply. Radiology 1991; 178: 493-7.

68) Sakamoto M, Hirohashi S. Natural history and prognosis of adenomatous hyperplasia and early hepatocellular carcinoma: multi-institutional analysis of 53 nodules followed up for more than 6 months and 141 patients with single early

hepatocellular carcinoma treated by surgical resection or percutaneous ethanol injection. Jpn J Clin Oncol 1998; 28: 604-8.
69) Tanimoto A, Lee JM, Murakami T, Huppertz A, Kudo M, Grazioli L. Consensus report of the 2nd International Forum for Liver MRI. Eur Radiol 2009; 19 Suppl 5: S975-89.
70) Bruix J, Sherman M. Management of hepatocellular carcinoma: an update. Hepatology 2011; 53: 1020-2.
71) Hyodo T, Murakami T, Imai Y, okada M, Hori M, Kagawa Y, Kogita S, Kumano S, Kudo M, Mochizuki T. Hypovascular nodules in chronic liver disease: risk factors for developing hypervascular hepatocellular carcinoma. Radiology 2013; 266: 480-90.
72) Onishi H, Kim T, Imai Y, Hori M, Nagano H, Nakaya Y, et al. Hypervascular hepatocellular carcinomas: detection with gadoxetate disodium-enhanced MR imaging and multiphasic multidetector CT. Eur Radiol 2012; 22: 845-54.
73) Kim T, Murakami T, Hasuike Y, Gotoh M, Kato N, Takahashi M, et al. Experimental hepatic dysfunction: evaluation by MRI with Gd-EOB-DTPA. J Magn Reson Imaging 1997; 7: 683-8.
74) Beets-Tan RG, Van Engelshoven JM, Greve JW. Hepatic adenoma and focal nodular hyperplasia: MR findings with superparamagnetic iron oxide-enhanced MRI. Clin Imaging 1998; 22: 211-5.
75) Shin W, Gu H, Yang Y. Fast high-resolution T1 mapping using inversion-recovery Look-Locker echo-planar imaging at steady state: optimization for accuracy and reliability. Magn Reson Med 2009; 61: 899-906.
76) Tanimoto A, Yuasa Y, Shinmoto H, Jinzaki M, Imai Y, Okuda S, et al. Superparamagnetic iron oxide-mediated hepatic signal intensity change in patients with and without cirrhosis: pulse sequence effects and Kupffer cell function. Radiology 2002; 222: 661-6.
77) Pauleit D, Textor J, Bachmann R, Conrad R, Flacke S, Layer G, et al. Hepatocellular carcinoma: detection with gadolinium- and ferumoxides-enhanced MR imaging of the liver. Radiology 2002; 222: 73-80.
78) Tanimoto A, Kuribayashi S. Application of superparamagnetic iron oxide to imaging of hepatocellular carcinoma. Eur J Radiol 2006; 58: 200-16.
79) Seneterre E, Taourel P, Bouvier Y, Pradel J, Van Beers B, Daures JP, et al. Detection of hepatic metastases: ferumoxides-enhanced MR imaging versus unenhanced MR imaging and CT during arterial portography. Radiology 1996; 200: 785-92.
80) Ward J, Naik KS, Guthrie JA, Wilson D, Robinson PJ. Hepatic lesion detection: comparison of MR imaging after the administration of superparamagnetic iron oxide with dual-phase CT by using alternative-free response receiver operating characteristic analysis. Radiology 1999; 210: 459-66.
81) Ward J, Robinson PJ, Guthrie JA, Downing S, Wilson D, Lodge JP, et al. Liver metastases in candidates for hepatic resection: comparison of helical CT and gadolinium- and SPIO-enhanced MR imaging. Radiology 2005; 237: 170-80.
82) Kumano S, Murakami T, Kim T, Hori M, Okada A, Sugiura T, et al. Using superparamagnetic iron oxide-enhanced MRI to differentiate metastatic hepatic tumors and nonsolid benign lesions. AJR Am J Roentgenol 2003; 181: 1335-9.
83) Poeckler-Schoeniger C, Koepke J, Gueckel F, Sturm J, Georgi M. MRI with superparamagnetic iron oxide: efficacy in the detection and characterization of focal hepatic lesions. Magn Reson Imaging 1999; 17: 383-92.
84) Tanimoto A, Wakabayashi G, Shinmoto H, Okuda S, Kuribayashi S, Mukai M. The mechanism of ring enhancement in hepatocellular carcinoma on superparamagnetic iron oxide-enhanced T1-weighted images: an investigation into peritumoral Kupffer cells. J Magn Reson Imaging 2005; 21: 230-6.
85) Mori K, Fukuda K, Asaoka H, Ueda T, Kunimatsu A, Okamoto Y, et al. Radiofrequency ablation of the liver: determination of ablative margin at MR imaging with impaired clearance of ferucarbotran –feasibility study. Radiology 2009; 251: 557-65.
86) Ward J, Guthrie JA, Scott DJ, Atchley J, Wilson D, Davies MH, et al. Hepatocellular carcinoma in the cirrhotic liver: double-contrast MR imaging for

diagnosis. Radiology 2000; 216: 154-62.
87) 工藤正俊，畑中絹世，鄭浩柄，他．肝細胞癌治療支援における Sonazoid 造影エコー法の新技術の提唱：Defect Re-perfusion Imaging の有用性．肝臓 2007; 48: 299-301.
88) Schindera ST, Nelson RC, Mukundan S Jr., Paulson EK, Jaffe TA, Miller CM, et al. Hypervascular liver tumors: low tube voltage, high tube current multi-detector row CT for enhanced detection--phantom study. Radiology 2008; 246: 125-32.
89) Funama Y, Awai K, Nakayama Y, Kakei K, Nagasue N, Shimamura M, et al. Radiation dose reduction without degradation of low-contrast detectability at abdominal multisection CT with a low-tube voltage technique: phantom study. Radiology 2005; 237: 905-10.
90) Nakayama Y, Awai K, Funama Y, Hatemura M, Imuta M, Nakaura T, et al. Abdominal CT with low tube voltage: preliminary observations about radiation dose, contrast enhancement, image quality, and noise. Radiology 2005; 237: 945-51.
91) Nakayama Y, Awai K, Funama Y, Liu D, Nakaura T, Tamura Y, et al. Lower tube voltage reduces contrast material and radiation doses on 16-MDCT aortography. AJR Am J Roentgenol 2006; 187: W490-7.
92) Couinaud C. Lobes et segments hépatiques : notes sur l'architecture anatomique et chirurgicale du foie. Presse Med 1954; 62: 709-12.
93) Sano K, Ichikawa T, Motosugi U, Sou H, Muhi AM, Matsuda M, et al. Imaging study of early hepatocellular carcinoma: usefulness of gadoxetic acid-enhanced MR imaging. Radiology 2011; 261: 834-44.
94) Kadoya M, Matsui O, Takashima T, Nonomura A. Hepatocellular carcinoma: correlation of MR imaging and histopathologic findings. Radiology 1992; 183: 819-25.
95) Desmet VJ. East-West pathology agreement on precancerous liver lesions and early hepatocellular carcinoma. Hepatology 2009; 49: 355-7.
96) Okazaki I, Wada N, Nakano M, Saito A, Takasaki K, Doi M, et al. Difference in gene expression for matrix metalloproteinase-1 between early and advanced hepatocellular carcinomas. Hepatology 1997; 25: 580-4.
97) Ueda K, Matsui O, Kawamori Y, Nakanuma Y, Kadoya M, Yoshikawa J, et al. Hypervascular hepatocellular carcinoma: evaluation of hemodynamics with dynamic CT during hepatic arteriography. Radiology 1998; 206: 161-6.
98) Kanai T, Hirohashi S, Upton MP, Noguchi M, Kishi K, Makuuchi M, et al. Pathology of small hepatocellular carcinoma. A proposal for a new gross classification. Cancer 1987; 60: 810-9.
99) Shimada M, Rikimaru T, Hamatsu T, Yamashita Y, Terashi T, Taguchi K, et al. The role of macroscopic classification in nodular-type hepatocellular carcinoma. Am J Surg 2001; 182: 177-82.
100) Park YN, Kojiro M, Di Tommaso L, Dhillon AP, Kondo F, Nakano M, et al. Ductular reaction is helpful in defining early stromal invasion, small hepatocellular carcinomas, and dysplastic nodules. Cancer 2007; 109: 915-23.
101) Motosugi U, Ichikawa T, Sou H, Sano K, Tominaga L, Muhi A, et al. Distinguishing hypervascular pseudolesions of the liver from hypervascular hepatocellular carcinomas with gadoxetic acid-enhanced MR imaging. Radiology 2010; 256: 151-8.
102) Mazzaferro V, Regalia E, Doci R, Andreola S, Pulvirenti A, Bozzetti F, et al. Liver transplantation for the treatment of small hepatocellular carcinomas in patients with cirrhosis. N Engl J Med 1996; 334: 693-9.
103) Yamada R, Sato M, Kawabata M, Nakatsuka H, Nakamura K, Takashima S. Hepatic artery embolization in 120 patients with unresectable hepatoma. Radiology 1983; 148: 397-401.
104) Nakamura H, Hashimoto T, Oi H, Sawada S. Transcatheter oily chemoembolization of hepatocellular carcinoma. Radiology 1989; 170 (3 Pt 1) : 783-6.
105) Matsui O, Kadoya M, Yoshikawa J, Gabata T, Arai K, Demachi H, et al. Small hepatocellular carcinoma: treatment with subsegmental transcatheter arterial embolization. Radiology 1993; 188: 79-83.

106) Murakami T, Nakamura H, Hori S, Tomoda K, Mitani T, Nakanishi K, et al. Detection of viable tumor cells in hepatocellular carcinoma following transcatheter arterial chemoembolization with iodized oil. Pathologic correlation with dynamic turbo-FLASH MR imaging with Gd-DTPA. Acta Radiol 1993; 34: 399-403.

107) Murakami T, Nakamura H, Tsuda K, Nakanishi K, Hori S, Tomoda K, et al. Treatment of hepatocellular carcinoma by chemoembolization: evaluation with 3DFT MR imaging. AJR Am J Roentgenol 1993; 160: 295-9.

108) Luo W, Numata K, Morimoto M, Oshima T, Ueda M, Okada M, et al. Role of Sonazoid-enhanced three-dimensional ultrasonography in the evaluation of percutaneous radiofrequency ablation of hepatocellular carcinoma. Eur J Radiol 2010; 75: 91-7.

109) Nakazawa T, Kokubu S, Shibuya A, Ono K, Watanabe M, Hidaka H, et al. Radiofrequency ablation of hepatocellular carcinoma: correlation between local tumor progression after ablation and ablative margin. AJR Am J Roentgenol 2007; 188: 480-8.

110) Eisenhauer EA, Therasse P, Bogaerts J, Schwartz LH, Sargent D, Ford R, et al. New response evaluation criteria in solid tumours: revised RECIST guideline (version 1.1). Eur J Cancer 2009; 45: 228-47.

111) Lencioni R, Llovet JM. Modified RECIST (mRECIST) assessment for hepatocellular carcinoma. Semin Liver Dis 2010; 30: 52-60.

112) Kudo M, Kubo S, Takayasu K, Sakamoto M, Tanaka M, Ikai I, et al. Response evaluation criteria in cancer of the liver (RECICL) proposed by the liver cancer study group of Japan (2009 revised version). Hepatol Res 2010; 40: 686-92.

113) Choi H. Response evaluation of gastrointestinal stromal tumors. Oncologist 2008; 13 Suppl 2: 4-7.

114) Onishi H, Murakami T, Kim T, Hori M, Iannaccone R, Kuwabara M, et al. Hepatic metastasis: detection with multi-detector row CT, SPIO-enhanced MR imaging, and both techniques combined. Radiology 2006; 239: 131-8.

115) Sofue K, Tsurusaki M, Tokue H, Arai Y, Sugimura K. Gd-EOB-DTPA-enhanced 3.0 T MR imaging: quantitative and qualitative comparison of hepatocyte-phase images obtained 10 min and 20 min after injection for the detection of liver metastases from colorectal carcinoma. Eur Radiol 2011; 21: 2336-43.

116) Lin WY, Tsai SC, Hung GU. Value of delayed 18F-FDG-PET imaging in the detection of hepatocellular carcinoma. Nucl Med Commun 2005; 26: 315-21.

117) Bipat S, van Leeuwen MS, Comans EF, Pijl ME, Bossuyt PM, Zwinderman AH, et al. Colorectal liver metastases: CT, MR imaging, and PET for diagnosis−meta-analysis. Radiology 2005; 237: 123-31.

118) Veit P, Antoch G, Stergar H, Bockisch A, Forsting M, Kuehl H. Detection of residual tumor after radiofrequency ablation of liver metastasis with dual-modality PET/CT: initial results. Eur Radiol 2006; 16: 80-7.

119) Behar A, Moran E, Izak G. Acquired hypofibrinogenemia associated with a giant cavernous hemangioma of the liver. Am J Clin Pathol 1963; 40: 78-82.

120) Makhlouf HR, Ishakkg. Sclerosed hemangioma and sclerosing cavernous hemangioma of the liver: a comparative clinicopathologic and immunohistochemical study with emphasis on the role of mast cells in their histogenesis. Liver 2002; 22: 70-8.

121) Choi BI, Han MC, Park JH, Kim SH, Han MH, Kim CW. Giant cavernous hemangioma of the liver: CT and MR imaging in 10 cases. AJR Am J Roentgenol 1989; 152: 1221-6.

122) Jang HJ, Choi BI, Kim TK, Yun EJ, Kim KW, Han JK, et al. Atypical small hemangiomas of the liver: "bright dot" sign at two-phase spiral CT. Radiology 1998; 208: 543-8.

123) Leslie DF, Johnson CD, Johnson CM, Ilstrup DM, Harmsen WS. Distinction between cavernous hemangiomas of the liver and hepatic metastases on CT: value of contrast enhancement patterns. AJR Am J Roentgenol 1995; 164: 625-9.

124) Leslie DF, Johnson CD, MacCarty RL, Ward EM, Ilstrup DM, Harmsen WS. Single-pass CT of hepatic tumors: value of globular enhancement in

distinguishing hemangiomas from hypervascular metastases. AJR Am J Roentgenol 1995; 165: 1403-6.
125) Semelka RC, Worawattanakul S, Noone TC, Burdeny DA, Kelekis NL, Woosley JT, et al. Chemotherapy-treated liver metastases mimicking hemangiomas on MR images. Abdom Imaging 1999; 24: 378-82.
126) Ueda K, Matsui O, Nobata K, Takashima T. Mucinous carcinoma of the liver mimicking cavernous hemangioma on pre- and postcontrast MR imaging. AJR Am J Roentgenol 1996; 166: 468-9.
127) Itai Y, Teraoka T. Angiosarcoma of the liver mimicking cavernous hemangioma on dynamic CT. J Comput Assist Tomogr 1989; 13: 910-2.
128) Attal P, Vilgrain V, Brancatelli G, Paradis V, Terris B, Belghiti J, et al. Telangiectatic focal nodular hyperplasia: US, CT, and MR imaging findings with histopathologic correlation in 13 cases. Radiology 2003; 228: 465-72.
129) Kim T, Federle MP, Baron RL, Peterson MS, Kawamori Y. Discrimination of small hepatic hemangiomas from hypervascular malignant tumors smaller than 3 cm with three-phase helical CT. Radiology 2001; 219: 699-706.
130) Urhahn R, Kilbinger M, Drobnitzky M, Mans-Peine G, Neuerburg J, Gunther RW. Dynamic Gd-enhanced MR imaging of hepatic hemangioma: is high temporal resolution requisite for characterization? Magn Reson Imaging 1996; 14: 31-41.
131) Hahn PF, Stark DD, Weissleder R, Elizondo G, Saini S, Ferrucci JT. Clinical application of superparamagnetic iron oxide to MR imaging of tissue perfusion in vascular liver tumors. Radiology 1990; 174: 361-6.
132) Ros PR, Lubbers PR, Olmsted WW, Morillo G. Hemangioma of the liver: heterogeneous appearance on T2-weighted images. AJR Am J Roentgenol 1987; 149: 1167-70.
133) Outwater EK, Ito K, Siegelman E, Martin CE, Bhatia M, Mitchell DG. Rapidly enhancing hepatic hemangiomas at MRI: distinction from malignancies with T2-weighted images. J Magn Reson Imaging 1997; 7: 1033-9.

134) Kato H, Kanematsu M, Matsuo M, Kondo H, Hoshi H. Atypically enhancing hepatic cavernous hemangiomas: high-spatial-resolution gadolinium-enhanced triphasic dynamic gradient-recalled-echo imaging findings. Eur Radiol 2001; 11: 2510-5.
135) Soe KL, Soe M, Gluud C. Liver pathology associated with the use of anabolic-androgenic steroids. Liver 1992; 12: 73-9.
136) Labrune P, Trioche P, Duvaltier I, Chevalier P, Odievre M. Hepatocellular adenomas in glycogen storage disease type I and III: a series of 43 patients and review of the literature. J Pediatr Gastroenterol Nutr 1997; 24: 276-9.
137) Grazioli L, Federle MP, Ichikawa T, Balzano E, Nalesnik M, Madariaga J. Liver adenomatosis: clinical, histopathologic, and imaging findings in 15 patients. Radiology 2000; 216: 395-402.
138) Grazioli L, Federle MP, Brancatelli G, Ichikawa T, Olivetti L, Blachar A. Hepatic adenomas: imaging and pathologic findings. Radiographics 2001; 21: 877-92; discussion 92-4.
139) Ichikawa T, Federle MP, Grazioli L, Nalesnik M. Hepatocellular adenoma: multiphasic CT and histopathologic findings in 25 patients. Radiology 2000; 214: 861-8.
140) Grazioli L, Bondioni MP, Haradome H, Motosugi U, Tinti R, Frittoli B, et al. Hepatocellular adenoma and focal nodular hyperplasia: value of gadoxetic acid-enhanced MR imaging in differential diagnosis. Radiology 2012; 262: 520-9.
141) Fricke BL, Donnelly LF, Casper KA, Bissler JJ. Frequency and imaging appearance of hepatic angiomyolipomas in pediatric and adult patients with tuberous sclerosis. AJR Am J Roentgenol 2004; 182: 1027-30.
142) Tsui WM, Colombari R, Portmann BC, Bonetti F, Thung SN, Ferrell LD, et al. Hepatic angiomyolipoma: a clinicopathologic study of 30 cases and delineation of unusual morphologic variants. Am J Surg Pathol 1999; 23: 34-48.
143) Flemming P, Lehmann U, Becker T, Klempnauer J, Kreipe H. Common and epithelioid variants of hepatic angiomyolipoma exhibit clonal growth and share a distinctive immunophenotype. Hepatology 2000; 32: 213-7.

144) Dalle I, Sciot R, de Vos R, Aerts R, van Damme B, Desmet V, et al. Malignant angiomyolipoma of the liver: a hitherto unreported variant. Histopathology 2000; 36: 443-50.

145) Hogemann D, Flemming P, Kreipe H, Galanski M. Correlation of MRI and CT findings with histopathology in hepatic angiomyolipoma. Eur Radiol 2001; 11: 1389-95.

146) Shek TW, Ng IO, Chan KW. Inflammatory pseudotumor of the liver. Report of four cases and review of the literature. Am J Surg Pathol 1993; 17: 231-8.

147) Luo W, Numata K, Morimoto M, Kondo M, Takebayashi S, Okada M, et al. Focal liver tumors: characterization with 3D perflubutane microbubble contrast agent-enhanced US versus 3D contrast-enhanced multidetector CT. Radiology 2009; 251: 287-95.

148) Uggowitzer M, Kugler C, Groll R, Mischinger HJ, Stacher R, Fickert P, et al. Sonographic evaluation of focal nodular hyperplasias (FNH) of the liver with a transpulmonary galactose-based contrast agent (Levovist). Br J Radiol 1998; 71: 1026-32.

149) Kacl GM, Hagspiel KD, Marincek B. Focal nodular hyperplasia of the liver: serial MRI with Gd-DOTA, superparamagnetic iron oxide, and Gd-EOB-DTPA. Abdom Imaging 1997; 22: 264-7.

150) Rebouissou S, Couchy G, Libbrecht L, Balabaud C, Imbeaud S, Auffray C, et al. The beta-catenin pathway is activated in focal nodular hyperplasia but not in cirrhotic FNH-like nodules. J Hepatol 2008; 49: 61-71.

151) Freeman C, Berg JW, Cutler SJ. Occurrence and prognosis of extranodal lymphomas. Cancer 1972; 29: 252-60.

152) Ohsawa M, Aozasa K, Horiuchi K, Kataoka M, Hida J, Shimada H, et al. Malignant lymphoma of the liver. Report of five cases and review of the literature. Dig Dis Sci 1992; 37: 1105-9.

153) Bronowicki JP, Bineau C, Feugier P, Hermine O, Brousse N, Oberti F, et al. Primary lymphoma of the liver: clinical-pathological features and relationship with HCV infection in French patients. Hepatology 2003; 37: 781-7.

154) Wechsler RJ, Munoz SJ, Needleman L, Kurtz AB, Miller CL, Yang SL, et al. The periportal collar: a CT sign of liver transplant rejection. Radiology 1987; 165: 57-60.

155) Boll DT, Merkle EM. Diffuse liver disease: strategies for hepatic CT and MR imaging. Radiographics 2009; 29: 1591-614.

156) Mergo PJ, Ros PR, Buetow PC, Buck JL. Diffuse disease of the liver: radiologic-pathologic correlation. Radiographics 1994; 14: 1291-307.

157) Regimbeau JM, Colombat M, Mognol P, Durand F, Abdalla E, Degott C, et al. Obesity and diabetes as a risk factor for hepatocellular carcinoma. Liver Transpl 2004; 10: S69-73.

158) Bugianesi E, Leone N, Vanni E, Marchesini G, Brunello F, Carucci P, et al. Expanding the natural history of nonalcoholic steatohepatitis: from cryptogenic cirrhosis to hepatocellular carcinoma. Gastroenterology 2002; 123: 134-40.

159) Regimbeau JM, Colombat M, Mognol P, Durand F, Abdalla E, Degott C, et al. Obesity and diabetes as a risk factor for hepatocellular carcinoma. Liver Transpl 2004; 10: S69-73.

160) Bugianesi E, Leone N, Vanni E, Marchesini G, Brunello F, Carucci P, et al. Expanding the natural history of nonalcoholic steatohepatitis: from cryptogenic cirrhosis to hepatocellular carcinoma. Gastroenterology 2002; 123: 134-40.

161) Matsui O, Kadoya M, Takahashi S, Yoshikawa J, Gabata T, Takashima T, et al. Focal sparing of segment IV in fatty livers shown by sonography and CT: correlation with aberrant gastric venous drainage. AJR Am J Roentgenol 1995; 164: 1137-40.

162) Gabata T, Matsui O, Kadoya M, Ueda K, Kawamori Y, Yoshikawa J, et al. Aberrant gastric venous drainage in a focal spared area of segment IV in fatty liver: demonstration with color Doppler sonography. Radiology 1997; 203: 461-3.

163) Kawamori Y, Matsui O, Takahashi S, Kadoya M, Takashima T, Miyayama S. Focal hepatic fatty infiltration in the posterior edge of the medial segment associated with aberrant gastric venous drainage: CT, US, and MR findings. J Comput Assist Tomogr 1996; 20: 356-9.

164) Matsui O, Takahashi S, Kadoya M, Yoshikawa J, Gabata T, Takashima T, et al. Pseudolesion in segment IV of the liver at CT during arterial portography: correlation with aberrant gastric venous drainage. Radiology 1994; 193: 31-5.

165) Ito K, Choji T, Fujita T, Matsumoto T, Nakada T, Nakanishi T. Early-enhancing pseudolesion in medial segment of left hepatic lobe detected with multisection dynamic MR. Radiology 1993; 187: 695-9.

166) Arai K, Matsui O, Takashima T, Ida M, Nishida Y. Focal spared areas in fatty liver caused by regional decreased portal flow. AJR Am J Roentgenol 1988; 151: 300-2.

167) Kobayashi S, Matsui O, Kadoya M, Yoshikawa J, Gabata T, Kawamori Y, et al. CT arteriographic confirmation of focal hepatic fatty infiltration adjacent to the falciform ligament associated with drainage of inferior vein of Sappey: a case report. Radiat Med 2001; 19: 51-4.

168) Yoshikawa J, Matsui O, Takashima T, Sugiura H, Katayama K, Nishida Y, et al. Focal fatty change of the liver adjacent to the falciform ligament: CT and sonographic findings in five surgically confirmed cases. AJR Am J Roentgenol 1987; 149: 491-4.

169) Kroncke TJ, Taupitz M, Kivelitz D, Scheer I, Daberkow U, Rudolph B, et al. Multifocal nodular fatty infiltration of the liver mimicking metastatic disease on CT: imaging findings and diagnosis using MR imaging. Eur Radiol 2000; 10: 1095-100.

170) Yoshimitsu K, Irie H, Kakihara D, Tajima T, Asayama Y, Hirakawa M, et al. Postgastrectomy development or accentuation of focal fatty change in segment IV of the liver: correlation with the presence of aberrant venous branches of the parabiliary venous plexus. J Clin Gastroenterol 2007; 41: 507-12.

171) Yoshikawa J, Matsui O, Takashima T, Ida M, Takanaka T, Kawamura I, et al. Fatty metamorphosis in hepatocellular carcinoma: radiologic features in 10 cases. AJR Am J Roentgenol 1988; 151: 717-20.

172) Itai Y, Ohtomo K, Kokubo T, Okada Y, Yamauchi T, Yoshida H. Segmental intensity differences in the liver on MR images: a sign of intrahepatic portal flow stoppage. Radiology 1988; 167: 17-9.

173) Murata S, Itai Y, Asato M, Kobayashi H, Nakajima K, Eguchi N, et al. Effect of temporary occlusion of the hepatic vein on dual blood in the liver: evaluation with spiral CT. Radiology 1995; 197: 351-6.

174) Goldberg HI, Moss AA, Stark DD, McKerrow J, Engelstad B, Brito A. Hepatic cirrhosis: magnetic resonance imaging. Radiology 1984; 153: 737-9.

175) Motosugi U, Ichikawa T, Sano K, Sou H, Muhi A, Koshiishi T, et al. Magnetic resonance elastography of the liver: preliminary results and estimation of inter-rater reliability. Jpn J Radiol 2010; 28: 623-7.

176) Yin M, Talwalkar JA, Glaser KJ, Manduca A, Grimm RC, Rossman PJ, et al. Assessment of hepatic fibrosis with magnetic resonance elastography. Clin Gastroenterol Hepatol 2007; 5: 1207-13 e2.

177) Faria SC, Ganesan K, Mwangi I, Shiehmorteza M, Viamonte B, Mazhar S, et al. MR imaging of liver fibrosis: current state of the art. Radiographics 2009; 29: 1615-35.

178) Friedrich-Rust M, Ong MF, Martens S, Sarrazin C, Bojunga J, Zeuzem S, et al. Performance of transient elastography for the staging of liver fibrosis: a meta-analysis. Gastroenterology 2008; 134: 960-74.

179) 浦部晶夫. 二次性ヘモクロマトーシス. 別冊日本臨牀病域別症候群 1998; 20: 493-4.

180) 高後裕, 漆崎一朗. ヘモクロマトーシス. 日本臨牀 1986; 44: 1879-91.

181) Howard JM, Ghent CN, Carey LS, Flanagan PR, Valberg LS. Diagnostic efficacy of hepatic computed tomography in the detection of body iron overload. Gastroenterology 1983; 84: 209-15.

182) Akhan O, Akpinar E, Karcaaltincaba M, Haliloglu M, Akata D, Karaosmanoglu AD, et al. Imaging findings of liver involvement of Wilson's disease. Eur J Radiol 2009; 69: 147-55.

183) Buck FS, Koss MN. Hepatic amyloidosis: morphologic differences between systemic AL and AA types. Hum Pathol 1991; 22: 904-7.

184) Kaufman LB, Yeh BM, Breiman RS, Joe BN, Qayyum A, Coakley FV. Inferior vena cava filling

185) Boles ET Jr., Wise WE Jr., Birken G. Extrahepatic portal hypertension in children. Long-term evaluation. Am J Surg 1986; 151: 734-9.
186) Witte CL, Brewerm L, Witte MH, Pond GB. Protean manifestations of pylethrombosis. A review of thirty-four patients. Ann Surg 1985; 202: 191-202.
187) Zirinsky K, Markisz JA, Rubenstein WA, Cahill PT, Knowles RJ, Auh YH, et al. MR imaging of portal venous thrombosis: correlation with CT and sonography. AJR Am J Roentgenol 1988; 150: 283-8.
188) Okada M, Fukada J, Toya K, Ito R, Ohashi T, Yorozu A. The value of drip infusion cholangiography using multidetector-row helical CT in patients with choledocholithiasis. Eur Radiol 2005; 15: 2140-5.
189) Chun KA, Ha HK, Yu ES, Shinn KS, Kim KW, Lee DH, et al. Xanthogranulomatous cholecystitis: CT features with emphasis on differentiation from gallbladder carcinoma. Radiology 1997; 203: 93-7.
190) Furuta A, Ishibashi T, Takahashi S, Sakamoto K. MR imaging of xanthogranulomatous cholecystitis. Radiat Med 1996; 14: 315-9.
191) Takikawa H, Takamori Y, Tanaka A, Kurihara H, Nakanuma Y. Analysis of 388 cases of primary sclerosing cholangitis in Japan; presence of a subgroup without pancreatic involvement in older patients. Hepatol Res 2004; 29: 153-9.
192) Zen Y, Harada K, Sasaki M, Sato Y, Tsuneyama K, Haratake J, et al. IgG4-related sclerosing cholangitis with and without hepatic inflammatory pseudotumor, and sclerosing pancreatitis-associated sclerosing cholangitis: do they belong to a spectrum of sclerosing pancreatitis? Am J Surg Pathol 2004; 28: 1193-203.
193) Nakazawa T, Ohara H, Sano H, Aoki S, Kobayashi S, Okamoto T, et al. Cholangiography can discriminate sclerosing cholangitis with autoimmune pancreatitis from primary sclerosing cholangitis. Gastrointest Endosc 2004; 60: 937-44.
194) Yamada Y, Mori H, Kiyosue H, Matsumoto S, Hori Y, Maeda T. CT assessment of the inferior defects on CT and MRI. AJR Am J Roentgenol 2005; 185: 717-26.

peripancreatic veins: clinical significance. AJR Am J Roentgenol 2000; 174: 677-84.
195) Klein KA, Stephens DH, Welch TJ. CT characteristics of metastatic disease of the pancreas. Radiographics 1998; 18: 369-78.
196) Taouli B, Vilgrain V, Vullierme MP, Terris B, Denys A, Sauvanet A, et al. Intraductal papillary mucinous tumors of the pancreas: helical CT with histopathologic correlation. Radiology 2000; 217: 757-64.
197) Goh BK, Tan YM, Chung YF, Chow PK, Cheow PC, Wong WK, et al. A review of mucinous cystic neoplasms of the pancreas defined by ovarian-type stroma: clinicopathological features of 344 patients. World J Surg 2006; 30: 2236-45.
198) Reddy RP, Smyrk TC, Zapiach M, Levy MJ, Pearson RK, Clain JE, et al. Pancreatic mucinous cystic neoplasm defined by ovarian stroma: demographics, clinical features, and prevalence of cancer. Clin Gastroenterol Hepatol 2004; 2: 1026-31.
199) Zamboni G, Scarpa A, Bogina G, Iacono C, Bassi C, Talamini G, et al. Mucinous cystic tumors of the pancreas: clinicopathological features, prognosis, and relationship to other mucinous cystic tumors. Am J Surg Pathol 1999; 23: 410-22.
200) Nakagohri T, Kinoshita T, Konishi M, Takahashi S, Gotohda N. Surgical outcome of solid pseudopapillary tumor of the pancreas. J Hepatobiliary Pancreat Surg 2008; 15: 318-21.
201) 伊藤元博, 清水泰博, 安井健三, 他. 膵 lymphoepithelial cyst の1例—本邦報告例の検討—. 胆と膵 1985; 22: 1045-9.
202) Chung EM, Travis MD, Conran RM. Pancreatic tumors in children: radiologic-pathologic correlation. Radiographics 2006; 26: 1211-38.
203) 日本膵臓病学会慢性膵炎臨床診断基準検討委員会. 慢性膵炎診断基準（日本膵臓病学会）. 1995; 10: XXXiii-XXvi.
204) 鄭容錫, 仲田文造, 澤田鉄二, 曽和融生. 腫瘤形成性膵炎. 日本臨床社（編）, 膵臓症候群 1996: 94-6.
205) Okada M, Sato N, Ishii K, Matsumura K, Hosono M, Murakami T. FDG PET/CT versus CT, MR imaging, and 67Ga scintigraphy in the posttherapy

evaluation of malignant lymphoma. Radiographics 2010; 30: 939-57.
206) 香田渉, 蒲田敏文, 南麻紀子他. 脾の非腫瘍性腫瘤・良性腫瘍の鑑別診断. 画像診断 2006; 26: 874-84.
207) Heredia V, Altun E, Bilaj F, Ramalho M, Hyslop BW, Semelka RC. Gadolinium- and superparamagnetic-iron-oxide-enhanced MR findings of intrapancreatic accessory spleen in five patients. Magn Reson Imaging 2008; 26: 1273-8.
208) Kim SH, Lee JM, Han JK, Lee JY, Kim KW, Cho KC, et al. Intrapancreatic accessory spleen: findings on MR Imaging, CT, US and scintigraphy, and the pathologic analysis. Korean J Radiol 2008; 9: 162-74.

# 日本語索引

（――．は上記の単語を表す）

## あ

アーチファクト　46
悪性黒色腫　95
悪性リンパ腫　122, 130, 135, 210
アミロイドーシス　135, 147
アメーバ性肝膿瘍　124
洗い出し　15
アルコール性脂肪性肝炎　49

## い

イオトロクス酸　162
胃癌　102
異型結節　49, 51, 63, 64, 67, 68
伊東細胞　32
インスリノーマ　190

## う

ウィルソン病　146

## え

壊死　80
壊死性膵炎　23
遠隔転移　99

## お

黄色肉芽腫性胆嚢炎　176
オッディの括約筋　161
折り返しアーチファクト　5

## か

カイザー・フライシャー輪　146
外傷性脾損傷　219
海綿状血管腫　106
化学シフトアーチファクト　29
化学シフト画像　25
拡散（係数）画像　26
拡散強調画像　25, 27, 37, 103
ガストリノーマ　190
仮性膵嚢胞　193
画像診断管理加算　9
画像診断のアルゴリズム　43
可変電流方式　10
カルチノイド　95
肝 Volumetry　164
肝アミロイドーシス　147
肝エキノコックス症　122, 125
肝円索　62
肝炎症性偽腫瘍　122
肝外傷性変化　158
肝外門脈閉塞症　156
肝癌診療ガイドライン　86
肝癌肉腫　131
肝血液量　21
肝血管筋脂肪腫　116
肝血管腫　33, 37, 53, 106, 108
肝血流量　21, 22
肝硬変　22, 142
肝細胞癌　33, 37
　――．Gd-EOB-DTPA 造影 MRI による　41
　――．形態的分類　83
　――．小結節境界不明瞭型　80
　――．浸潤型　80
　――．多結節癒合型　80
　――．単結節型　80
　――．単結節周囲増殖型　80
　――．多段階発癌　42
　――．モザイクパターン　75
肝細胞癌治療アルゴリズム　90
肝細胞機能　38
肝細胞腺腫　116
肝細胞腺腫症　116, 117
肝細胞相　34, 38, 98
間質浸潤　41, 73, 77
肝腫瘍　63
肝膿瘍　122, 123
肝ダイナミック CT　8
肝ダイナミック MRI　8
管電圧　10
管電流　10
肝動脈化学塞栓術　86
肝動脈血流量　22
肝動脈分画　21
肝特異性 MRI 造影剤　7, 30
カントリー線　60
肝内胆管癌　106
肝嚢胞　33, 116
肝嚢胞腺癌　132
肝膿瘍　122, 123
肝被膜下損傷　158

## き

偽像（ゴースト）　28
機能性腫瘍　190
偽病変　52, 140, 149
逆流防止弁　31
求肝性側副血行路　154
急性肝炎　133
急性膵炎　202
急性胆嚢炎　174
境界病変　42, 71

## く

区域性脂肪浸潤　142

# 日本語索引

| | |
|---|---|
| クッパー (Kupffer) 細胞 | 32, 48 |
| クッパー細胞機能低下 | 50 |
| クッパー相 | 54 |
| グルカゴノーマ | 190 |

## け

| | |
|---|---|
| 経口造影剤 | 179 |
| 経口避妊薬 | 116 |
| 憩室様突出 | 177 |
| 経皮経肝胆道鏡検査 | 168 |
| 経皮経肝胆道ドレナージ | 168 |
| 経皮的冠動脈形成術 | 4 |
| 経皮的血管形成術 | 4 |
| 血管外漏出 | 18 |
| 血管筋脂肪腫 | 35 |
| 血管相 | 53 |
| 結節性硬化症 | 116 |
| 血流アーチファクト | 28 |
| ケミカルシフトアーチファクト | 5 |
| 限局性結節性過形成 | |
| | 45, 49, 122, 126, 127, 129 |
| 限局性脂肪浸潤 | 140 |

## こ

| | |
|---|---|
| 高 IgG4 血症 | 206 |
| 硬化型血管腫 | 114 |
| 硬化性胆管炎 | 177 |
| 後期相 | 34 |
| 後期動脈相 | 14, 20 |
| 後血管相 | 53 |
| 鉤状突起 | 185 |
| 高信号 | 24 |
| 高タンパク質 | 24 |
| 高濃度 | 18 |
| 高分化型肝細胞癌 | 35, 51, 72, 84 |
| コーン角 | 19 |
| 骨髄脂肪腫 | 35 |
| 固定法 | 41 |
| コメット様エコー | 173 |
| コレステロールポリープ | 169 |

| | |
|---|---|
| コロナ濃染 | 74, 75 |
| 混合型 IPMN | 196 |
| コントラストハーモニック法 | 53 |
| コントラスト分解能 | 4 |

## さ

| | |
|---|---|
| 再生結節 | 42 |
| 細胞外液性造影剤 | 30 |
| 撮影プロトコール | 12 |
| 撮像時間 | 11 |
| 撮像タイミング | 10, 11 |
| 散乱線 | 19 |

## し

| | |
|---|---|
| 磁化率アーチファクト | 5, 29, 30 |
| 磁化率効果 | 52 |
| 時間・空間分解能 | 2 |
| 時間固定法 | 40 |
| 磁器様胆嚢 | 175 |
| 自己免疫性膵炎 | 204, 206 |
| 脂肪 | 24 |
| 脂肪化 | 80 |
| 脂肪肝 | 134 |
| 脂肪腫 | 35 |
| 脂肪抑制 | 24 |
| 充実性偽乳頭腫瘍 | 198 |
| 十二指腸乳頭 | 185 |
| 周波数エンコード方向 | 30 |
| 主膵管型 IPMN | 196 |
| 数珠状変化 | 177 |
| 出血 | 24 |
| 腫瘍マーカー | 71, 188 |
| 腫瘤形成性膵炎 | 204 |
| 漿液性嚢胞腫瘍 | 197 |
| 漿液性嚢胞腺腫 | 198 |
| 食道静脈瘤 | 144 |
| 除脂肪体重 | 18 |
| 進行型肝細胞癌 | 41, 73 |
| 信号雑音比 | 24 |
| 人工内耳 | 4 |

| | |
|---|---|
| 深在性損傷 | 158 |
| 腎細胞癌 | 95 |
| 浸潤性膵管癌 | 188 |
| 腎性全身性線維症 | 52 |
| 真性嚢胞 | 192 |
| 心臓ペースメーカー | 4 |

## す

| | |
|---|---|
| 膵液瘻 | 208 |
| 膵解剖図 | 185 |
| 膵芽腫 | 200, 201 |
| 膵癌 | 98, 188 |
| 膵管胆道合流異常 | 184 |
| 膵管内乳頭粘液性癌 | 193 |
| 膵管内粘液性乳頭腫瘍 | 193 |
| 膵実質相 | 186, 187 |
| 膵神経内分泌分泌腫瘍 | 97 |
| 膵石 | 203 |
| 膵臓癌 | 102 |
| 膵胆管合流異常 | 168, 183 |
| 膵島細胞腫 | 95 |
| 膵内副脾 | 221 |
| 膵内分泌腫瘍 | 190 |
| 膵嚢胞 | 193 |
| 膵嚢胞性病変 | 192 |
| 膵膿瘍 | 204 |
| 膵のダイナミック CT | 186, 187 |
| 膵尾部癌 | 189 |
| 膵リンパ上皮嚢胞 | 199 |

## せ

| | |
|---|---|
| 線維性被膜 | 82 |
| 前癌病変 | 77 |
| 全周性輪状狭窄 | 177 |
| 腺腫様過形成 | 63 |
| 先天性胆道拡張症 | 183, 184 |

## そ

| | |
|---|---|
| 造影剤 | 18 |
| 造影剤腎症 | 11 |

| | | | | | | |
|---|---|---|---|---|---|---|
| 造影剤注入器 | 31 | 胆管浸潤 | 77, 80 | と | | |
| 造影剤濃度 | 11 | 胆汁漏 | 166 | 銅沈着症 | 146 | |
| 造影剤量減量 | 58 | 単純膵嚢胞 | 192 | 動脈相 | 12, 187 | |
| 造影超音波 | 105 | 胆石 | 179 | 動門脈シャント | 149 | |
| 造影前 T1 強調画像 | 35 | 胆道系の解剖 | 160 | 投与速度 | 39 | |
| 早期肝細胞癌 | | 胆嚢癌 | 168 | ドーナツ様濃染 | 122 | |
| 41, 42, 71, 73, 77, 80, 84 | | 胆嚢腺筋腫症 | 173 | トランケーション | | |
| 早期動脈相 | 14, 20 | 胆嚢ポリープ | 169, 172 | アーチファクト | 6 | |
| 総造影剤量 | 11 | ち | | な行 | | |
| 総胆管結石 | 181 | 遅延性造影 | 95 | 内視鏡的逆行性胆管膵管造影 | | |
| 総胆管嚢腫 | 184 | 遅延相（平衡相） | 20 | 169, 202 | | |
| 総投与ヨード量 | 10 | 逐次近似法 | 57 | 内皮細胞 | 32 | |
| 総ビリルビン値 | 46 | 逐次計算画像再構成法 | 3 | 泣き別れ状態 | 165 | |
| 層流 | 153, 154 | 注入時間 | 11 | 肉腫様肝細胞癌 | 80 | |
| ソナゾイド® | 85 | 注入時間一定法 | 12, 14, 18 | ネクサバール® | 90 | |
| ソマトスタチノーマ | 191 | 注入速度 | 11 | 粘液性嚢胞腫瘍 | 193, 196 | |
| ソラフェニブ | 22, 90, 91 | 注入量 | 11 | 嚢胞 | 37 | |
| た | | 中濃度 | 18 | は | | |
| 帯状狭窄 | 177 | 超音波検査の長所と短所 | 6 | ハイリスク患者 | 65 | |
| 大腸癌 | 95, 99, 100, | 超音波内視鏡検査 | 169 | 播種性血管内凝固症候群 | 106 | |
| | 101, 102, 103, 104 | 腸管内容物からの | | バックプロジェクション法 | 57 | |
| 体動のアーチファクト | 28 | アーチファクト | 30 | ハロー | 77 | |
| 大動脈周囲（#16）リンパ節 | 189 | 超常磁性酸化鉄 | 48 | 晩期相 | 187 | |
| ダイナミック CT | 7, 65 | つ・て | | ひ | | |
| ダイナミック MRI | 7, 65 | 土屋の分類 | 179 | 脾悪性リンパ腫 | 210 | |
| ダイナミック撮像 | 35 | 低管電圧 CT | 3, 10, 57, 58 | 非アルコール性脂肪性肝炎 | | |
| 体表面積 | 18 | 低周波成分 | 39 | 136, 138 | | |
| 多血性 HCC | 14 | 低信号 | 24 | 非アルコール性脂肪性肝疾患 | | |
| 多血性肝細胞癌 | 13, 14, 16, 18 | ディフェージング | 26 | 136 | | |
| ——，タイミング | 12 | テストインジェクション法 | 41 | ヒール効果 | 19 | |
| 多血性膵島腫瘍 | 186 | 鉄過剰症 | 145 | 脾過誤腫 | 212, 216 | |
| 多段階発癌 | 65 | 鉄沈着症 | 145 | ビクトリアブルー染色 | 77 | |
| 多断面再構成画像 | 2 | 転移性肝癌 | 33, 34, 53, 94 | 脾血管腫 | 211, 214 | |
| 脱分化 | 50 | 転移性肝腫瘍 | 51, 97 | 脾梗塞 | 212, 217 | |
| 多動脈相ダイナミック撮像 | | 転移性膵腫瘍 | 191 | | | |
| （4D ダイナミック撮像） | 36 | 転移性脾腫瘍 | 211 | | | |
| 胆管過誤腫 | 116 | | | | | |
| 胆管癌 | 102, 106, 162 | | | | | |
| 胆管細胞癌 | 106, 107 | | | | | |

| | | | | | |
|---|---|---|---|---|---|
| 脾腫 | 220 | ヘモクロマトーシス | 145, 146 | **も** | |
| 脾腫の定義 | 220 | ヘモジデリン | 24 | モーションアーチファクト | 4 |
| 脾出血 | 219 | ヘモジデローシス | 145 | モザイクパターン | 74, 75, 76, 79 |
| 尾状葉 | 62 | **ほ** | | 門脈血栓 | 154 |
| 脾腎静脈シャント | 144 | 方形葉 | 62 | 門脈血栓症 | 154 |
| 非造影 MRI | 24 | 乏血性小結節 | 43 | 門脈腫瘍栓 | 74 |
| 脾臓形態 | 209 | 傍類洞腔 | 32 | 門脈浸潤 | 74, 80 |
| 脾柱 | 209 | ボースデル® | 168 | 門脈相 | 12, 14, 15, 20, 187 |
| 脾動脈瘤 | 212, 218 | ボーラストラッキング法 | 18, 40 | 門脈大静脈シャント | 149, 153 |
| 脾嚢胞 | 211, 213 | **ま** | | 門脈瘤 | 154, 156 |
| 被曝低減アルゴリズム | 3 | まだら脂肪肝 | 139, 140, 141 | **や 行** | |
| 被膜 | 74 | マルチキナーゼ阻害作用 | 90 | 誘電効果 | 28 |
| 表在性損傷 | 158 | マルチスライス CT | 94 | 誘電パッド | 28 |
| ビリスコピン® | 162 | 慢性肝炎 | 134 | ヨード造影剤 | 10 |
| 脾リンパ管腫 | 212, 217 | 慢性膵炎 | 202, 203 | ——，禁忌 | 11 |
| **ふ** | | 慢性胆嚢炎 | 169, 175 | **ら 行** | |
| フェリセルツ® | 168 | **み** | | ラジオ波焼灼療法 | 86 |
| 副脾 | 220 | 見かけ上の拡散係数 | 26 | 卵巣様間質 | 196 |
| ブラウン運動 | 25, 103 | 右胃静脈還流異常 | 139 | リング状の増強効果 | 51 |
| フリップアングル | 97 | ミラノ基準 | 86 | 類洞 | 32 |
| フルオロデオキシグルコース | 98 | **む** | | 類洞の毛細血管化 | 41 |
| フローアーチファクト | 5 | 無機能性腫瘍 | 190 | レボビスト® | 85 |
| 分枝型 IPMN | 192, 193 | 無石胆嚢炎 | 175 | 肋骨による偽病変 | 155 |
| 分子標的薬 | 22, 90 | **め** | | | |
| **へ** | | メタボリック症候群 | 139 | | |
| 平均通過時間 | 21 | | | | |
| 平衡相 | 12, 14, 15, 16 | | | | |
| ペースメーカー装着患者 | 5 | | | | |
| ヘマトキシリンエオジン（HE）染色 | 77 | | | | |

# 外国語索引，他

2D法ダイナミックMRI
　（2dimensional dynamic
　MRI） 35
3D-CT angiography 2, 12
3D-T1 強調画像 35, 38
3D 脂肪抑制 T1 強調 GRE 法 49
3D法ダイナミックMRI
　（3 dimensional dynamic
　MRI） 36
3次元 25
3次元画像 2
4D THRIVE 37
4point drive 28
Ⅰ型糖原病 116

## A

AASLD 85
accessory spleen 220
acute hepatitis 133
Adaptive Statistical iterative
　Reconstruction（ASiR）
　　　　　　　　　　19, 57
ADCmap 26
AFP 71
AIDR 57
American Association for the
　Study of Liver Diseases
　（AASLD）ガイドライン 43
Angio-CT 52
angiomyolipoma of the liver 116
apparent diffusion coefficient
　（ADC） 26
A-Pシャント 52, 84, 112, 149
arterial-portal shunt 84
artifact from the intestine 30
ASiR 3, 57

autoimmune panceratitis（AIP）
　　　　　　　　　　　204

## B

b値 26
ballooning 136
blurring 47
bolus tracking法 14, 17, 20, 21, 40
borderline lesion 42, 63, 71
bright liver 134
burned out NASH 136

## C

CARE bolus 17
cavernomatous transformation
　of portal vein 154
central stellate scar 122
centric ordering 48
centric view ordering 39
centric-centric 充填法 39
CEUS 105
chameleon sign 113
chemical shift artifact 29
chemical shift imaging 25
Child-Pugh 分類 49, 143
Choi criteria 91, 92
chronic hepatitis 134
colon cancer 104
Couinaud 肝区域分類 60
CT angiography 164
CT perfusion（CTP） 21
CTAP 7, 65
CTHA 65
CTアンギオシステム 85
CT検査スループット 16
curved MPR 55

## D

defect Re-injection 105
defect reinjection imaging 54
Delay time 39
delayed enhancement 95
DIC 106
DIC-CT 162
dielectric artifact 28
diffuse large B cell lymphoma 210
diffuse large B cell type 122
diffusion weighted image
　（DWI） 37, 103
disappearing sign 113
Disse 腔 32
double arterial phase 12, 20
doughnut like ring enhancement
　　　　　　　　　　　122
dysplastic nodule（DN）
　　　　　　41, 49, 51 50, 63, 67

## E

early HCC 42
echo planar Imaging（EPI） 49
effective radiation dose 21
ERCP 168, 169
EUS 169

## F

fat spared area 135, 136, 139
FDG-PET 188
Feridex® 48
Fibroscan 145
filtered back projection（FBP） 19
flow artifact 28
FNH 45, 126, 127, 129

| | | |
|---|---|---|
| focal fatty infiltration | 140 | |
| focal nodular hyperplasia（FNH） | | 34, 127 |

## G

gadolinium ethoxybenzyl diethylenetriamine pentaacetic acid（Gd-EOB-DTPA） 32
Gadopentetate dimeglumine（Gd-DTPA） 30, 39
Gd-EOB-DTPA 7, 16, 32, 37, 39, 63, 98
Gd-EOB-DTPA 造影 MRI 24, 85
glycogen-rich adenoma 198
green hepatoma 45, 46

## H

| | |
|---|---|
| HAF | 22 |
| halo | 77 |
| HASTE | 37 |
| HBF | 22 |
| Hearley & Schroy 分類 | 62 |
| heatshockprotein（HSP）70 | 41 |
| heavily T2 強調画像 | 37 |
| hepatic abscess | 123 |
| hepatic blood flow（HBF） | 21 |
| hepatic blood volume（HBV） | 21 |
| hepaticarterial fraction（HAF） | 21 |
| hepatobiliary phase | 34 |
| HIF-1a 発現 | 41 |
| high grade dysplastic nodule（H-DN） | 42, 63 |

## I

| | |
|---|---|
| ICG15 分停滞率 | 87, 143 |
| iDose | 57 |
| IgG4 関連疾患 | 204 |
| IgG4 関連の硬化性胆管炎 | 177 |
| indocyanine green | 46 |

| | |
|---|---|
| inflammatory pseudotumor | 122 |
| injector | 31 |
| in-phase | 25, 81, 135 |
| International Conference on Gastroenterology, Hepatology and Nutrition（ICGHN） | 42 |
| International Working Party（IWP） | 42 |
| inversion recovery（IR） | 49 |
| IPMC | 193, 195 |
| IPMN | 193, 194 |
| IRIS | 57 |
| iterative reconstruction 法 | 57 |

## K

| | |
|---|---|
| Kasabach-Meritt 症候群 | 106 |
| Kayser-Fleischer rings | 146 |
| keyhole 技術 | 37 |
| k-space | 38 |
| kupffer phase | 54 |

## L

| | |
|---|---|
| laminar flow | 154 |
| late phase | 34 |
| LAVA（Liver Acquisition with Volume Acquisition） | 35 |
| Levovist® | 9, 53, 85, 105 |
| lipiodol | 87, 89 |
| liver adenomatosis | 116 |
| liver cyst | 116 |
| liver stiffness measurement | 145 |
| Look-lockersequence | 49 |
| low grade dysplastic nodule（L-DN） | 42, 63 |
| low tube voltage（CT） | 58 |
| lymphoepithelial cyst | 199 |

## M

| | |
|---|---|
| macrocystic type | 198 |

| | |
|---|---|
| magnetization transfer contrast（MTC）効果 | 37 |
| Mallory 体 | 136 |
| marginal high intensity | 47 |
| marginal strong echo | 113 |
| mass forming pancreatitis | 204 |
| maximal intensityprojection（MIP） | 55 |
| MBIR | 57 |
| MCN | 197 |
| MDCT の撮像条件 | 10 |
| mean transittime（MTT） | 21 |
| microcystic adenoma | 198 |
| microcystic type | 198 |
| Milan criteria | 86 |
| minimal intensity projection（Min-IP） | 55 |
| Mirizzi 症候群 | 179, 182 |
| MMP-1 | 73, 77 |
| modified RECIST | 91 |
| motion artifact | 28, 47 |
| MRCP | 37, 38, 162 |
| MRI 検査の長所と短所 | 4 |
| MRI 対応植え込み型デバイス | 5 |
| MR エラストグラフィ | 143 |
| mucinous cystic neoplasm（MCN） | 196 |
| multidetector CT（MDCT） | 2 |
| ──（MDCT），問題点 | 3 |
| multidrug resistance-associated protein（MRP） | 32 |
| multiplanar reconstruction（MPR） | 2, 55 |
| MultiTransmit | 28 |

## N

| | |
|---|---|
| NAFLD | 136 |
| NASH | 49, 136, 138 |
| nephrogenic systemic fibrosis（NSF） | 52 |

| | | |
|---|---|---|
| neuroendocrine tumor | 97 | |
| nodule in nodule | 74 | |
| null point | 48 | |

## O

| | | |
|---|---|---|
| OATP1B3 | 45 | |
| occult metastasis | 99, 105 | |
| Oddi 括約筋 | 183 | |
| opposed-phase | 25, 81, 135 | |
| organic anion transporting polypeptides 1B3（OATP1B3） | 32 | |

## P

| | | |
|---|---|---|
| pancreatic cancer | 98 | |
| pancreatic fistula | 208 | |
| pancreatoblastoma | 200 | |
| parallel imaging | 28 | |
| parallel imaging 技術 | 37 | |
| perfusion | 21 | |
| perfusion imaging | 21 | |
| periportal collar sign | 133 | |
| PET-CT | 98, 105 | |
| phase shift artifact | 28 | |
| pitfall | 45 | |
| PIVKA-Ⅱ | 71 | |
| portosystemic shunt | 149 | |
| post-vascular phase（Kupffer phase） | 44, 53 | |
| presaturation pulse | 29 | |
| PSC | 177 | |
| pseudolesion | 140 | |
| PTA | 4 | |
| PTCA | 4 | |
| PTCD | 168 | |
| PTCS | 168 | |

## R

| | | |
|---|---|---|
| radiating fibrous septa | 122 | |
| radiofrequency ablation | 6 | |
| Real prep | 17 | |
| real time tissue elastography | 145 | |
| RECICL | 91, 92 | |
| RECIST | 91 | |
| regenerative nodule（RN） | 42 | |
| Resovist® | 48 | |
| RFA | 86 | |
| ring enhancement | 51 | |
| Rokitansky-Ashoff Sinus（RAS） | 173 | |

## S

| | | |
|---|---|---|
| SAFIRE | 57 | |
| Sappey's vein | 140 | |
| sarcomatoid HCC | 80 | |
| sclerosed hemangioma | 108, 114 | |
| segmental fatty infiltration | 142 | |
| SENSE | 28 | |
| sequential ordering | 39, 48 | |
| serous cystadenoma | 198 | |
| serous cystic neoplasm（SCN） | 197 | |
| Shear stiffness | 145 | |
| signal-to-noise ratio（SNR） | 24, 52 | |
| single arterial phase | 20 | |
| Sinusoid | 32 | |
| sinusoidal capillarization | 41 | |
| small HCC | 42 | |
| Smart prep | 17 | |
| solid pseudopapillary tumor | 198 | |
| Sonazoid® | 9, 53, 85, 105 | |
| Sonazoid 造影超音波 | 44 | |
| Sorafenib | 22 | |
| specic absorption rate（SAR） | 52 | |
| SPIO | 32 | |
| SPIO 製剤 | 48 | |
| SPIO 造影 MRI | 7 | |
| splenic anurysm | 212 | |
| splenic cyst | 211 | |
| splenic hamartoma | 212 | |
| splenic hemangioma | 211 | |
| splenic hemorrhage | 219 | |
| splenic infarction | 212 | |
| splenic lymphangioma | 212 | |
| splenic malignant lymphoma | 210 | |
| splenomegaly | 220 | |
| SSFSE | 37 | |
| stromal invasion | 42, 63, 77 | |
| superparamagnetic ironoxide（SPIO） | 48 | |
| susceptibility artifact | 29 | |

## T

| | | |
|---|---|---|
| T1 mapping | 49 | |
| T1 強調画像（3D-T1weighted image） | 24, 25, 35 | |
| T2 shine through 現象 | 26, 27 | |
| T2 強調画像（T2 weighted image） | 24, 37 | |
| T2＊短縮効果 | 37 | |
| TACE | 86 | |
| TDC | 11 | |
| test injection 法 | 14, 40, 41 | |
| THRIVE（T1 High Resolution Isotropic Volume Examination） | 35 | |
| time density curve | 11, 12, 21 | |
| total bilirubin | 46 | |
| triggering | 39 | |
| truncation artifact | 47 | |
| tumor in tumor | 74 | |
| tumor-liver contrast | 12, 16 | |

## U

| | | |
|---|---|---|
| ultrasonography | 6 | |
| unpaired artery | 41 | |
| US エラストグラフィ | 145 | |

## V

| | | |
|---|---|---|
| variable echo sign | 113 | |

| | | |
|---|---|---|
| vascular phase | 53 | |
| VEGF | 41 | |
| Veo | 57 | |
| VIP産生腺腫（VIPoma） | 191 | |
| virtual sonography | 6 | |
| volume helical shuttle | 18, 21 | |
| volume rendering（VR） | 55 | |

| | | |
|---|---|---|
| volumetric interpolated breath-hold examination（VIBE） | 35 | |
| von Meyenburg complex | 118 | |

## W

| | |
|---|---|
| washout | 15 |
| wax and wane sign | 113 |
| WDHA症候群 | 191 |
| Wilson病 | 146 |

## X・Z

| | |
|---|---|
| X線被曝 | 57 |
| Zollinger Ellison症候群 | 190 |

## 肝胆膵脾のCT・MRI診断

2013年10月25日　第1版第1刷 ©
2015年 1月15日　第1版第2刷

| 著　　者 | 村上卓道　Murakami Takamichi |
|---|---|
| | 岡田真広　Okada Masahiro |
| 発 行 者 | 市井輝和 |
| 発 行 所 | 株式会社金芳堂 |
| | 〒606-8425 京都市左京区鹿ヶ谷西寺ノ前町34番地 |
| | 振替　01030-1-15605 |
| | 電話　075-751-1111(代) |
| | http://www.kinpodo-pub.co.jp/ |
| 組　　版 | 株式会社 データボックス |
| 印　　刷 | 株式会社 サンエムカラー |
| 製　　本 | 有限会社 清水製本所 |

落丁・乱丁本は直接小社へお送りください．お取替え致します．

Printed in Japan
ISBN978-4-7653-1581-4

**JCOPY** <(社)出版者著作権管理機構 委託出版物>
本書の無断複写は著作権法上での例外を除き禁じられています．複写される場合は，その都度事前に，(社)出版者著作権管理機構(電話 03-3513-6969，FAX 03-3513-6979, e-mail: info@jcopy.or.jp)の許諾を得てください．

●本書のコピー，スキャン，デジタル化等の無断複製は著作権法上での例外を除き禁じられています．本書を代行業者等の第三者に依頼してスキャンやデジタル化することは，たとえ個人や家庭内の利用でも著作権法違反です．